【医師1年目からの】
100倍わかる！
Chest X-ray
胸部X線
の読み方

著
田尻宏之
橋本 彩

解剖の基本 × 画像の見え方 × 絶対に見逃せない頻出所見 まで
臨床で本当に必要な知識を
放射線診断専門医が厳選してまとめました

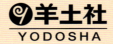

謹告 ─
　本書に記載されている診断法・治療法に関しては，発行時点における最新の情報に基づき，正確を期すよう，著者ならびに出版社はそれぞれ最善の努力を払っております．しかし，医学，医療の進歩により，記載された内容が正確かつ完全ではなくなる場合もございます．

　したがって，実際の診断法・治療法で，熟知していない，あるいは汎用されていない新薬をはじめとする医薬品の使用，検査の実施および判読にあたっては，まず医薬品添付文書や機器および試薬の説明書で確認され，また診療技術に関しては十分考慮されたうえで，常に細心の注意を払われるようお願いいたします．

　本書記載の診断法・治療法・医薬品・検査法・疾患への適応などが，その後の医学研究ならびに医療の進歩により本書発行後に変更された場合，その診断法・治療法・医薬品・検査法・疾患への適応などによる不測の事故に対して，著者ならびに出版社はその責を負いかねますのでご了承ください．

❖ **本書関連情報のメール通知サービスをご利用ください**
メール通知サービスにご登録いただいた方には，本書に関する下記情報をメールにてお知らせいたしますので，ご登録ください．

・本書発行後の更新情報や修正情報（正誤表情報）
・本書の改訂情報
・本書に関連した書籍やコンテンツ，セミナーなどに関する情報

※ご登録の際は，羊土社会員のログイン/新規登録が必要です

ご登録はこちらから

▪ はじめに ▪

　近年，医療機器の進歩は目覚ましく，特に画像診断領域では CT，MRI，核医学，PET，超音波検査など，それぞれで機器の革新や新たな技術の導入が進んでいます．しかし胸部 X 線検査は 20 世紀初頭から診断法としての地位を確立し，現在においても簡便かつ低侵襲で，多くの情報が得られる非常に有用な検査であることに変わりありません．その読影は研修医にとって必須事項であるばかりか，将来的にどの診療科に進んでも必要です．しかし多くの研修医は，胸部 X 線写真の読影技術向上に関心をもっているにもかかわらず，基本的な読影方法やコツを身につけられないまま，苦手意識を抱き続けています．

　筆者は 2004 年の新医師臨床研修制度開始当初から研修医指導に従事し，これまで数多くの病院で研修医を対象にセミナーを行ってきました．また 2022 年からは葉山ハートセンターでのウェビナー講演（葉山 Radiology Conference）を開始し，これらを通じて研修医がどこでどのようにつまずき，何が理解できないのかを把握することで，研修医指導のノウハウを蓄積してきました．

　画像診断を苦手とする医師に共通することは，臨床的知識や経験の量に関係なく，"画像の見方"を理解していないことです．例えば，画像診断の教科書の多くが"診断名"→"画像所見"の流れで記述されていますが，実際の臨床現場では"画像所見"から異常所見を拾い上げ，鑑別診断を行うといった思考回路が必要となります．また疾患を理解するためには，病態生理はもちろんのこと，正常解剖や"画像の基本原理"の理解も必須です．本書では，胸部 X 線写真読影の基本を学び，画像からどのように所見を拾いあげるのか，画像所見から何を考え鑑別診断をあげていくのかを，放射線診断専門医の立場から解説します．

　また胸部 X 線写真の読影を学びたい読者の足がかりとなるよう，特に研修医が，救急外来や病棟業務などの日常診療で困らないレベルで画像診断を行えるようになることを目標とし，臨床現場で本当に役に立つ必要最低限のエッセンスをわかりやすく解説しました．さらに，葉山 Radiology Conference でも大切にしている「診断のストーリー」を重視した構成としました．主に研修医を対象とした内容になっていますが，後期研修医や研修医を指導する立場の医師，放射線技師や看護師などのメディカルスタッフをはじめ，どなたにも役に立つ 1 冊になったと自負しております．本書が皆様方の診療の一助となれば幸いに存じます．

本書の特徴
① 豊富な症例・画像と，初学者向けの丁寧な解説
② 異常所見をいかに拾い上げ，見落としを防ぐかを解説
③ 異常所見を理解するために必要な，正常解剖や画像の基本原理を解説
④ 画像診断で用いる用語の意味や正しい使い方を解説（プレゼンテーションにも対応）
⑤ 研修医がよく遭遇する，絶対に知っておきたい・見落としてはいけない疾患を多数掲載

「みんなの知りたい！がこの 1 冊に」
2024 年 9 月

葉山ハートセンター 放射線科 部長・画像診断センター長　　田尻宏之

医師1年目からの

100倍わかる！ 胸部X線 の読み方

目次

- はじめに 3

序論

画像診断医の考える"画像診断" 8

総論

| 第1章 X線写真の基本原理と正常解剖 16
| 第2章 読影の基礎 34
| 第3章 読影の基本用語と所見 44
| 第4章 画像パターン分類による鑑別診断 63
| 第5章 シルエットサイン 80
| 第6章 「線」の異常 93
| 第7章 側面像の見方 107
| 第8章 撮影条件による画像の見え方の違い 127

各論

第1章 黒く見える病変の見方① 気胸 136

第2章 黒く見える病変の見方② 肺気腫, その他 150

第3章 胸水の見方 163

第4章 肺癌の見方 191

第5章 肺炎の見方① 231

第6章 肺炎の見方② 241

第7章 肺水腫の見方 258

第8章 心不全の見方 273

第9章 心大血管病変の見方① 大血管 293

第10章 心大血管病変の見方② 心臓 316

第11章 肺門部病変の見方 334

第12章 胸部X線写真に写る人工物 354

- おわりに 371
- 索引 372

序論

画像診断医の考える " 画像診断 "

序論　画像診断医の考える"画像診断"

1　研修医からの質問：「なぜ画像診断が苦手なのか？」

「皆さんは，画像診断は得意ですか？」
　セミナーの際に研修医の皆さんにそんなふうに話を聞くと，「画像診断は医師にとって非常に重要であり，きちんとマスターしなければいけないことは十分承知していますが，実際にはすごく苦手です．また，何をどのように勉強したらよいのかわからないので困っていて…」と回答されることが多いです．

　加えて，次のような質問を何度も受けます．
「なぜこんなにも画像が読めないのでしょうか？どうしたら画像が読めるようになりますか？」
　皆さんの切実な思いが伝わってきますね．でも安心してください．この質問に対する答えはちゃんとあります．

　私の好きな作家の一人に，コナン・ドイルという方がいます．名探偵シャーロック・ホームズの生みの親と聞けば誰しもがピンとくると思いますが，彼は作家であるだけでなく，英国エディンバラ大学医学部を卒業した医師でもありました．一連の作品のなかで，シャーロック・ホームズは豊富な知識や鋭い観察力によっていくつもの難事件を解決していますが，その思考過程は名医による正確な診断を連想させ，何かしら画像診断にも通じるものがあるように感じます（図1）．

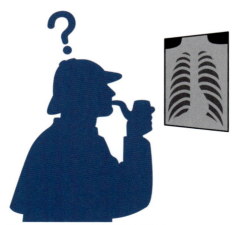

図1　画像診断は探偵の推理に通じる

実際に，彼の作品に登場する次のような有名な台詞のなかには，画像診断が得意になるヒントがいくつか隠されています．

"Not invisible but unnoticed, Watson.
You did not know where to look, and so you missed all that was important."
「わからないのは見えないのじゃなくて，不注意だからさ．見るべき場所を見ないから，それで大切なものを見落とすのさ」

アーサー・コナン・ドイル「花婿失踪事件」（「シャーロック・ホームズの冒険」収録）

"You see, but you do not observe."
「あなたは見ているだけで，観察していない」

アーサー・コナン・ドイル「ボヘミアの醜聞」（「シャーロック・ホームズの冒険」収録）

これらの台詞を踏まえたうえで画像診断医の視点から解説すると，画像診断が得意になるための条件は，以下の2点に集約されます．

1. 画像の見るべきポイントを理解する
2. それを知ったうえで，画像を注意深く観察する

見るべきポイントを理解しないままやみくもに画像を見ても，重要な情報は無意識に**視界に入る**（＝ see）だけであり，実際に病気は見えません．読影のポイントを理解したうえで，注意深く画像を**観察する**（＝ observe）ことで，はじめて異常所見を検出することができるのです．

本書では画像診断のなかでも研修医にとって重要な胸部X線写真を読影するためのポイントを整理し，できるだけ詳細に，具体的に，かつわかりやすく解説しました．本書を通読することで，胸部X線写真の見るべきポイントは何なのか，どこをどのように見ればよいのかを，確実に習得できるはずです．

2 画像検査の異常所見は2パターン

胸部X線写真読影のセミナーのなかで，私がよく研修医にする質問があります．
「画像検査における異常所見とはどのようなものですか？」

研修医からの回答は，「よくわからない」「考えたことがない」といったものが大半です．かなり抽象的な質問ではあるものの，普段から異常をどのように捉えるべきかを意識していない人が多いともいえますね．しかし実はこの問答のなかにこそ，画像診断の本質が隠されているのです．

画像診断医の立場から皆さんにお伝えしたいのは，画像検査での異常所見は，大きく以下の2つのパターンに分けられるということです．

1. 異常な構造が見える（本来存在しない構造がある）
2. 正常構造が正常に見えない

言葉では説明しづらいので，胸部X線写真を提示します（図2）．
症例A, Bはどちらも肺癌患者の胸部X線写真ですが，どこに病変が存在するのでしょうか？

A）症例A

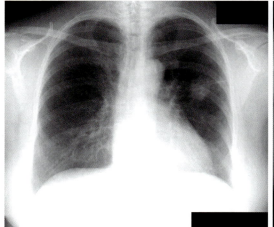

B）症例B

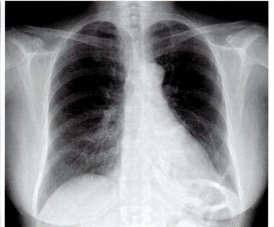

図2　肺癌患者の胸部X線写真

1. 異常な構造が見える

　症例 A の胸部 X 線写真では，左中肺野に径 40 mm 程度の腫瘤影がみられます（図 3 ○）．分葉状の形態で，辺縁は不整であり，肺癌を強く疑う所見です．病変の検出については特に問題なく，セミナーのなかでの研修医の正解率はほぼ 100％です．CT でも左舌区に肺癌を示す所見がみられます（図 3 ▶）．

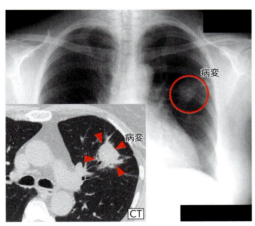

図 3　症例 A：肺癌患者の胸部 X 線写真と対応する CT 画像（肺野条件，横断像）
○：胸部 X 線写真では左中肺野に径 40 mm 程度の腫瘤影がみられる．
▶：左舌区の肺癌

2. 正常構造が正常に見えない

　症例 B（図 4A）はどうでしょうか．一見，肺野には異常はなさそうです．
　しかし，よく見ると，正常の X 線写真では必ず見えるはずの**下行大動脈の外側縁を示す線の一部が確認できません**（図 4B ▭）．下行大動脈の一部で**シルエットサインが陽性**となり，下行大動脈に接する何らかの軟部陰影が存在することがわかります（図 4B ■）．またよく見ると陰影辺縁の性状は不整で，鋸歯状に見えます．総合的に左下葉 S6（〜S10）領域に悪性腫瘍が存在する可能性が高いと判断できます（「シルエットサイン」の詳しい解説は，**総論第 5 章「シルエットサイン」**で行います．今は「正常構造が正常に見えないパターン」があることだけ覚えておいてください）．
　CT では，胸部 X 線写真で推測したように下行大動脈に接する不整な充実性腫瘤がみられ（図 4A 左下 ○），進行肺癌と診断しました．
　セミナー中の正解率は，研修医で約 1〜2 割，専攻医でも 3 割程度に留まります．仮に救急外来当直中の明け方（一番眠い時間帯ですよね）に読影したならば，なおさら見落としてしまいそうです．

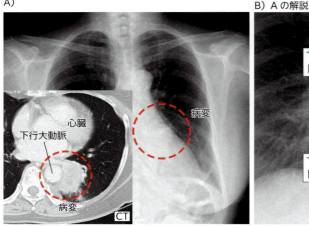

図4 症例Bにおける病変部位
A) ○: 下行大動脈に接する不整な充実性腫瘤がみられる

3. 異常所見を見落とさないために

　症例Aのような異常な構造が見える（本来存在しない構造がある）パターンでは，病変を見落とす危険性は低いです．

　しかし症例Bのようなパターンでは，異常陰影を探すだけでは不十分であり，正常構造が正常に見えるかどうかを丹念に観察しないと病変の検出は困難です．実際に臨床現場で起きている"異常所見の見落とし"は，この症例Bのようなパターンが圧倒的に多いのです．異常所見の見落としを防ぐためには，胸部X線写真の正常解剖を正しく理解し，正常構造がきちんと同定できるか確認することが重要です．

画像検査における異常は2つのパターンに分類される
- ☑ 異常な構造が見える（本来存在しない構造がある）
- ☑ 正常構造が正常に見えない

3 読影の3 step method：病変の検出に全力を

　読影の3 step method（図5）とは，第1段階「検出」，第2段階「診断」，第3段階「治療（効果判定）」を示し，第1段階である病変の検出がなければ，当然その先の診断や治療に進むことはできません．普段あまり意識しないことかもしれませんが，自分が今「どの段階の読影を求められているか」を考えることが重要です．

　各診療科の専門医であれば，はじめから疾患の存在を認識したうえで，それぞれの専門的な読影（診断・治療，効果判定，経過観察などに主眼を置いた読影）が主体となります．一方で初診外来や救急の現場ではある程度のスピード感をもって異常所見を検出すること（存在診断）が求められます．仮に病変が検出できなかった場合，「見逃し」と判断されかねず，さらに病気の発見の遅れから患者さんへの不利益が生じた場合（特に死亡した症例では），最悪訴訟にまで発展しかねません．

　特に胸部X線写真の読影では病変の検出に専念しましょう．胸部X線写真で浸潤影がみられた場合，それだけでは非特異的な画像「所見」であり，腫瘍，肺炎，無気肺，胸水のいずれなのかといった質的な診断は困難です．まず病変の存在に気づくこと，そして鑑別診断をあげ，十分な臨床情報（主訴，現病歴，既往歴，身体所見，血液検査や喀痰検査など）にCTなどの追加検査を加えて考察することで，はじめて「診断」が可能となります．常に「病変の検出」と「診断」を分けて考えることが重要です．

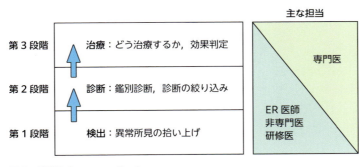

図5　読影の3 step method

> **ここだけはCheck!**
> - ☑ 画像の読影は①検出，②診断，③治療の3ステップ（3 step method）
> - ☑ 胸部X線検査では病変の検出に全力を
> - ☑ 胸部X線写真での「所見」≠「診断」

総 論

第**1**章　X線写真の基本原理と正常解剖

第**2**章　読影の基礎

第**3**章　読影の基本用語と所見

第**4**章　画像パターン分類による鑑別診断

第**5**章　シルエットサイン

第**6**章　「線」の異常

第**7**章　側面像の見方

第**8**章　撮影条件による画像の見え方の違い

総論

第1章 X線写真の基本原理と正常解剖

本章では，胸部X線写真を読影するうえで必要不可欠な基本原理，および読影に必要な正常解剖などの基本的事項を解説します．

1 X線写真の基本原理

1. X線写真は「X線を利用した影絵」

❶ X線の基本性質

X線撮影の根本である「X線」の基本性質を知っていますか？

X線とは，可視光や紫外線よりもさらに波長が短く，高いエネルギーをもつ電磁波（電波と磁波からなる）の1種です．人体組織（そのほかのあらゆる物質も同様ですが）はすべて原子から構成されていますが，原子と原子の間にはわずかな隙間が存在しています．X線は波長が短く，このわずかな隙間を通り抜ける性質を有するため，人体を透過することができるのです．

人体にX線を照射すると，生体に入射する際にX線の一部が方向を変えて進み（「**散乱**」），残りは体内を通過します．このとき一部のX線が「**吸収**」され，残りは生体を「**透過**」してX線検出器（もしくはフィルム）に到達します（図1）．

❷ X線写真の基本原理

次にX線写真の基本原理を考えてみましょう．図2の胸部X線写真では，右中肺野に肺炎を示す異常陰影（○：白い領域）がみられます．胸部X線写真では肺野は「黒く」，縦隔や骨軟部組織は「白く」写り，病変の多くも「白い領域」として観察されます．

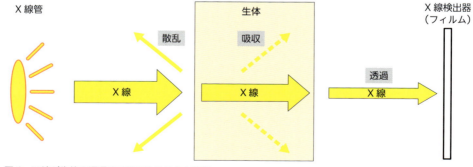

図1　X線が生体を通過する際に生じる主な現象

前述の通り，X線が人体を通過する際に一部のX線は「吸収」されますが，各組織におけるX線透過性（吸収性）の違いにより，X線検出器（もしくはフィルム）に到達するX線量が異なります．

　一般的な光学カメラを利用したアナログ写真では，フィルムに届く光の量が多いほどフィルムは感光するため写真では黒く写ります．逆に，フィルムに届く光の量が少ない場合には写真では白く写ります．胸部X線写真でも同じようなことがいえます．肺野は大部分が空気から構成されるためX線は大部分が透過し，黒く写ります．一方で，骨は比較的密度が大きく多くのX線が吸収され，白く写るというわけです．

　肺炎や肺腫瘍が存在する場合，これらの病変は水もしくは軟部組織に相当し，正常肺野よりも多くのX線を吸収するため，周囲の肺野と比べ「白い領域」となります．

　このように，X線写真はX線が生体を通過する際の透過性の差を利用してコントラストをつけた画像で，「**X線を利用した影絵**」とも表現されます．「透過性」，「吸収」といった反対の意味をもつ用語が用いられるため混乱するかもしれませんが，生体の立場からみると「X線を吸収」，X線の立場からみると「生体を透過」というように，視点が違うだけで同じことを意味します．

2．X線の透過性を決定する因子

　では，X線の透過性は何によって決まるのでしょうか？主に**物質の密度と量**に依存します（**図3**）．

　密度が大きい組織は，小さい組織よりもX線を多く吸収する（透過性が低い）ため，X線写真上白く写ります．また同じ組織で密度が等しい場合には，その量や厚さに依存します．量が多いもしくは厚いほど，X線が多く吸収され，X線写真上は白く写ります．

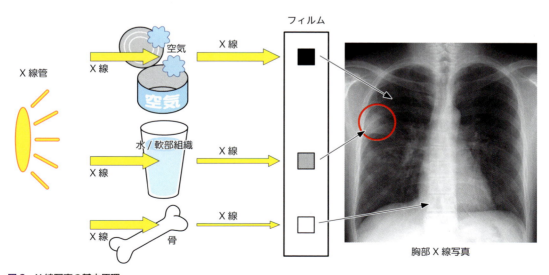

図2　X線写真の基本原理
物質によりX線の透過性が異なる：X線を利用した影絵

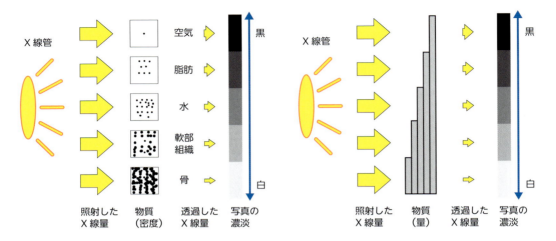

図3　X線の透過性は物質の密度と量に依存する
透過する物質の密度が大きいほど，また量が多い・厚いほど，X線写真上では白く写る

> **ここだけは Check!**
> ☑ X線の透過性は，主に組織の密度と量に依存する
> ☑ 組織の密度が大きい，組織の量が多い・厚い→X線の透過性が低い→X線写真では白く写る

3. X線検査とCT検査の違い

　X線検査とCT検査はどちらも同じX線を用いた検査ですが，大きな違いがあります．

　X線検査は，人体にX線を一方向から照射して撮影した透過写真であり，3次元構造（立体）である人体を2次元構造（平面）に投影しています．このためX線が透過するすべての構造のX線透過性の総和によって，全体としての白黒（黒化度）が決まります．さらに2次元ではいろいろな臓器の重なりが避けられず，**臓器間の重なりの影響を考えて読影することが重要**です．

　CTはどうでしょう？　CTは，X線を全周性に照射して得られた画像データをコンピュータ処理した人体の内部断面図（横断像，冠状断像，矢状断像など任意の角度の3次元的な輪切り像）です．一般的に厚みが5 mm（もしくはそれ以下）と薄く，臓器間の重なりのない精度の高い画像です．

　いうなればX線写真は影絵，CTは金太郎飴の断面を見ているようなものです（**図4**）．

　X線検査とCT検査にはともに，メリット，デメリットがあります（**表**）．それらを考慮したうえで，適切に利用したいものです．

A）X線検査

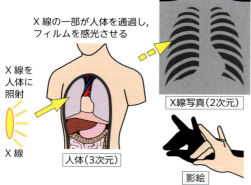

B）CT検査

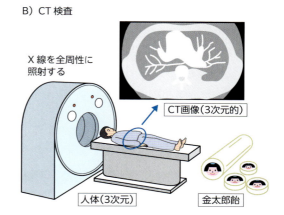

図4 X線検査とCT検査の違い

表 X線検査のメリット・デメリット（CT検査との比較）

メリット	デメリット
・簡便（どの病院にも必ずX線撮影装置が設置） ・短時間で検査可能（緊急検査への対応） ・1枚で全体像が把握できる ・頻回検査が可能（経時的な比較が容易） ・低侵襲性（放射線被ばく量がCTの1/100程度） ・費用が安い	・3次元構造を2次元に投影した画像であり，既存構造との重なりが生じる ・一般的に病変の検出率が低い（病変の検出が難しい） ・撮影体位により，画像所見や異常所見が変化することがある

2 胸部X線写真の正常解剖

前述の通り，胸部X線写真での異常所見は「異常な構造が見える」もしくは「正常構造が正常に見えない」の2つのパターンに分類されますが，特に後者のパターンを正確に読影するためには胸部解剖の知識だけでは不十分で，各構造が胸部X線写真ではどのように見えるのか，つまり**正常X線解剖の知識が不可欠**です．

本章では，胸部X線写真の読影に必要な基本的事項について解説します．
より詳細な情報や各種疾患への応用については，今後の総論や各論をご参照ください．

胸部X線写真では，大きく4つの系統に分けて考えます．

① 縦隔（心大血管系，ほか）
② 気管・気管支
③ 肺動脈・肺静脈
④ その他

1. 縦隔

まずは心大血管系について確認します．

40歳代女性の正常立位胸部X線画像（**図5A**）に，主な心大血管系の輪郭を重ねてみたものです（**図5B**）．

A）正常胸部X線写真

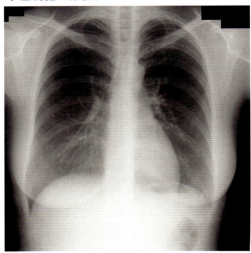

B）主な心大血管系構造

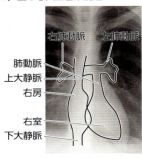
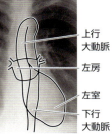

C）右第1弓〜左第4弓

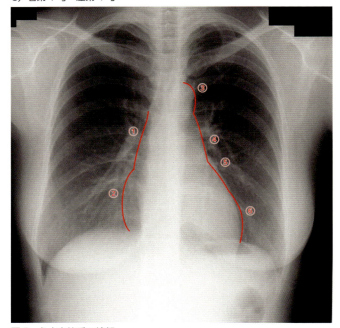

図5 心大血管系の輪郭

これを見ると，①〜⑥の線はそれぞれ

① 右第1弓：上大静脈
② 右第2弓：右心房
③ 左第1弓：大動脈弓
④ 左第2弓：肺動脈幹
⑤ 左第3弓：左心房（左心耳）
⑥ 左第4弓：左心室

に相当することがわかります．

縦隔には多くの構造が存在しますが，通常，胸部X線写真では，上行大動脈，右心室，下大静脈は見えません（厳密には，胸腺，食道，リンパ節，神経なども）．
　つまり，**胸部X線写真では一部の構造だけが同定可能である**ことを理解しましょう．

それでは，どのような構造であれば胸部X線写真で確認できるのでしょうか？
　答えは，心臓の左右縁や下行大動脈など，周囲に正常肺野が接する構造，つまり後述する「線」を構成する3条件を満たす場合です（詳細は，**総論第5章「シルエットサイン」**参照）．
　大血管と心臓のように，同じ濃度カテゴリーに属する臓器同士が接する場合には，X線透過性のコントラストがつかず，別の臓器として判別することが困難です．

その他，縦隔には以下の構造が同定可能です（**図6**）．

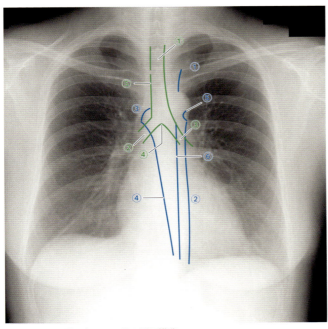

図6　胸部X線写真：その他の縦隔構造

続いて，気管・気管支，肺動静脈の解剖について解説します．
まずは全体像を確認しましょう（図7A〜C）．

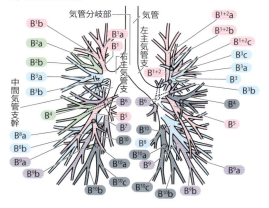

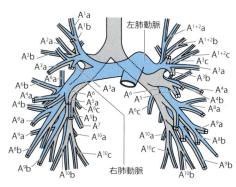

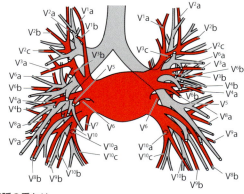

図7　気管・気管支・肺動静脈の重なり

文献1を参考に作成

図7Aは，気管と気管支，図7Bは気管・気管支と肺動脈，図7Cは気管・気管支と肺静脈を重ねた正常解剖図です．

かなり複雑で，覚えようとする気力すら失われそうですね．

でも心配は無用です．研修医レベルでは細かな解剖まで覚える必要はありません．胸部X線写真の読影に必要なポイントは限られていますので，それらを確実に理解しましょう．

2. 気管・気管支

胸部X線写真読影に最低限必要な気管・気管支の解剖（図8A）と気管支を強調したCT画像（冠状断，図8B）です．

A）気管・気管支のシェーマ B）胸部単純CT（冠状断）

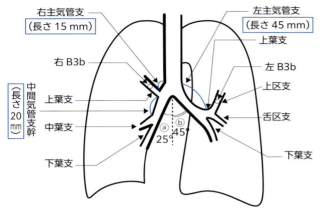
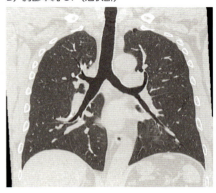

図8 胸部X線写真読影に必要な知識（気管・気管支系）

　気管は咽頭から続いて縦隔の正中部を下行，左右の主気管支に分岐（気管分岐部）するまで続く細長い管腔構造です．長さ約10〜12 cm，おおよそ第6頸椎から第5胸椎の範囲に存在します．気管分岐部はカリーナ（carina）とも呼ばれ，胸部X線写真の読影上非常に重要な構造です．

　右主気管支は上葉支を分岐後に中間気管支幹となり，さらに中葉枝と下葉枝へと分岐します．左主気管支は上葉枝と下葉支に分岐し，上葉枝はすぐに上区支と舌区支に分岐します．

　通常胸部X線写真では，気管から右側は右主気管支から中間気管支幹，左側は左主気管支の上葉・下葉支の分岐部レベルまでは同定可能です（条件がよければその末梢側も見えることがあります）．

　左右の上葉枝で，B3bが小さなリング状の構造として見えることがあります（perivascular/bronchial cuffing signの評価）．

　気管の形成する「線」は右側だけ観察されます（左気管傍線は存在しない）．

　血管と異なり，肺野領域で気管支の同定は困難です（理由は**総論第4章「画像パターン分類による鑑別診断」**参照）．肺野で気管支が見える場合（air bronchogramなど）には異常と判断します．

　気管の蛇行や狭窄，異物の有無についても確認しましょう．

気管・気管支のポイント

- 気管から肺門部まで同定可能（肺野領域では同定できない）
- 気管分岐部は第5胸椎レベル
- 気管分岐部のなす角度　右：25°，左：45°（ただし個人差が大きく，さまざまな要因により変化する）
- 主気管支の太さ：右＞左
- 主気管支の長さ：右＜左（右：約15 mm，左：約45 mm）
- 中間気管支幹（右側のみ）の長さ：約20 mm
- 上葉気管支の高さ：右＞左

3. 肺動脈・肺静脈

❶ 血管解剖

肺門部における肺動脈と肺静脈の走行は大きく異なります．

肺野領域では，肺動脈と肺静脈の走行は近似しており，両者の鑑別は困難です．

1）肺動脈（図7B）

肺動脈幹は右心室より上行し，左右の肺動脈に分岐します．

右肺動脈は大動脈弓の下をくぐり，右上葉気管支分岐よりやや下方に向かい，右肺門部に達します．左肺動脈は左主気管支を巻き込みながら乗り越えるように走行し，左肺門部に達します．そのため，若干左肺門部が高くなります．

右肺動脈：まず上幹動脈（A1，A3）を分岐，続いて上行動脈（A2）を分岐します（＊血管走行の変異が多い領域です）．その後中間肺動脈幹となり，中葉動脈（A4～5），下葉動脈（A6～10）の順に分岐します．下葉動脈は，肺門部から（柳の木が垂れ下がるように）下行するのが特徴です．

左肺動脈：まず上区動脈（A1＋2，A3）を分岐後，舌区動脈（A4～5），下葉動脈（A6，A8～10）の順に分岐します．

2）肺静脈（図7C）

肺静脈は，おもに左右上下4本の肺静脈が左房（肺動脈の下方に位置）に向かって流入します．肺門部における上肺静脈は肺動脈よりも急な角度で，下肺静脈は斜め方向から左心房に流入します．この点で肺動脈の走行とは異なります．

肺動脈が肺静脈よりも明瞭に見えることが多いです．

古い教科書や論文では，肺静脈は「カニ」に例えられることがあります（**図9**）．

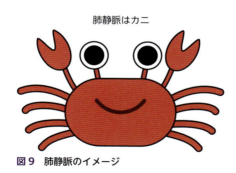

図9 肺静脈のイメージ

❷ 肺門部血管の見方

肺門部の正常解剖を知ることは，疾患の検出に非常に重要です．

肺門部は，「くの字，逆くの字」状であるとよく記載されますが（**図10** □），どの構造がこれらを構成しているのでしょうか？

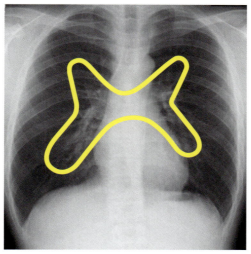

図10 胸部X線写真：肺門部は「くの字，逆くの字」

A）造影CT（CTA）

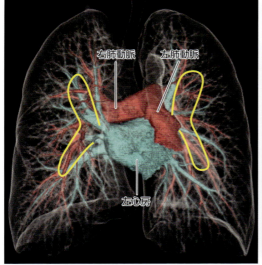

B）造影CT（縦隔条件，冠状断像）

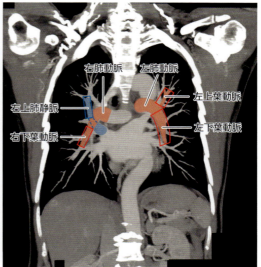

図11 造影CTで見る「くの字，逆くの字」

　造影CTを見てみましょう．図11AはCTA（肺動脈・肺静脈の癒合画像）で赤い血管系が肺動脈，青い血管が左心房と肺静脈です．図11Aの青く囲まれた構造が「くの字，逆くの字」に相当します．図11Bを見ると，右肺門の上部は右上肺静脈，右肺門部の下部と左肺門部の上下部は肺動脈であることがわかります．

　研修医向けの講義でもなかなか伝わりにくいところですが，このような解剖なのでしかたがありません．このまま覚えましょう．

> **肺門部における血管のポイント**
> ○形態
> ・右側は逆"く"の字＋左側は"く"の字
>   （右上部は右上肺静脈，右下部および左肺門の上下部は肺動脈により構成）
> ・左肺門部がやや高い（右肩上がり）
> ○大きさ・太さ・濃度
> ・右下葉動脈は径15 mm以下（交叉する後肋骨とほぼ同じ太さ）
> ・濃度は左右均等，末梢にかけて徐々に細くなる
> ・太さは重力（撮影体位）により変化する
>   ・立位では上肺＜下肺，約1.0：1.5〜2.0
>   ・臥位では上肺と下肺の径差は消失（頭尾方向で重力差がなくなるため），約1.0：1.0
> ・下肺野の方が明瞭／濃く見える

　特に右下葉動脈の走行や太さは、今後肺門部病変を見るうえで重要です．必ず確認しましょう（図12A）．

　正常な胸部X線写真を見ると，肺門部はちょうど水飲み鳥のように見えますね（図12B，ちなみに，私は水飲み鳥の模型を読影室に飾っています）．

　肺門部陰影を示す「水飲み鳥」の形態，大きさ，向き，濃度などに違和感を覚える場合には，何らかの病変が存在する可能性があります．

A）胸部X線写真

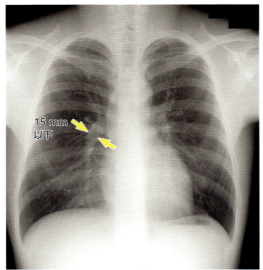

B）肺門部陰影は「水飲み鳥」

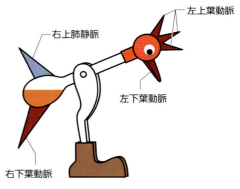

図12　肺門部陰影
A）右下葉動脈径は15 mm以下

❸ 肺野領域の血管の見方（図 13）

肺野領域血管の見方について解説します．

1 本 1 本の血管を同定する必要はなく，大まかに上・中・下肺野の 3 つの領域に分け，それぞれ

> ・上肺野：上葉気管支分岐部を起点に，肺門部から斜め上方向に走行する複数の線状構造（主に A1〜2 に相当）
> ・中肺野：下葉気管支分岐部を起点に横方向に走行する複数の線状構造（主に A4，A6 に相当）
> ・下肺野：下葉気管支分岐部から扇状に広がり末梢に向かう，3 本のやや太めの束（内側から外側にかけて，A10，A9，A8 に相当）

が，見えるか確認します．

縦隔（心臓）と重なる領域にも，正常血管が同定できるので必ず確認しましょう．

また胸膜直下より 10 mm（上肺野では 20 mm まで）では，血管影を同定できません（無構造となる）．これも重要なポイントです．

A3 や A5 は前後方向を走行するため，正面像では確認困難なことが多いです．

> **肺野領域における血管のポイント**
> ・肺動脈と気管支が伴走（気管支は見えない），肺静脈はその間を走行：動静脈の区別は困難
> ・肺門部から末梢にかけて徐々に細くなる
> ・胸膜直下 10 mm（〜20 mm）は無構造
>   ＊Kerley's B line のように，胸膜直下に構造が見えたら異常
> ・血管，肋骨の以外の構造は「病変」を疑う

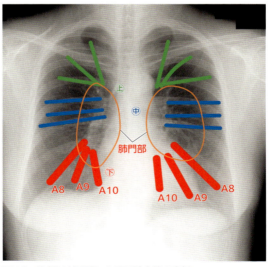

図 13 胸部 X 線写真における肺血管の走行

4. その他の構造

これまで解説した以外にも，多くの構造が同定できます（図14）.

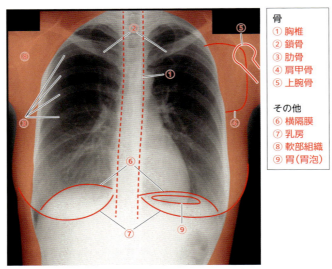

図14　胸部X線写真で見えるその他の構造（立位正面）
■部分が⑧軟部組織

❶ 肋骨の数え方

肋骨の正常な走行や濃度を同定することは，肺野の異常陰影の検出に役立ちますし，肋骨のレベルを数えることは，胸水，無気肺や肺気腫などでみられる横隔膜の挙上や下垂・平坦化の読影に必要不可欠です．ぜひトライしてみましょう．

肋骨は，脊椎・胸骨とともに心臓や肺を囲む胸郭の一部を構成する骨組織です．人間の肋骨は左右12対（第1〜12肋骨），合計24本存在します．後方は胸椎椎体と肋椎関節を形成していますが，前方は肋骨のレベルにより名称が異なります．

1）肋骨の分類（図15）

第1〜7肋骨は真肋と呼ばれ，前端が肋軟骨を介して胸肋関節を形成し胸骨に連結し，胸郭を支える役割を果たします．第8〜12肋骨は仮肋と呼ばれ，第8〜10肋骨の肋軟骨はすぐ上位の肋軟骨に結合し，胸骨との結合は間接的です．第11肋骨と第12肋骨は浮肋とも呼ばれ，前端が浮遊した状態であり，胸郭に柔軟性を与える役割を果たします．

肋軟骨は通常，X線写真で同定できませんが，高齢者で石灰化をきたした場合には同定可能となることがあります．

X線正面像では前・後肋骨が重なって見えますが，肋骨が外側から内側に向かい斜走するのが前肋骨，上に凸状となるのが後肋骨です．

2）肋骨の数え方

さて，皆さんは肋骨を数えることができますか？

肋骨の数え方にはいくつかの方法がありますが，ここでは最も簡便な方法を提示します（図16）．

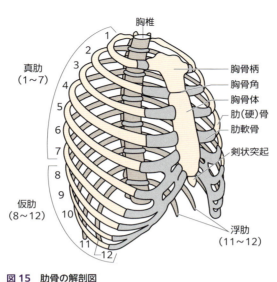

図15　肋骨の解剖図

文献2を参考に作成

A）正常胸部X線写真（立位，PA）　　B）CT 3D画像

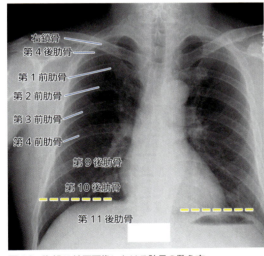
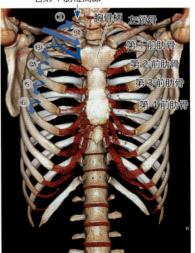

図16　胸部X線正面像における肋骨の数え方
A）▬▬：横隔膜のライン，鎖骨頭は第4後肋骨と重なる

　まず鎖骨を同定し，内側に視線を動かすと胸骨柄に達します（**図16B**①）．このとき鎖骨の直下に見えるのが第1肋骨の前肋骨です．第1肋骨を胸壁に沿って外側上方に追うと，いったん胸腔外に飛び出し，胸椎に達します（**図16B**②）．次にその直下に目を移すと横走する肋骨がみられ，第2肋骨の後肋骨に相当します．以下同様に1肋骨ずつ同定できます（**図16B**③〜）．

29

❷ 正常な横隔膜のレベル

肋骨を数えることができれば，横隔膜のレベルが正常かどうかも確認できます．

通常，右横隔膜は第 10 〜 11 後肋間レベル（もしくは第 6 〜 7 前肋骨の先端部）に位置します．

左横隔膜は心臓による圧排のため，右側と同等から 15 mm（1/2 椎体分）程度低位になります．

横隔膜の挙上，肋骨横隔膜角の鈍化や不明瞭化がないかを確認します．横隔膜が二重に見えることがありますが，波状変形（scalloping）と呼ばれる正常変異です．

❸ X 線写真の正面性

普段意識していないかもしれませんが，X 線写真の正面性（斜めになっていないか）の確認は正しい読影のために重要です．

ではなぜ普段は意識せずに読影できているのでしょうか．それは診療放射線技師がポジショニングにこだわり，見やすい真正面の X 線写真を撮る努力をしてくれているからです．とはいえ，高齢者や先天性疾患などで脊椎の変形，強い円背，姿勢保持困難，ポータブル撮影で条件が悪い，まっすぐに寝られないなどの患者ではポジショニングに限界があるため，正面性を確認してから読影することが賢明です．

斜位による影響としては，肺野の透過性や濃度差に左右差が生じて肺炎などと誤診されたり，縦隔径が変化することがあります．

> **正面性を確認するときのポイント**
> ① 鎖骨の見え方が左右同じ
> ② 胸椎の棘突起が気管（左右の鎖骨端）の中心を通る
> ③ 肋骨の広がり方が左右で同じ
> ④ 腋窩の軟部陰影の左右差がない

また，正面性の確認には左右の鎖骨端と棘突起との距離を比べる方法もあります（**図 17**）．左右の鎖骨端の中央に棘突起が同定できる場合，正中位で撮影されていると判断します．もし棘突起が右鎖骨端に近い場合，患者さんは右前に傾いており（右前斜位），棘突起が左鎖骨端に近い場合には左前に傾いている（左前斜位）ことがわかります．

- 異常所見を検出するうえで，正常 X 線解剖の理解は不可欠
- X 線写真では一部の構造しか見えない
- 血管陰影は左右差・濃度・太さを確認する
- 肋骨・横隔膜レベル，正面性の確認も忘れずに

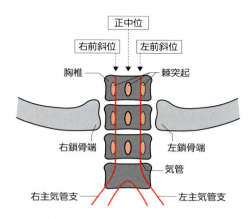

図17 胸部X線写真における左右の鎖骨端と棘突起の位置関係
文献3を参考に作成

3 胸部X線写真における領域の分類

研修医が混同する用語の代表格として,「肺葉」と「肺野」があげられます.

肺葉と肺野の違い

胸部X線写真正面像では,病変の部位を肺野(上肺野・中肺野・下肺野,肺尖部),肺門部の5領域に分類します.

❶ 肺葉

「肺葉」は,解剖学的に溝や裂,結合組織など肉眼的に明瞭な境界によって区画された領域で,大葉ともいわれます.右肺は上葉・中葉・下葉の3領域,左肺は上葉(舌区を含む)・下葉の2領域,合計5領域に分割されます.この肺葉をさらに分割したものが肺区域(Segment:S1〜S10)です(総論第2章「読影の基礎」参照).

❷ 肺野

「肺野」は,胸部X線写真上で,下記の定義によって規定される肺の領域です.

> **肺野区分の定義**
> ・肺尖部:鎖骨下縁より頭側の領域(上肺野の一部)
> ・上肺野:鎖骨下縁〜第2前肋骨下端レベルまで
> ・中肺野:第2〜第4前肋骨下端レベルまで
> ・下肺野:第4前肋骨下端レベル〜横隔膜上縁まで

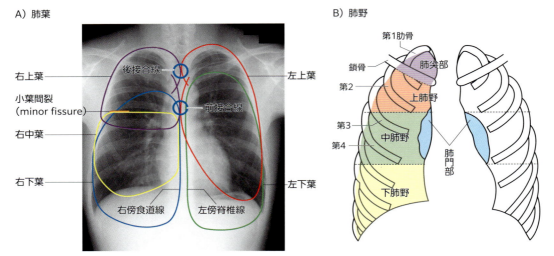

図18 肺葉と肺野の違い

※肺尖部

上肺野のうち鎖骨より上の領域を特別に「肺尖部」と区分しますが，肺尖部と上肺野との区分は教科書により記載が異なり，統一されたものはありません．本書では鎖骨下縁を基準として，肺尖部と上肺野を区別します．

❸ 肺門部

肺門部とは肺の縦隔面中央部分で，肺動静脈，気管支動静脈，リンパ管，神経などが存在し，正常X線写真では肺動静脈や気管支が同定できます．これらの気管が結合組織で一束にまとまったものを肺根といい，この肺根の部分で臓側胸膜は壁側胸膜に移行することが知られています．

胸部X線写真（正面像）に肺葉の領域を重ねてみましょう（**図18A**）．両側とも各肺葉が広範囲に重なってしまい，特に左肺では上葉と下葉の大部分が重複し，正面像だけでは肺葉の区別が困難です．このため，胸部X線写真上病変の存在部位を示す用語として，「肺野」が用いられるのです（**図18B**）．

- ☑ 胸部X線の正面像では，病変の部位を5つの肺野区分（肺尖部，上肺野，中肺野，下肺野，肺門部）で示す
- ☑ 肺野≠肺葉であることに注意

文献

1) 「画像診断に絶対強くなるワンポイントレッスン」（扇 和之／編，堀田昌利，土井下 怜／著），羊土社，2012
2) 看護roo！「肋骨」
   https://www.kango-roo.com/word/20840（2024年9月閲覧）
3) 「DVD 3D画像で学ぶ胸部X線写真読影の基礎」（桑原正喜，山岡利成／著，中川裕也/CG），金芳堂，2006

column

X線写真？レントゲン写真？レントゲン博士の功績

皆さんはX線写真とレントゲン写真の違いはわかりますか？

実際にはこの2つは全く同じものであり，「**X線写真**」が**正式名称**であるのに対し，「**レントゲン写真**」は**一般名称**です．

そのため学会発表や論文作成，カンファレンスなどでは正確に「X線写真」を用いることが推奨されます．ちなみに英語では，chest X-ray（CXR）と表記します．

それにも関わらず，レントゲン写真とも呼ばれている理由は，なぜでしょうか？

1895年11月8日，ドイツのヴュルツブルグ大学の物理学教授であったレントゲン博士が，放電管を用いた陰極線の実験中に偶然未知の光線の存在に気づきました．その線は目に見えず，約1,000ページの厚い書籍を透過するものの，鉛などある種の金属に対しては不透過である性質を有していました．試しに写真乾板の上に妻の手をのせ放電すると，手の骨と薬指の指輪だけが写った写真の撮影に成功したのです（図19）．公表されている人体のX線写真としては，歴史上最古のものといわれています．左手薬指の大きな指輪にも注目ですね．

その後の検証で現在のX線であることが判明するのですが，当時は全く正体不明の光線であったため，「未知の」という意味で"X線"と命名されました．X線発見のニュースは瞬く間に世界中に広がり，専門家のみならず，一般大衆にまで大きな反響があったようです（当時，手のX線写真を記念撮影する写真館まで登場したといわれています）．

このX線の発見により，レントゲン博士は1901年第1回ノーベル物理学賞を受賞しました．

レントゲン博士はX線に関する特許を取得せず，誰でも使えるように権利を放棄したことが，その後のX線研究や臨床応用の急速な拡大につながりました．また，ノーベル賞を受賞した際の賞金を全額母校の大学に寄付したエピソードも有名です．

X線は今も昔も，医療の世界に留まらずわれわれの生活に深く浸透し，不可欠な技術です．レントゲン博士の功績により，現在に至るまでX線写真＝レントゲン写真と呼ばれているのです．

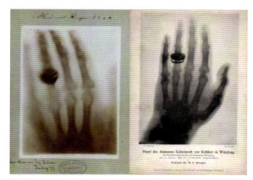

図19　レントゲン婦人の左手X線写真
ヴュルツブルグ大学物理学教室棟内，レントゲン記念館にて筆者撮影

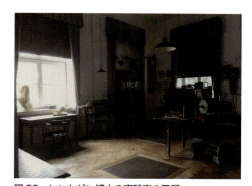

図20　レントゲン博士の実験室の風景
2017年春，欧州放射線学会（ECR）参加の帰りに訪問．ドイツのヴュルツブルグ市にあるヴュルツブルグ大学物理学教室棟内，レントゲン記念館にて筆者撮影．当時のままレントゲン博士の実験室が保存されている

総論

第2章 読影の基礎

1 X線写真の読影法

　これまで，X線読影に関してさまざまな方法が書籍などで紹介されてきましたが，重要なのはX線写真に写っているすべての構造を見ることです．自分なりの読影パターンを決めておき，系統的に読影することで，異常所見の見落としを減らすことができます．

　以下，私が普段行っている胸部X線写真読影の手順を提示します（図1）．

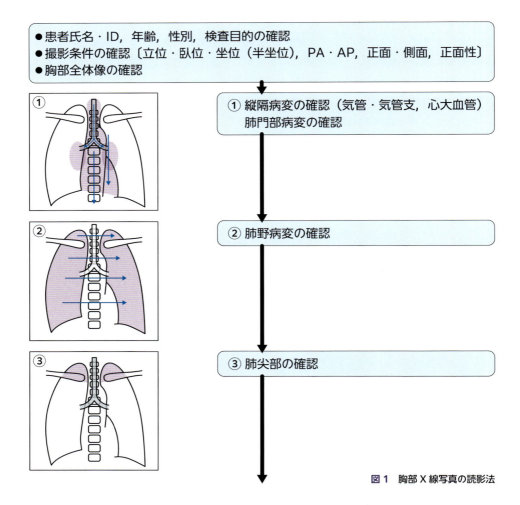

図1　胸部X線写真の読影法

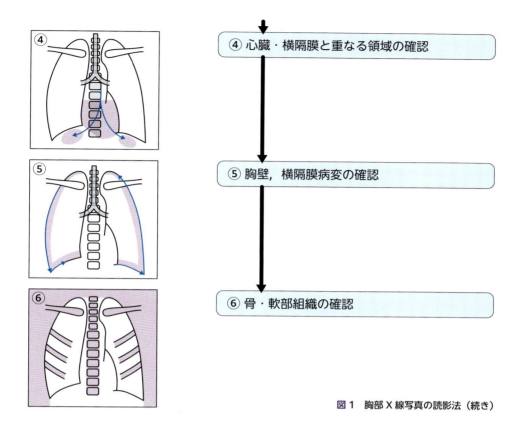

図1 胸部X線写真の読影法（続き）

参考として**小三J法**を提示します（図2）．

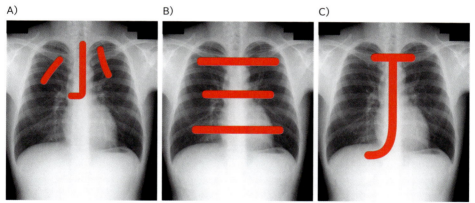

図2 胸部X線写真の読影順序：小三J法[1]

小三J法とは
① まず「小」という文字を書くように，気管から左右の主気管支にかけての位置や狭窄・偏位などの有無，両側の肺尖部病変の有無について確認します（図2A）
② 次に「三」という文字を書くように，上肺野から下肺野まで左右対称性に観察し，正常構造

と違う構造がないか，左右差がないかを確認します（図2B）
③最後に，「J」という文字を書くように，横隔膜に重なった下肺野や心臓や大血管に隠れた領域に病変がないを確認します（図2C）

- 胸部X線写真の読影で最も重要なことは，すべてを見ること
- 自分なりの読影ルーチンを決め，系統立てて読影することで，見落としを減らせる

2 X線写真における濃度：3つのカテゴリー

X線写真における濃度を考える場合，同じくX線を用いるCT検査の原理（CT値）を学習することで理解が深まります．

CT値とは，水を0 HU，空気を－1,000 HUに設定し，CTで撮影されたX線吸収率を水に対する相対値として表した値のことです〔単位：hounsfield unit（HU）〕．水よりX線吸収率の高い組織（軟部組織や骨・石灰化）はCT値がプラスの値をとり，X線吸収率の低い組織（空気や脂肪など）はCT値がマイナスになります．

図3Aは生体の各構造が，どの程度のCT値に相当するかを示した図です．X線写真やCTは，CT値の低い方から高い方へ（マイナスからプラスへ），黒から白のグラデーションをつけて画像化しており，この段階のことをグレースケール（図3B）と呼びます．黒と白だけでなく，中間色（グレー）が存在することで微妙な濃淡が表現できます．

X線写真ではCT値のような数値による絶対的指標は存在しませんが，同様に考えることができます．ここでは簡便に解説するため，17段階のグレースケールで表示することにします．

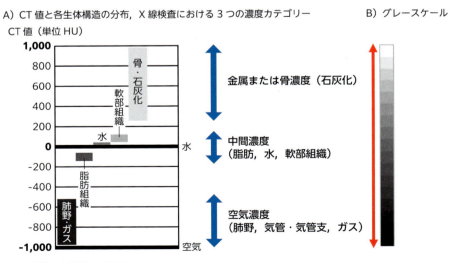

図3　生体の各構造のCT値

胸部X線は，空気から骨までが1枚の写真に含まれるため，これを17段階の濃度で表示する場合，ひとつひとつの濃度がカバーする範囲がかなり広くなります．このため，X線吸収性の差が小さい構造が接する場合，同じ濃度スケールに含まれるため，病変として検出困難です．つまり，肉眼的には全く異なる2つの組織であっても，X線透過性が近似していれば画像上では区別がつきません．X線写真で「異常」を認識するためには，周囲構造との間に十分な濃度差（コントラスト）があることが必要となります．

X線写真における3つのカテゴリー

●①金属または骨濃度，②中間濃度，③空気濃度

X線写真では構造の濃度を大まかに3つのカテゴリーに分類して考えます（図3A ↔）．

X線写真では，異なる濃度カテゴリーに属する構造が接している場合に病変が検出可能です．しかし，同じカテゴリーに属する場合は，検出できないことがあります．

一方で，CTでは関心領域に合わせて任意のCT値範囲（肺野条件，縦隔条件など）を設定することで，わずかなCT値の変化でも濃度差（つまり病変が存在する）として表示することができます．

- ☑ X線写真の読影では，各構造を大きく3つの濃度カテゴリーに分類
  - ① 白：金属または骨濃度（石灰化を含むカルシウム）
  - ② グレー：中間濃度（脂肪，水，軟部組織）
  - ③ 黒：空気濃度（肺野，気管・気管支，ガス）
- ☑ 異なる濃度カテゴリーに属する場合，病変は検出しやすい
- ☑ 同じ濃度カテゴリーに属する場合，病変検出は困難

3 「線」と「面」を見る

胸部X線写真は，「線」と「面」から構成されます．ここでいう「線」を構成するという定義は，各構造の**外側縁をペンで描くことができる**という意味です．「線」の理解は，胸部X線写真の読影の「キモ」であり，必要不可欠な知識です．少し難しいですが，ぜひとも理解しておきましょう．

1.「線」が見える原理：3つの条件

そもそもX線写真における「線」とは何でしょうか？そしてどのような原理で生じるのでしょうか？

まず図4を見てみましょう．

さて，ここで質問です．この胸部X線写真（立位正面像）は男性でしょうか，それとも女性でしょうか？また，そう考えた理由はなんでしょうか？

正解は女性です．理由は乳房下縁の線が見えるからです．セミナーでこの質問をすると，ここまでは研修医のほぼ全員が正解します．

次の質問です．乳房はお椀状の構造ですよね．乳腺の上縁を含めて全周性に「線」が見えてもよいはずなのに，なぜ乳房の下縁しか見えないのか，説明できますか？

この質問に正確に答えられる研修医はほとんどいません．

ここで，X線写真で既存構造の「線」が見えるための条件について考えてみましょう．

「線」を構成する3つの条件
① 対象となる構造に引いた接線とX線の入射角度が平行
② 対象となる構造と周囲構造とのコントラストが大
③ 対象となる構造と接線が接する範囲が5 mm以上

これらすべての条件を満たす必要があり，ひとつでも満たさない場合には「線」を構成しません．

条件③については，厳密に5 mmを計測する必要はありません．接線を引く対象となる構造が三角形のような尖った構造でなければよいとの認識で十分です（図5）．

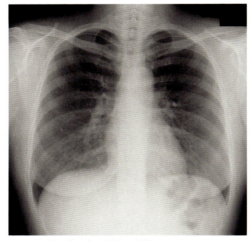

図4 胸部X線写真：男性？女性？

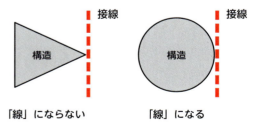

図5 条件③を満たす構造と接線との関係

この3つの条件を頭に置いて、乳房が構成する「線」について考えていきましょう（図6, 7）.

❶ 乳房下縁の「線」

乳房は重力の影響を受けて下垂します. この状態で乳房下縁に引いた接線は、地面と平行となります（図6A ---）. 胸部X線写真の立位正面像では背側から腹側方向にX線を照射するため、乳房下縁とX線束が平行になり、条件①を満たします. また軟部組織である乳房周囲には濃度カテゴリーが異なる空気が存在するため、両者のコントラスト（X線吸収率の差）は大きく、条件②を満たします. そして接線を引いた部分は尖ってはいませんので、条件③を満たします. つまり乳房下縁はすべての条件を満たすため、明瞭な「線」として同定することができます.

一方で、乳房上縁に接線を引くと図6A ---のように斜めになります. X線束と接線が平行にならないため、「線」となる条件①を満たさず、「線」を構成しません.

上肺野と比較すると、乳房が存在する領域は少し白く見えます. 頭側から尾側にかけて、脂肪や乳腺などの軟部組織が多くなるためです. これは後述する「面」の考え方ですね.

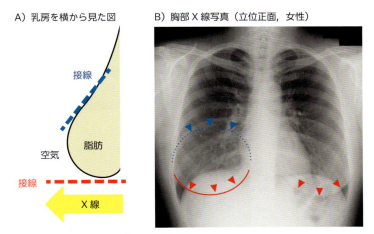

図6 乳房下縁の「線」が見える理由
A）乳房下縁：X線の入射方向（⇨）と接線（---）が平行なため線として認識できる, B）▶：乳房下縁（見える）, ▶：乳房上縁（見えない）

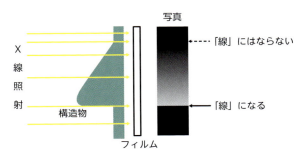

図7 形態による濃度の変化

❷ 下行大動脈の「線」

「線」が見えるのはもちろん乳房だけではありません．下行大動脈を例に説明します（**図8**）．

X線写真では，下行大動脈左縁の「線」が明瞭に認められます（**図8A** ▶）．図8Bの造影CTで下行大動脈左縁に接線を引くと，---のようになり，この接線とX線の入射方向（⇨）が平行になるため条件①を満たします．軟部組織であり中間濃度を呈する下行大動脈の周囲左側は，大部分が空気である肺野が囲み，大きなコントラストがあり条件②を満たします．そして下行大動脈は丸みを帯びた構造であり，条件③を満たします．

以上より，下行大動脈の「線」が確認できます．

A）胸部X線写真

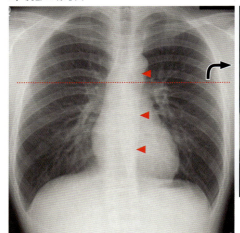

B）胸部造影CT（縦隔条件，横断像）

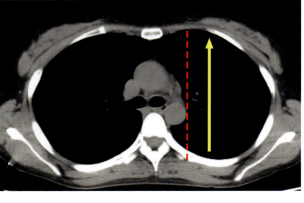

図8 下行大動脈の「線」が見える理由
A）▶：下行大動脈の「線」，……：BのCT横断面に相当するレベル，B）X線の入射方向（⇨）と接線（---）が平行となる

2.「線」の異常

さて，「線」の定義を理解したところで，その異常についても考えましょう．

❶ 異常な「線」が見える

肺腫瘍や肺炎でみられる異常陰影は，正常肺野と比べ白く見え，特に腫瘍性病変では辺縁に本来は存在しない「線」を形成します．多くの病変がこれに相当します．

❷「線」が消失する

反対に，"「線」の消失"が異常所見である，つまり病変を示すこともよく経験されます（いわゆる**シルエットサイン陽性**といいます）．総論第5章「シルエットサイン」，第6章『「線」の異常』で解説しますので，詳しくはそちらを参照ください．

3.「面」の異常

次に「面」の異常についても確認しておきましょう．

胸部X線写真の異常所見は正常部位と比較して，一般的には「白く（透過性低下）」なるため，多くの病変が白く写りますが，一部の病変は「黒く（透過性亢進）」写ります．

肺野濃度に左右差がある場合，盲目的に"白い方が異常"と考えるのではなく，常に正常肺野濃度と比較して，どちらが正常もしくは異常であるのかを考えましょう．

- 「白くなる」主な病変
  肺炎，肺腫瘍，胸水，心不全など多岐にわたる
- 「黒くなる」主な病変
  気胸，肺気腫，肺嚢胞など

❶「白くなる」病変

典型的な「白くなる」病変の胸部X線写真を提示します（図9）．

右上中肺野に広範な浸潤影がみられ（図9A ◯），陰影内部には気管支の透亮像（air bronchogram）を伴います（図9A ▶）．肺炎を疑い，実際に右上葉の大葉性肺炎であった症例です．

病変下縁と正常肺野との境界は「線」（小葉間裂に相当）であり，病変内部は浸潤影で白い「面」となっています．異常所見は，「線」と「面」の組合わせであることがわかります．

A）胸部X線写真

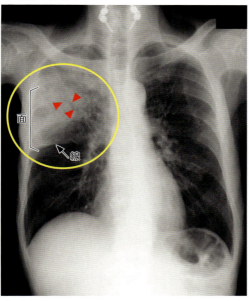

B）病変部の模式図

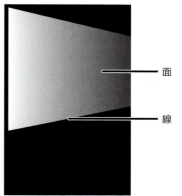

図9 白くなる病変：右上葉の大葉性肺炎
胸部X線写真において病変部は「線」と「面」で構成される
A）◯：広範な浸潤影，▶：気管支の透亮像

❷ 「黒くなる」病変

次に胸部X線写真で「黒くなる」病変を提示します（図10）.

左胸腔内に異常な空気像がみられ，気胸を反映します（図10B ▢）．漏出した空気は正常肺野よりも黒い「面」となり，虚脱した左肺実質の辺縁部は「線」として同定できます．

A）胸部X線写真

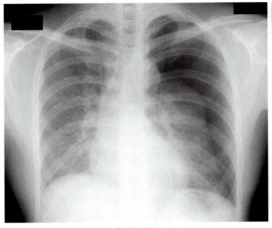

B）Aの解説

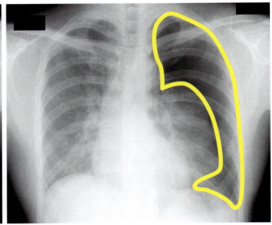

図10　黒くなる病変：左自然気胸

- ☑ 「線」が構成されるためには3つの条件を全て満たす必要がある
- ☑ 胸部X線写真の読影では，「線」と「面」の観点から考える

前述の通り，胸部X線写真の異常は「線」と「面」の異常を示すものです．このうち「面」の異常は大部分が「白く見える」病変ですが，一部に「黒く見える」病変が存在します．

面が「黒く見える」主な病変は下記の通りです．

1. 肺嚢胞，気胸
2. 肺気腫（COPD），ブラ・ブレブ
3. 縦隔気腫・皮下気腫

いずれも，正常肺野より空気含有量が多い病変が該当します．

図11は，正常肺野，肺気腫と嚢胞・気胸におけるX線透過性の違いを示したものです．正常肺野では間質により少量（10%程度）のX線が吸収され，90%程度のX線透過となります．一方，気腫性変化により肺胞の破壊が進行すると，減少した間質量の分だけX線透過性が亢進し，嚢胞や気胸といった完全に空気が占める領域ではほぼ100%になります．最大でもX線吸収差は10%程度しかなく，両者のコントラストは大きくありませんので，「面が黒く見える疾患」を評価する際には，**わずかな濃度差に注意が必要**です．

42　医師1年目からの　100倍わかる！　胸部X線の読み方

詳細は**各論第1章「黒く見える病変の見方① 気胸」**,**各論第2章「黒く見える病変の見方② 肺気腫,その他」**で解説します.

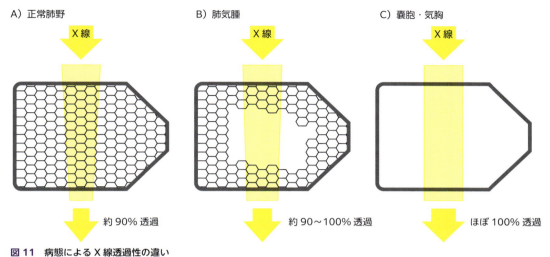

図11 病態によるX線透過性の違い

---

column

なぜ腹部X線写真は頻用されないのか？

皆さんは普段腹部X線検査を行っていますか？

胸部X線検査は毎日のように依頼しているのに,腹部X線検査はあまり依頼しないというのが実情かもしれません.

では,なぜ腹部X線検査を依頼しないのでしょうか？それは,胸部X線写真に比べて"情報量が少ないから"の一言に尽きます.

実際に腹部X線写真で診断に有用なのは,消化管穿孔などによる腹腔内free airや腸閉塞でみられる腸管内のニボー（air-fluid level）といった異常空気像を検出すること,もしくは尿管結石や骨折といった骨・石灰化病変を検出することなど,限定的です.図3に当てはめると,腹部は脂肪や実質臓器など中間濃度を示す構造が多く,それと比較してコントラストが大きな病変を検出することが目的であることがわかります.仮に腹部に腫瘍や腹腔内出血,腹水貯留があったとしても,いずれも同じ中間濃度のカテゴリーに属するため,背景と病変とのコントラストが十分でなく,X線写真での検出が困難です.

一方,胸部X線写真では背景の正常肺野（空気濃度のカテゴリー）に対して,肺炎,腫瘍,胸水など（中間濃度のカテゴリー）の,コントラストが大きな病変が対象であるため,比較的検出が容易です.

■ 文献

1)「胸部写真の読み方と楽しみ方」（佐藤雅史／著）,秀潤社,2003

総論

第 3 章 読影の基本用語と所見

多くの研修医が,「胸部 X 線写真で異常所見をみつけることができても, プレゼンテーションの際に, きちんと言葉で所見を伝えることができない」と困っているのをよく耳にします. 胸部 X 線写真読影において使用される用語は多数あり, 適切なプレゼンテーションを行うには, 単にこれらの用語を暗記するだけでなく, それぞれの用語の定義や病的意義を正しく理解することが重要です.

本章では, 胸部 X 線写真の読影に使用される基本用語について詳細に解説しますが, CT と同様の用語や概念が使われることが多いので, CT 読影の際にもきっと役に立ちますよ.

1 肺結節の数による分類：単発性肺結節, 多発性肺結節

肺結節とは, 胸部 X 線写真上で肺野にみられる円形や楕円形の陰影です. 病変の個数により単発性肺結節もしくは多発性肺結節に分類されます.

1. 孤立性肺結節とは

単発性肺結節と類似した用語に, **孤立性肺結節**（solitary pulmonary nodule：SPN）があります.

最大径 30 mm 以下の円形または非対称形で, 境界が明瞭な単発性肺結節のことで, **含気の十分な肺野に囲まれた**（肺門や縦隔, 胸壁などと接していない）病変と定義されます.「孤立性」という言葉には, 病変の数だけでなく, 大きさや形状に関する意味も含まれています.

2. びまん性病変とは

左右の肺野全体に, 広範囲にわたり比較的均等に分布する病変を意味します. 粒状影や結節影を表現する用語としてよく用いられます.「びまん性」の対義語は「限局性」です.

ここだけは Check!
- ☑ **単発性肺結節：病変が 1 つだけ存在**
- ☑ **多発性肺結節：病変が複数存在**

2 結節性陰影の大きさによる分類：粒状影，結節影，腫瘤影

結節性陰影は，長径により**粒状影，結節影，腫瘤影**に分類されます．

ここだけは Check!

- ☑ **粒状影：長径 5 mm 未満**
  （粟粒影：長径 2 mm 以下，かつ両側肺野に広く分布する小粒状影）
- ☑ **結節影：長径 5 mm 以上～長径 30 mm 未満**
- ☑ **腫瘤影：長径 30 mm 以上**

　胸部 X 線写真では，病変径を厳密に計測する必要はありません．大きさの異なる多発性病変がみられる場合には，**最も多く分布する病変サイズを基準に分類**します．

　また，結節影に似た用語に，**斑状影**があります．斑状影は辺縁が少しぼやけた，不整形・斑状の陰影と定義され，主に肺感染症（肺炎，結核，非結核性抗酸菌症，真菌症など）で使用されます．長径による定義はありません．

1. 粒状影

　図1を見てみましょう．

　胸部 X 線写真では，一見異常所見はないように見えます（**図1A左**）．しかし拡大して画像をよく見ると，非常に小さな"つぶつぶ"状の陰影がびまん性に観察され，これが「粒状影」に相当します（**図1A右上**）．正常例（**図1A右下**）と比較するとわかりやすいですね．胸部 CT では，ランダムパターン（**総論第4章**「画像パターン分類による鑑別診断」で後述）を呈する「粒状影」ですが，径 1～2 mm 程度の病変が，両側肺野に広く分布しているため「粟粒影」ともいえます（**図1B**）．

　図1Aのように，胸部 X 線写真における粒状影は濃度が淡い場合，検出が難しいことがあります．また，小さな"つぶつぶ"が集簇して，網状影や線状影，すりガラス影のような淡い濃度上昇域に見えることがあり，CT を撮ってはじめて「網状影ではなく，粒状影だ！」とわかる場合があります．

　胸部 X 線写真の粒状影（粟粒影）を検出するために，以下のようなテクニックが用いられます．

- ・画像を拡大する
- ・適切な画像条件（ウインドウ幅を狭くする）を設定する
- ・白黒反転する
- ・既存構造との重なりを考慮して丹念に観察する

A）胸部X線写真

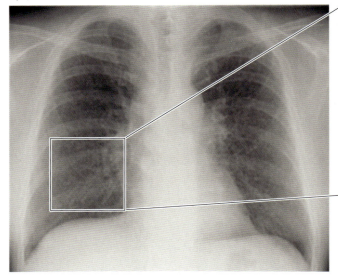
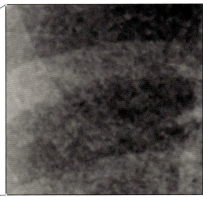

正常例

B）胸部単純CT（肺野条件，横断像）

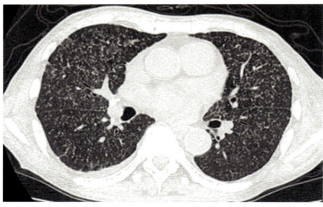

図1　粒状影（粟粒結核）

- 粒状影（粟粒影）は，X線写真上さまざまな所見を呈し，そもそも検出が難しいこともある
- 粒状影（粟粒影）の検出のためには画像を拡大するなどのテクニックを駆使する

2. 結節影

　X線写真における結節影は，比較的大きな病変であれば検出可能です．しかし長径10 mm以下の比較的小さい病変や，肋骨，心縦隔などの既存構造と重なる病変は検出が困難なことがあります．

A）胸部 X 線写真　　　　　　　　　　　B）A と同レベルの胸部単純 CT（肺野条件，冠状断像）

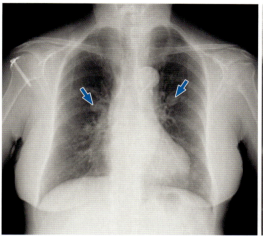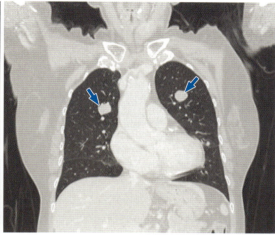

図2　症例1：分布や存在部位による結節影の見え方の違い
➡：結節影

A）胸部 X 線写真　　　　　　　　　　　B）A と同レベルの胸部単純 CT（肺野条件，横断像）

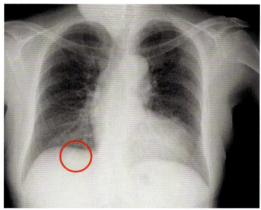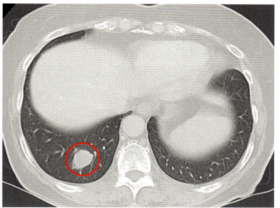

図3　症例2：分布や存在部位による結節影の見え方の違い
◯：結節影

　症例1（**図2A，B**）を見てみましょう．

　胸部X線写真（**図2A**）では，両側中肺野の縦隔側に径10 mm程度の複数の結節影を認めます（**図2A ➡**）．CT（**図2B**）では，これらの結節影が明瞭で（**図2B ➡**），胸部X線とCT所見が一致します．

　症例2ではどうでしょうか．胸部X線写真では，右肺底部の横隔膜と重なる結節影を認めます（**図3A ◯**）が，気づきましたか？ 胸部CT（**図3B**）では病変が明らかですが，このように同じような結節影であっても，病変の部位によって検出のしやすさには差があります．

　結節影の**検出はもとより，鑑別診断には大きさや分布が非常に重要**となりますので，X線写真で検出できる結節影を見逃さないように，トレーニングしていきましょう．

> ✓ 胸部X線写真での結節影の検出は，比較的大きな病変であれば容易
> ✓ 病変径が比較的小さい，または既存構造と重なる病変は検出が困難なことがある

3. 腫瘤影

図4は原発性肺癌のX線写真とCTです．

胸部X線写真では，右上肺野に長径70 mmくらいの塊状陰影を認め，「腫瘤影」に相当します（図4A▶）．胸部単純CT（図4B，C）では分葉状の形態，ノッチ，スピキュラや胸膜陥入像を認め，原発性肺癌を強く疑う所見です．

長径50 mm以上の腫瘤影については原発性肺癌が大部分を占めます．長径30〜50mmの腫瘤影の鑑別診断は多岐にわたりますが，臨床的に重要な疾患から考えます．まずは肺癌かどうか，同時に抗酸菌感染症（結核・非結核性抗酸菌症），その次に真菌感染症の確認を行います．X線写真だけでの鑑別は難しいため，CTや喀痰検査などを追加し鑑別診断を進めていきます．

A）胸部X線写真

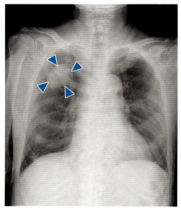

B）胸部単純CT（肺野条件，冠状断像）

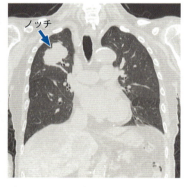

C）胸部単純CT（肺野条件，横断像）

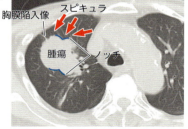

図4　腫瘤影（原発性肺癌）

- X線写真での腫瘤影の検出は比較的容易だが，肺尖部病変や既存構造と重なる部位の読影には注意が必要
- 長径 50 mm 以上の病変は，原発性肺癌を疑う
- 長径 30 ～ 50 mm の腫瘤影に関しては，臨床的に重要な原発性肺癌，抗酸菌感染症をまず鑑別にあげる

3 濃度による分類：すりガラス影，浸潤影

すりガラス影，浸潤影

肺野異常陰影の濃度を表現する用語には，**すりガラス影**と**浸潤影**があります．
まずは，すりガラス影と浸潤影がどのような所見なのかを確認しましょう．

- **すりガラス影**：病変内部の血管影が透過できる程度の淡い陰影
- **浸潤影**：内部の血管影が透過できないほど濃い陰影

上記のように定義されます．病気の原因とは無関係で，単に陰影が淡いか濃いかだけを意味する用語です．

図5は，典型的なすりガラス影と浸潤影のCT画像です．

すりガラス影の領域（図5A ○）は，正常部位と比較してわずかに透過性が低下しており，既存の血管構造が透過できます．一方，浸潤影の領域（図5B ○）では内部の血管構造を確認することができないほど濃く白い陰影です．

濃度についてはCTは正確に評価できますが，X線ではその限りではないということを理解しましょう．（p.59「7 X線写真とCTの濃度パターンは必ずしも一致しない！」参照）．

A）すりガラス影 B）浸潤影

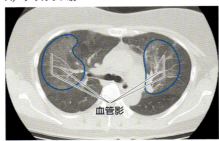
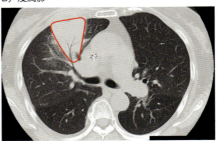

図5 典型的なすりガラス影・浸潤影の胸部単純CT（肺野条件，横断像）

― column ―

すりガラス影の注意点
- 「すりガラス影」とは厳密にはCT（特に厚さ2 mm以下のHRCT：high-resolution CT）で用いる用語であると頭に入れておきましょう
- X線写真の読影には「すりガラス影」という用語を使用すべきではないと主張する医師もいます．しかし，本書では読者（研修医）の混乱を防ぐため，X線写真上でも血管が透過できるほどの淡い陰影を「すりガラス影」と表記することで統一します

浸潤影の注意点
- 一般的に浸潤影＝consolidationと表現されることが多いですが，厳密にいうとconsolidationは病理学的用語です
- ほかに日本語では均等影，英語ではinfiltration, opacificationなどと表現されることがあります

4 形状による分類：線状影，索状影，網状影，空洞影

　最後に，形状による分類を確認しましょう．形状による分類は大きく分けて線状影，索状影，網状影，空洞影の4つです．以下に，基本的な情報と画像を示します．

1.「線」を表現：線状影，索状影，網状影

❶ 線状影（図6）
　定義：幅2 mm未満の線状の陰影
　病態：主に間質性陰影を反映（小葉間隔壁肥厚，葉間胸膜肥厚など）
　鑑別診断：心不全，癌性リンパ管症，間質性肺炎，サルコイドーシスなど

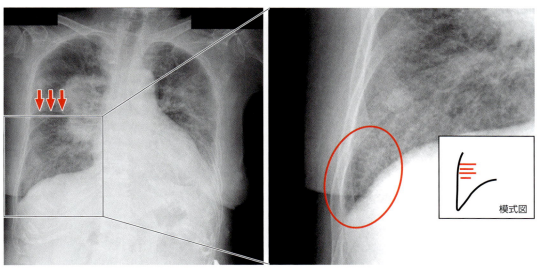

図6 線状影（心不全）
➡：右小葉間裂肥厚，○：右下肺野胸膜直下に横走する線状影（Kerley's B line）

❷ 索状影（図7）

定義：幅2〜3mm程度のやや太い線状の陰影（「索」とは太い縄や網を意味します）
病態：肺野の線維化や容積減少，癒着などを反映
鑑別診断：炎症後瘢痕，板状無気肺など

A）胸部X線写真

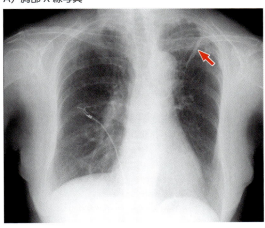

B）胸部CT（肺野条件，横断像）

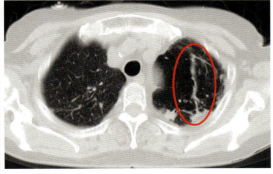

図7 左上肺野の索状影（炎症後瘢痕）
A）➡：索状影，B）○：左上葉に前後方向に横走する索状影

❸ 網状影（図8）

定義：網状あるいは輪状の陰影
病態：多数の線状影が前後方向に重なることで形成
鑑別診断：間質性肺炎，肺線維症，サルコイドーシスなど

胸部X線写真では，両側下肺野主体に網状影を認めます（図8A，C）．胸部CTでも，両側下葉胸膜下優位とする網状影が明瞭です（図8B）．

A) 胸部X線写真（立位正面）

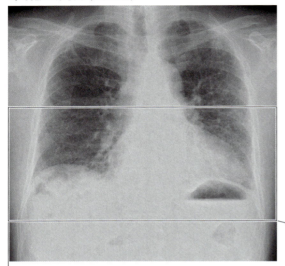

B) 胸部CT（肺野条件，冠状断像）

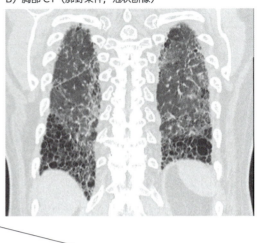

C) 胸部X線写真（Aの拡大）

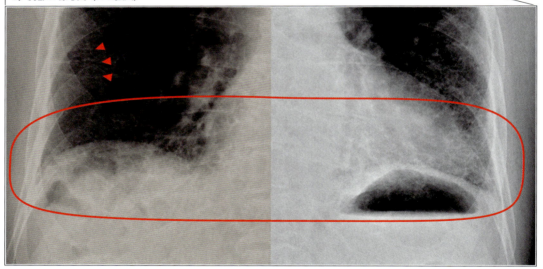

D) 胸部CT（肺野条件，横断像）

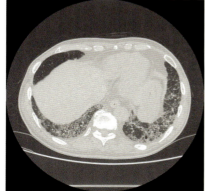

図8　線状影と網状影（間質性肺炎）
C) ▶：線状影，○：網状影

2. 空洞影

定義：内部に空気を含むドーナツ型の陰影
病態：主に病変の内部が液化し，それが細気管支との交通が生じることにより排泄されることで形成される
鑑別診断：肺結核，真菌感染症，肺膿瘍，肺癌（特に扁平上皮癌）など

●空洞影の症例

空洞形成について，症例をもとに解説します．まず図9のX線写真を見てみましょう．

症例3　70歳代，女性

悪性リンパ腫で化学療法中に，高熱や咳が出現．肺炎を疑い，胸部X線および胸部単純CTを施行

6カ月前の胸部X線写真では，肺野病変を認めません（図9A）．

来院時の胸部X線写真では，右上肺野に肺野透過性低下域（腫瘤影）を認めます（図9B）．病変内部をよく見ると，腫瘤内部に空気像（空洞形成）と結節状の陰影が存在することがわかります．

胸部単純CTでは，右上葉に空洞形成と内部を縁取りする空気像（air crescent sign），塊状の結節影（fungus ball）が観察され，肺炎を疑います（図10）．血液検査でアスペルギルス抗原陽性であり，最終的にはアスペルギルス症と診断しました．

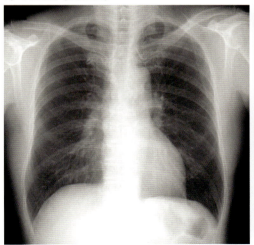
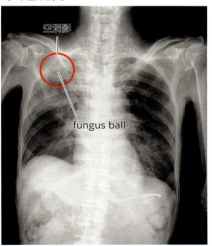

A）6カ月前（立位正面）　　B）今回来院時

図9　症例3：胸部X線写真

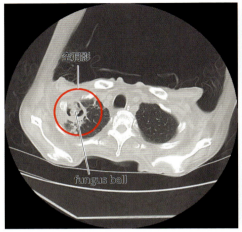
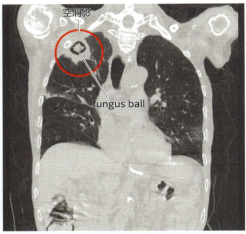

図10　症例3：来院時の胸部単純CT

5 二次小葉

次に二次小葉について解説します．

二次小葉は，正常画像では見ることができない構造ですが，**「二次小葉の理解なしに，正確な画像診断はできない」**ということをぜひとも理解してください．

1. 気管・気管支系の概要

二次小葉を語る前に，まずは気管・気管支解剖の全体像と二次小葉の位置づけについて確認しましょう．

気管は末梢に向かって気管→主気管支→葉気管支→細気管支→終末細気管支→呼吸細気管支へと2分岐をくり返し，最終的に23回目の分岐後に肺胞嚢となります（**図11A**）．肺胞嚢は多数の肺胞が集族した構造で，ブドウに例えると肺胞嚢がブドウの房，肺胞がブドウの粒に相当します．

2. 二次小葉の解剖

❶ 二次小葉とは

それでは二次小葉について解説します．

解剖学的には**二次小葉**（または**小葉**とも呼ばれます）は，**終末細気管支に支配される領域**と定義されます．通常二次小葉は3〜5個の**一次小葉**（細葉とも呼ばれ，呼吸細気管支に支配される領域と定義）を含みます．

画像的には，二次小葉は**小葉間隔壁によって区切られた領域**と定義されます．大きさは約5〜25 mm（通常10〜20 mm），肺野全体に存在します．二次小葉の辺縁部は小葉辺縁とも呼

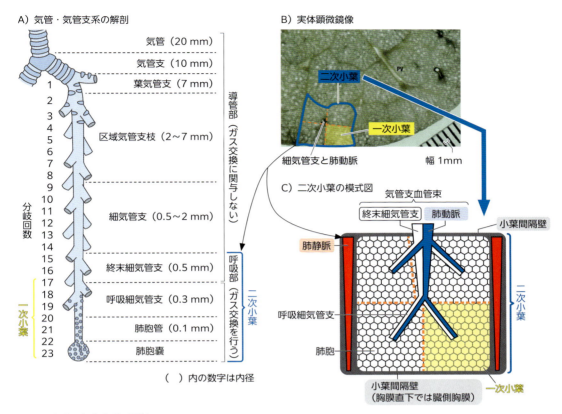

図 11 気管・気管支系の解剖
A）文献 1 を参考に作成，B）文献 2 より転載. International Journal of COPD 2008:3 193-204 - Originally published by and used with permission from Dove Medical Press Ltd.

ばれ，小葉間隔壁（胸膜直下では臓側胸膜）により構成され，そこにはリンパ路および肺静脈が走行します．二次小葉の中心部には，終末細気管支と肺動脈が併走します（**気管支血管束**とも呼ばれます）．

図 11B は実体顕微鏡像（目盛りは 1 mm），図 11C は二次小葉の模式図です．

実体顕微鏡像では，小葉間隔壁を示す茶色の線状陰影に囲まれた多数の「亀の甲」状の構造がみられ，このひとつひとつが二次小葉に相当します．二次小葉の内部は肺胞を示す「蜂の巣」状の構造が充満し，中心部には気管支血管束を示す黒い構造がみられます．

本書では今後二次小葉について，この模式図を用いて解説していきます．

二次小葉は画像診断における最小単位に位置づけられます．

＊一次小葉は図 11B □ に相当しますが，画像で確認することはできず，読影の際に考慮する必要はありません．

❷ 間質とは

胸部画像診断で頻出するものの，研修医があまり理解していない用語に「間質」がありますが，「間質」とは一体何を示すのでしょうか．

「間質」は**広義間質と狭義間質**に分けられます．

広義間質は小葉間隔壁（胸膜下間質），気管支血管束から構成され（**図12A**），血管とリンパ路の両者が分布します．ちょうど二次小葉の枠組み部分と中心部に相当します．

狭義間質は肺胞壁（"蜂の巣"状構造）に相当します（**図12B**）．肺胞内部（空気が存在する部分）は間質ではありませんので，注意が必要です．狭義間質には血管（毛細血管）が張り巡らされガス交換が行われますが，**リンパ路は存在しません**．

このことは今後病態を理解するうえで非常に重要ですので，ぜひとも覚えておいてください．

- ☑ **二次小葉 = 小葉間隔壁で囲まれた領域**
- ☑ **間質 = 広義間質 + 狭義間質**
- ☑ **広義間質 = 小葉間隔壁 + 気管支血管束**
-   **狭義間質 = 肺胞壁**

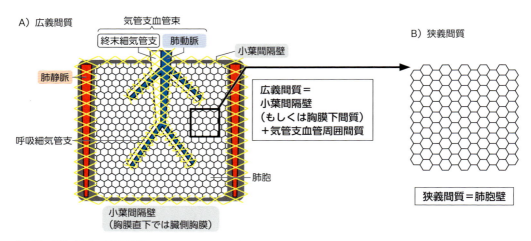

図12　二次小葉における間質
A）✕：広義間質，広義間質 = 小葉間隔壁 + 気管支血管束，B）狭義間質 = 肺胞壁

6　二次小葉単位で考えるCT所見

肺野病変濃度差が生じる理由について，二次小葉単位で考えてみましょう（**図13**）．

1. 正常

正常肺野には十分な含気があるためX線の透過性は高く，CT上は「黒い」領域になります（**図13A**）．

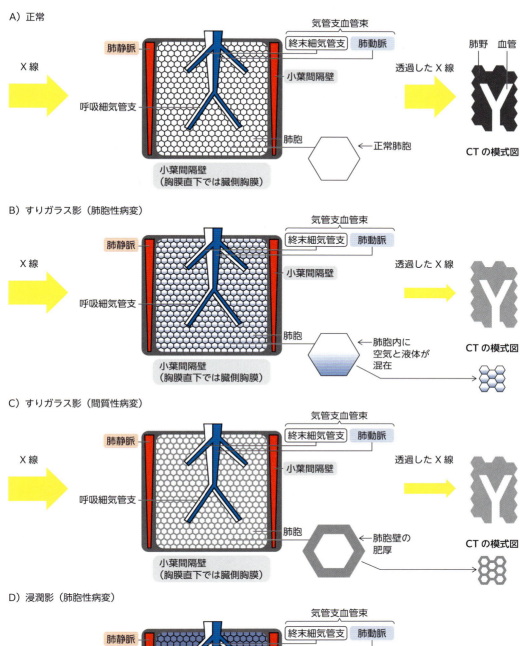

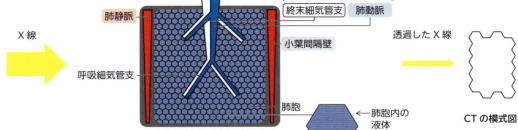

図13 すりガラス影と浸潤影：二次小葉でみた病態の模式図
A) 十分な含気がある状態，B) 肺胞内部に液体成分が存在するが，含気が残っている状態，C) 間質壁（狭義間質）が肥厚している状態，D) 含気が消失している状態

2. すりガラス影

すりガラス影には，**肺胞性病変によるもの（図 13B）** と**間質性病変によるもの（図 13C）** があります．

肺胞性病変は，肺胞内部に液体成分が存在するものの，肺胞全体が侵されてはいない状態であり，間質性病変は肺胞内に液体貯留はなく，肺胞壁（狭義間質）が肥厚している状態です．両者の病態は全く異なりますが，どちらも肺胞内の空気が部分的に残存している状態のため，すりガラス影となるのです．

3. 浸潤影

浸潤影は基本的には肺胞性病変によるものであり，肺胞内の空気が，滲出液や分泌物，痰などに完全に置換され，含気が消失した状態です．そのため，X線透過性はかなり低くなり，CT画像では真っ白なベタ塗りのような画像に見え，背景の血管影は消失します（図 13D）．

X線写真，CTともに同じ濃度パターン（すりガラス影もしくは浸潤影）を呈する典型的な症例を提示します（図 14，15）．

A）胸部X線写真　　　　　　　　　B）胸部単純CT（肺野条件，横断像）

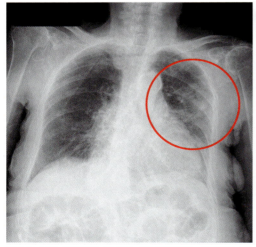 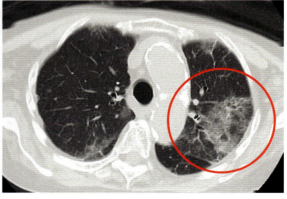

図14 すりガラス影（急性ウイルス性肺炎，COVID-19による肺炎の疑い）

A）胸部 X 線写真　　　　　　　　　B）胸部単純 CT（肺野条件，横断像）

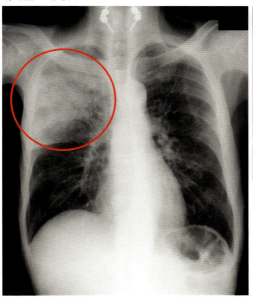
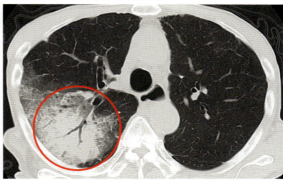

図 15　浸潤影（細菌性肺炎）

7　X 線写真と CT の濃度パターンは必ずしも一致しない！

　　CT は薄層の画像であり，肺野濃度の評価は正確ですが，X 線写真は X 線が透過する全ての領域の合算となりますので，CT では明らかな浸潤影を呈している症例でも，X 線が透過する経路に正常肺野が多い場合，X 線写真ではすりガラス影としか表現できない淡い濃度となることがあります．また，CT ですりガラス影を呈している場合，X 線写真では陰影すら同定困難なこと（つまり正常にしか見えない）もあります．つまり，CT 所見と X 線所見は必ずしも一致しないのです（表）．

表　CT と X 線写真上の濃度パターン

CT	浸潤影	浸潤影	浸潤影	すりガラス影	すりガラス影
X 線写真	浸潤影	すりガラス影	異常陰影なし	すりガラス影	異常陰影なし

　胸部 X 線写真の検出の限界ともいえます．
　X 線写真と CT で濃度パターンが異なる症例を提示します（図 16，17）．

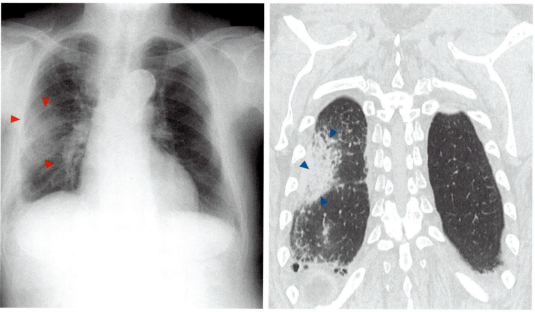

図16 細菌性肺炎の症例
A）▶：すりガラス影，B）▶：浸潤影．CTでは浸潤影，X線写真ではすりガラス影

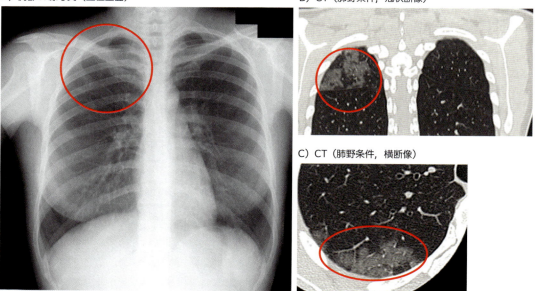

図17 肺炎（ウイルス性肺炎疑い）の症例
A）○：異常陰影なし，B）○：右上葉にすりガラス影，C）○：すりガラス影．CTではすりガラス影，X線写真では所見なし

X線写真では無理に浸潤影か，すりガラス影かに当てはめる必要はないと考えています．X線写真で内部に air bronchogram がみられる区域性の陰影など，CTでも浸潤影であろうと強く推察できるような場合では浸潤影と表現してよいですが，迷う場合には，「淡い（もしくは濃い）濃度上昇域がみられる」との表現で十分です．

- 病変の濃度について，X線所見とCT所見は必ずしも一致しない

8 空洞影のできる機序

空洞影のできる機序としていくつかのパターンが報告されていますが，最も多いパターンを二次小葉の模式図を使って説明します（図18）．

まず，二次小葉の中心部分に感染病変が出現します（図18B）．その後病変が拡大・癒合します（図18C）．病変が増大するにつれて，中心部分は低酸素状態となり，中心壊死が生じます（図18D）．壊死巣と細気管支との間に交通が生じると，病変や壊死物質は細気管支を通じて排泄され，空洞が形成されます（図18E）．一部は喀痰として体外に排泄され，一部はほかの肺葉に散布され新たな病変をつくります（図18E）．病変と気管支が交通することで，病変内部の酸素濃度が上昇し，菌量が 1,000 倍以上になることが知られています．特に結核や非結核性抗酸菌症のように酸素を好む病原菌の感染症では，**空洞形成は病勢が著明に増悪するサイン**ともなりうるので，要注意です．

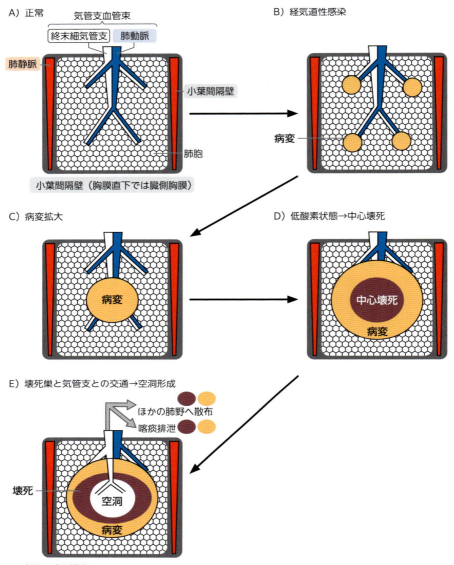

図18 空洞形成の機序

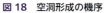 空洞形成の機序：病変増大による内部の低酸素，中心壊死，細気管支との交通

■ 文献
1)「カラー図解 人体の正常構造と機能」(坂井建雄，河原克雅／総編集)，日本医事新報社，2008
2) Takahashi M, et al：Imaging of pulmonary emphysema: a pictorial review. Int J Chron Obstruct Pulmon Dis, 3：193-204, 2008（PMID：18686729）

総論

第4章 画像パターン分類による鑑別診断

画像診断において，画像から異常所見を拾い上げたら，次はどのような疾患かを考えます．その際，**画像をパターン分類して鑑別疾患をあげることで，より正確な診断につなげることができます．**

本章では，**総論第3章「読影の基本用語と所見」**で学習した二次小葉および粒状影・結節影・腫瘤影，すりガラス影・浸潤影の知識を元に，病変のパターン分類とそれぞれの鑑別診断について解説します．このレベルはCTでの診断が基本となりますが，当然X線写真の読影にも役に立つ知識ですので，ぜひとも覚えましょう．

1 二次小葉から見た病変

二次小葉から見た病変は，次の3パターンに分類されます．これは**どのような経路で病変が進展するか**を示すもので，鑑別診断を行ううえで，非常に重要です．

1. 小葉中心性パターン
2. リンパ路性パターン
3. ランダムパターン

以下でそれぞれのパターンを詳しく解説します．

1. 小葉中心性パターン

❶ 病態

終末細気管支からその末梢の肺胞に分布する病変で，**経気道性分布を反映**します．

図1の⇨は空気の流れを示します．空気は細気管支から肺胞に入り，ガス交換後に再び細気管支から排泄されます（双方向性）．

空気に存在する病原塊はある程度の大きさがあり，細気管支レベルでトラップされ，そこを中心に病巣を形成するため，主に二次小葉の中心部に病変が生じます（**図1**）．そのため小葉中心性パターンと呼ばれます．小葉中心性という用語には小葉の辺縁部は保たれているという意味が含まれています．ただし病変が増大し，炎症が拡大すると，小葉辺縁域まで到達することがあります（後述の汎小葉性パターン）．

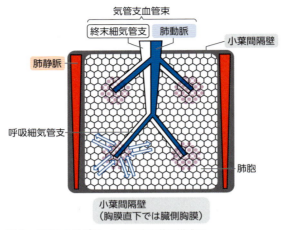

図1 小葉中心性パターンの二次小葉の模式図
● ：小葉中心性パターン，⇨：空気の流れ

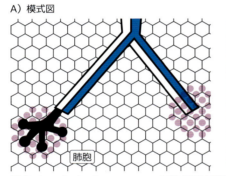
A）模式図

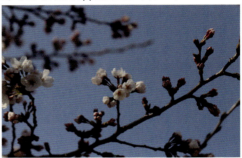
B）tree-in-bud appearance のイメージ

図2 tree-in-bud appearance の模式図と写真
B）写真提供：PIXTA

❷ 画像所見

・小葉辺縁から2〜3mm離れ，規則正しく配列した病変
・小葉間隔壁や胸膜直下は比較的保たれる
・tree-in-bud appearance（木の芽状にもみえる，図2，3）

　図3A〜Cは全てtree-in-bud appearanceの所見ですが，結節の見え方には違いがあります．図3Cのように，小さくても**明瞭な粒状影＋浸潤影がみられたら，必ず結核を鑑別に加えてください**．病変による炎症や肉芽腫により，比較的境界明瞭な結節影や正常では見えない細気管支に相当する連続した分岐状陰影が形成されます．

❸ 鑑別診断

・感染症：細気管支炎，気管支肺炎，肺結核，非結核性抗酸菌症，マイコプラズマ肺炎
・その他：びまん性汎細気管支炎（diffuse panbronchiolitis：DPB），過敏性肺臓炎，膠原病肺（リウマチ，シェーグレン症候群）など

❹ 症例

　症例を元に，小葉中心性パターンの画像所見を解説します．

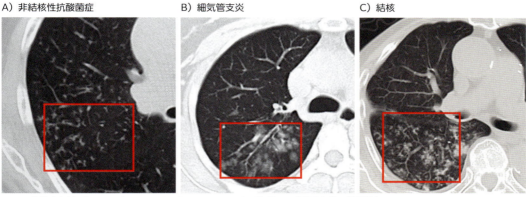

図3 小葉中心性パターン（tree-in-bud appearance）：胸部 CT（肺野条件，横断像）

| 症例 1 | 40 歳，女性 |

2週間前からの発熱，咳，呼吸苦

　胸部 X 線写真では，びまん性に分布するごく淡い粒状影を認めます（図4）．CT では，すりガラス濃度の粒状影がびまん性にみられます．粒状影同士は比較的規則正しく配列し，胸膜直下は保たれています（図5）．tree-in-bud appearance を呈し，小葉中心性パターンの所見です．急性過敏性肺臓炎と診断されました．

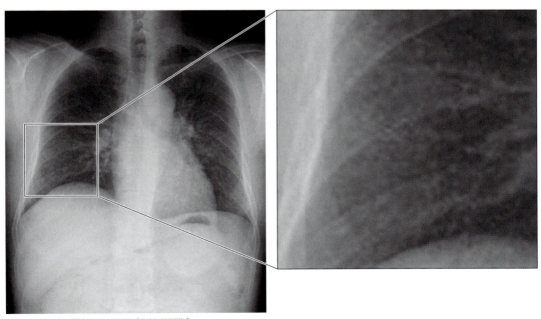

図4　症例1：胸部 X 線写真（立位正面像）
両側肺野にびまん性の粒状影を認める

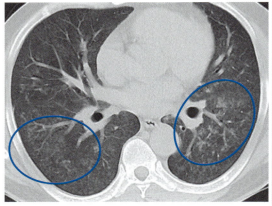
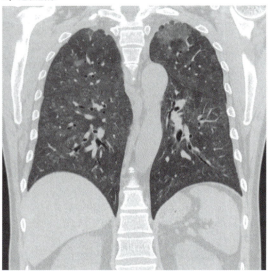

A）横断像　　　B）冠状断像

図5　症例1：胸部単純CT
すりガラス影はびまん性．A）○：小葉中心性陰影

| 症例2 | 70歳代，女性 |

数カ月前からの咳，最近症状が増悪．既往：冠動脈バイパス術後，上行大動脈瘤

　胸部X線写真では，まず右第1弓の突出（**図6 ➡**）がみられ，既知の上行大動脈瘤を反映します．

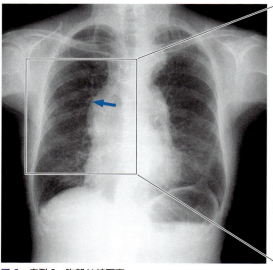
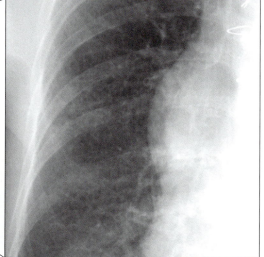

拡大

図6　症例2：胸部X線写真
右中肺野に淡い粒状影を認める
➡：右第1弓の突出

肺野についてはどうでしょうか？ よく見ると，右中肺野に多発性の淡い粒状影を認めます（図6）．

前回（5年前）の胸部X線写真（図7）では，異常陰影を認めません．

本症例では病変が淡く，今回の画像だけでは検出が難しいかもしれませんが，過去画像と比較することで，病変の検出が容易となります．

確認のため胸部CTを施行しました．CTでは右上葉S2領域に典型的なtree-in-bud appearanceを認めます（図8）．

非結核性抗酸菌症と診断されました．

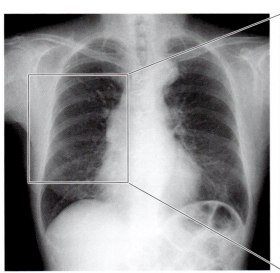

図7　症例2：5年前の胸部X線写真
異常陰影は認めない

A）横断像　　B）冠状断像

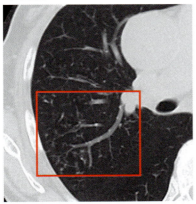
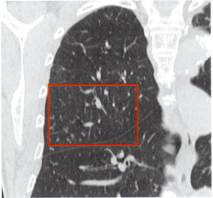

図8　症例2：胸部単純CT（肺野条件）
□ : tree-in-bud appearance

2. リンパ路性パターン

❶ 病態

気管支血管束と小葉辺縁（いわゆる広義間質）に沿って分布する病変で，**経リンパ性病変を反映**します．リンパ路が拡張し顕在化する病態と，リンパ路自体に腫瘍性病変がある病態が考えられ（図9），通常，リンパ路が存在しない狭義間質（肺胞壁）や肺胞内が侵されることはありません．教科書によっては，**気管支血管束**パターンと**小葉辺縁性**パターンに分かれて記載されていますが，本書ではあわせてリンパ路性パターンと分類します．

❷ 画像所見

・気管支血管束の肥厚
・小葉間隔壁や胸膜の肥厚，結節影を伴うこともある

図10に肺癌の癌性リンパ管症の症例を提示します．左舌区には原発性肺癌を示す腫瘍性陰影を認めます．その近傍では小葉間隔壁が不整に肥厚し，亀の甲状の構造を呈し（図10 ○），このひとつひとつが二次小葉を反映します．中心部分の肺動脈も対側正常肺野よりもやや厚く見えます．いわゆる小葉中心性陰影（tree-in-bud appearance）の所見はみられません．小葉辺縁性分布を呈する病変で，原発性肺癌症例であり，癌性リンパ管症として合致します．

正常肺野（図10 ○）と比較すると，所見が明瞭です．

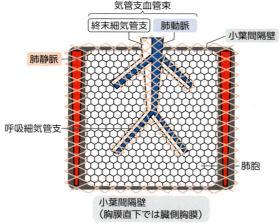

図9 リンパ路性パターンの二次小葉の模式図
✕：リンパ路性パターン（小葉辺縁＋気管支血管束）

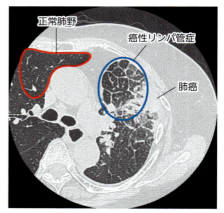

図10 左舌区の原発性肺癌，癌性リンパ管症の症例：CT（肺野条件，横断像）

❸ 鑑別診断

・腫瘍：癌性リンパ管症，悪性リンパ腫
・肉芽腫性疾患：サルコイドーシス，珪肺症
・その他：間質性肺炎，間質性肺水腫，好酸球性肺炎など

3. ランダムパターン

❶ 病態

　前述の小葉中心性パターン（経気道性），リンパ路性パターン（経リンパ路）とは異なり，血流に乗って病変が進展するパターンを示します（**血行性病変**）．

　血液は肺動脈→肺胞→肺静脈を経て心臓に灌流しますが，その際血液は二次小葉内の肺胞内部を除くすべての領域（気管支血管束，小葉間隔壁，肺胞壁）を通るため（**図11**），**狭義間質・広義間質**ともに病変が生じ得ます．二次小葉の至るところに，不規則な病変が分布を呈するのが特徴です．

　小葉中心性パターンとリンパ路性パターンを併せた病態とも言えます．

❷ 画像所見（図12）

　CTでのポイントは，

- 気管支血管束，小葉間隔壁の肥厚・結節
- 二次小葉中心や辺縁部を含め，不規則に分布する結節

を確認することです．

　特に正常であれば無構造となるはずの胸膜直下に陰影がないか，気管支血管束や葉間胸膜に凹凸がないか，丹念に確認しましょう．

　経気道性もしくは経リンパ性だけでは説明がつかない場合には，ランダムパターンを考慮します．

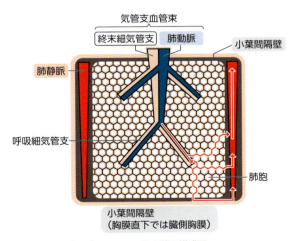

図11 ランダムパターンの二次小葉の模式図
→：血液の流れ

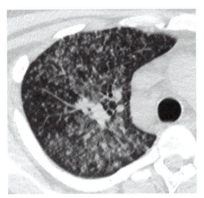

図12 ランダムパターンの胸部単純CT
（肺野条件，横断像）：粟粒結核

❸ 鑑別診断

・腫瘍：転移性肺癌（特に甲状腺癌）
・感染症：粟粒結核など　が代表的です
　　　　特に粟粒結核は呼吸器専門医の元で隔離措置が必要な疾患であり，早急な診断が求められます．

　CTでは小葉中心性と思われる粒状影と胸膜上の粒状影を認め，ランダムパターンと考えられます（図12）．

　次に，症例を元にランダムパターンの画像所見を解説します．

症例3　　50歳，女性

咳，呼吸苦を主訴に受診．胸部X線写真を撮影（図13）

　胸部X線写真ではびまん性の粒状影を認めます．左上肺野には鎖骨に重なる腫瘤影も認めます（図13A）．いずれも1年前には指摘できない所見です（図13B）．

A）発症時（立位正面）

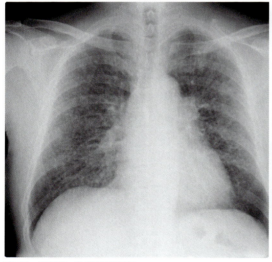

B）1年前

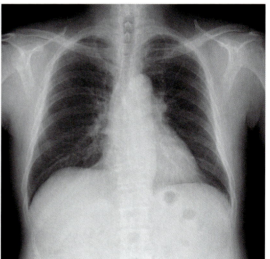

図13　症例3：胸部X線写真

　CTでは左上葉にスピキュラを伴う腫瘤影を認め，原発性肺癌を疑います（図14）．そのほか両側肺野にびまん性の粒状影がみられますが，胸膜直下や気管支血管束に沿った多発粒状影もあり，ランダムパターンを呈していることがわかります．精査の結果，左上葉肺癌とびまん性肺転移と診断されました．

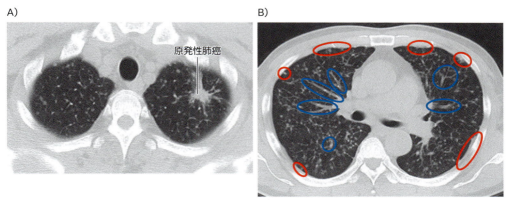

図14　症例3：胸部単純CT
A）左上葉の原発性肺癌．両側肺野にびまん性の粒状影を認める．B）病変は胸膜直下（○）や気管支血管束（○）に沿って分布，小葉中心部にも存在＝ランダムパターン

4. 汎小葉性パターン

　教科書によっては，前述の3パターンに汎小葉性パターンを含めた4つの病変パターンに分類しているものもあります．前者がどのような経路で病変が進展するかを元にした分類（病変の進展様式）であるのに対し，汎小葉性パターンは，**経気道性の病変が，小葉中心性から二次小葉全体に広がった状態**（つまり結果）を示している点で異なります．

❶ 病態

　汎小葉性パターンは基本的に**肺胞性病変を反映**します．小葉中心から肺胞内まで，二次小葉全体を埋めるように炎症や液体成分が広がった状態です（**図15**）．

❷ 画像所見（図16）

- 二次小葉に一致する，境界明瞭で，約10〜20 mm大のすりガラス影もしくは浸潤影
  ※肺胞内の含気性によってすりガラス影〜浸潤影の濃度差が生じます．

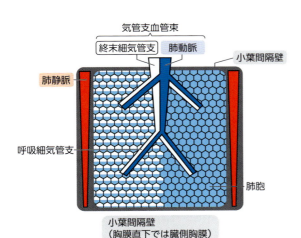

図15　汎小葉性パターンの二次小葉の模式図
■，■：汎小葉性パターン．肺胞内の含気性によってすりガラス影（■）〜浸潤影（■）の濃度差が生じる

図16　汎小葉性パターンの胸部単純CT（肺水腫）

すりガラス影や浸潤影に関わらず，二次小葉全体に病変が広がっている場合に汎小葉性パターンに相当します．

❸ 鑑別診断
- 肺炎：細菌性肺炎，間質性肺炎，ウイルス性肺炎（COVID-19による肺炎など），特発性器質化肺炎（cryptogenic organizing pneumonia：COP）
- 心不全，肺水腫
- その他：肺胞蛋白症，肺胞出血など

　図16の肺水腫の症例では，両肺に二次小葉に一致した，「亀の甲」状のすりガラス影が多発しています．病変部分では，二次小葉全体に濃度上昇がみられます．

二次小葉からみた3＋1のパターン
- ☑ 小葉中心性パターン（経気道性）
- ☑ 小葉辺縁＋気管支血管束パターン（リンパ路性）
- ☑ ランダムパターン（血行性）
- ☑ 上記の3つに汎小葉性パターン（全肺胞領域）を加えることもある

2　二次小葉が画像で見える＝異常所見

　ここまで，二次小葉から病変をパターン分類してきましたが，そもそも正常なCT画像で二次小葉を意識することはないと思います．実体顕微鏡像で見ると本来は肺のすみずみまで小葉間隔壁が存在していることがわかりますが，CT画像でそう見えないのはなぜでしょうか．
　理由は簡単で，正常なCT画像では二次小葉そのもの，つまり辺縁を構成する小葉間隔壁を同定できないからです．小葉間隔壁の厚みは通常のCT画像の解像度（一般的には0.5 mm）以下で，何らかの病的状態により広義間質，特に小葉間隔壁が肥厚して（病的状態となって）はじめて，二次小葉が同定できるようになります（図17）．

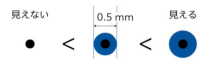

図17　正常と異常時の二次小葉の比較
本来見えない構造が，肥厚することによってX線写真やCTで見えるようになる（＝見えたら異常，X線やCTの分解能は0.5 mm）

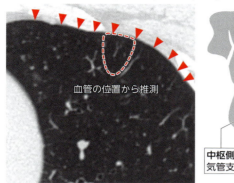 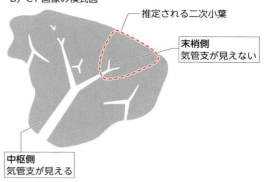

図 18　CT と X 線写真における気管支と肺血管の見え方
正常では二次小葉は見えない，◯：二次小葉に相当する領域，A）▶：胸膜直下の領域は正常であれば無構造

参考：CT と X 線写真における肺血管と気管支の見え方

　肺血管・気管支ともに，画像で同定できるためには，肺血管であれば「血管の太さ」が，気管支であれば「壁の厚さ」が解像度以上であることが必要です．このため，気管支は中枢側でのみ同定可能であるのに対し，肺血管については末梢側でも同定可能です．

　ただし，胸膜直下領域では肺血管も解像度以下の太さとなるため，無構造（肺野だけ）の低吸収域として観察されます（図 18）．そのため，胸膜直下に何らかの陰影が存在する場合には「異常」と判断されるのです．

　胸膜直下領域における無構造の範囲は，CT では 1〜2 mm 程度ですが，胸部 X 線では 10 mm 程度（上肺野なら 20 mm 程度）となります．

　どのような病態で二次小葉が明瞭化するのでしょうか？広義間質，特に小葉間隔壁が侵されるのは一般的にリンパ路性パターンを示す疾患で，原因としては**過剰な水分，腫瘍，肉芽腫形成**のいずれかが考えられます（図 19）．

広義間質が肥厚する疾患と考えられる疾患
① 過剰な水分：肺水腫
② 腫瘍：癌性リンパ管症
③ 肉芽腫：サルコイドーシスなど

　では，CT で広義間質肥厚の**原因が過剰な水分によるものか，もしくは腫瘍・肉芽腫によるもの**かを鑑別できるのでしょうか．

　皆さんの好きなお菓子を例に，病態ごとの広義間質肥厚のイメージを解説します．正常間質（図 19A）をチョココーティングがされていないスティック菓子に例えてみましょう．水分により肥厚した間質（図 19B）はなめらかなチョコのコーティング，癌腫や肉芽腫により肥厚

した間質（図19C）はつぶつぶがおいしいクランチチョコのコーティングに例えると理解しやすいかと思います．

間質性肺水腫のCT画像を提示します（図20）．右上葉の胸膜下を主体に，小葉間隔壁の肥厚を伴う汎小葉性のすりガラス影がみられます．拡大図（図20右）で赤く囲まれた領域のひとつひとつが二次小葉に相当します．このように小葉間隔壁が肥厚してはじめて構造が同定できるようになるのです．

心不全による肺水腫のように，過剰な水分により肥厚した場合（図19B），水分は広義間質を薄く均等に進展するため，肥厚した間質は平滑で凹凸（粒状影）がないのに対し，腫瘍や肉芽腫で肥厚した場合（図19C）には，全体的に間質は不整に肥厚し，粒状影や結節影が多発し，凹凸がみられることが多いです．

治療方針が大きく異なりますので，これらのポイントをおさえておきましょう．

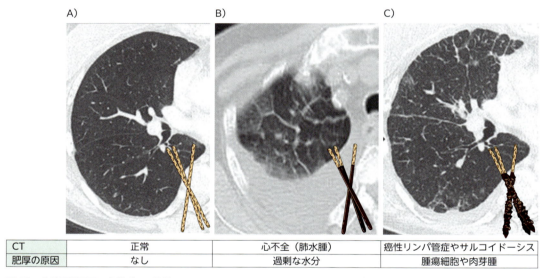

CT	正常	心不全（肺水腫）	癌性リンパ管症やサルコイドーシス
肥厚の原因	なし	過剰な水分	腫瘍細胞や肉芽腫

図19 広義間質肥厚の病態ごとの比較

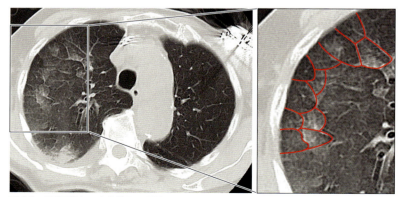

図20 CT画像と二次小葉との関係
○：二次小葉

10数年前に胸部画像診断の集中講義を受講した際に，ある先生がこれらの違いを表現するのにこのお菓子を使って説明していました．それまで理解しきれなかった点がすっきりと理解することができ，大変感動したことを今でも鮮明に覚えています．皆さんもぜひこれを機にそれぞれのイメージを身につけてください．

- ☑ 二次小葉は見えたら「異常」
- ☑ 二次小葉が広義間質の肥厚により明瞭化する原因は3つ：過剰な水分，腫瘍，肉芽腫

3 画像パターンからみた鑑別診断

　前項では二次小葉からみたパターン分類と鑑別診断について解説しましたが，本項では腫瘤影・結節影・粒状影，すりガラス影，浸潤影，びまん性線状影の4つのカテゴリーごとの鑑別診断を提示します．以下の鑑別診断は日常の診療で遭遇する機会の多い疾患ですのでぜひ覚えましょう．そのうち特に頻度が高い疾患については，太字としています．

1. 単発性肺結節・腫瘤影の鑑別診断

　単発性の肺結節影・腫瘤影の鑑別診断は大きく4種類に分類されます[1]．

主な鑑別診断
① 悪性腫瘍：原発性肺癌，転移性肺癌
② 良性腫瘍：過誤腫，カルチノイド腫瘍
③ 感染症・炎症性疾患：肺炎，肺結核，非結核性抗酸菌症，真菌感染症（クリプトコッカス症，アスペルギルス症，放線菌症），肺膿瘍
④ その他：肺動静脈奇形，葉間胸水，円形無気肺，肺分画症，気管支原性嚢胞，肺内リンパ節など

　なお，多発性肺結節影・粒状影の鑑別診断には，大きさの情報も重要であり，これらを加味して診断することになります．

2. 多発腫瘤影・結節影・粒状影・粟粒影カテゴリー

粒状〜塊状の多発陰影をみた場合の鑑別診断は，大きさや二次小葉パターンを組合わせて鑑別します（**表1**）．

表1 多発腫瘤影・結節影・粒状影・粟粒影：病因と主な鑑別診断

	腫瘤影・結節影 （長径5mm以上）	粒状影 （長径2〜5mm）	粟状影 （長径2mm以下）
小葉中心性パターン		感染性・炎症 ・肺結核 ・非結核性抗酸菌症 ・細気管支炎（誤嚥性・細菌性） ・過敏性肺臓炎 ・びまん性汎細気管支炎	
小葉辺縁＋ 気管支血管束パターン	腫瘍性 ・悪性リンパ腫 免疫学的 ・サルコイドーシス ・アミロイドーシス	腫瘍性 ・癌性リンパ管症 ・悪性リンパ腫 免疫学的 ・サルコイドーシス	腫瘍性 ・悪性リンパ腫 免疫学的 ・サルコイドーシス 他 ・じん肺
ランダムパターン	腫瘍性 ・転移性肺癌 感染症・炎症 ・敗血症性肺血栓性塞栓症 免疫学的 ・多発血管性肉芽腫症 （Wegener肉芽腫） リウマチ結節 ・器質化肺炎	感染症・炎症 ・肺クリプトコッカス症	感染症炎症 ・粟状結核 腫瘍性 ・転移性肺癌
その他	腫瘍性 ・原発性肺癌 ・多発性肺癌 感染症・炎症 ・肺膿瘍 血管性 ・肺動静脈奇形		

3. すりガラス影カテゴリー（表2, 3）

表2 すりガラス影：病型と主な鑑別診断

病型	鑑別診断	
腫瘍性	・原発性肺癌（＋閉塞性肺炎） ・転移性肺癌	・悪性リンパ腫
感染性・炎症	・**肺結核** ・**細菌性・ウイルス肺炎** ・マイコプラズマ肺炎 ・レジオネラ肺炎	・ニューモシスチス肺炎 ・敗血症性肺塞栓症，肺梗塞 ・**特発性間質性肺炎，急性憎悪** ・**器質化肺炎**
免疫学的	・IgG4 関連疾患 ・サルコイドーシス ・膠原病関連肺疾患 　リウマチ肺 　シェーグレン症候群 　皮膚筋炎など	・ANCA 関連血管炎 　多発血管性肉芽腫 　好酸球性多発血管炎性肉芽腫症
アレルギー	・過敏性肺臓炎 ・**薬剤性肺炎**	・急性・慢性好酸球性肺炎
その他	・**肺水腫** ・肺胞出血 ・急性呼吸窮迫症候群（ARDS）	・肺ランゲルハンス組織球症 ・リンパ脈管腫症 ・肺胞蛋白症

ANCA：anti-neutrophil cytoplasmic antibody, ARDS：acute respiratory distress syndrome

表3 特に肺野の分布が特徴的な疾患

上肺野優位	・**サルコイドーシス** ・肺結核（2 次結核）	・慢性好酸球性肺炎
下肺野優位	・転移性肺癌 ・特発性間質性肺炎	・器質化肺炎
肺門側優位	・肺水腫 ・肺出血	・肺胞蛋白症 ・ニューモシスチス肺炎
胸膜下優位	・特発性間質性肺炎 ・慢性好酸球性肺炎	・肺梗塞

4. 浸潤影カテゴリー（表4）

表4 浸潤影：病型と主な鑑別診断

病型	鑑別診断	
腫瘍性	・原発性肺癌（＋閉塞性肺炎） ・転移性肺癌	・悪性リンパ腫
感染症・炎症	・肺結核 ・粟状結核 ・細菌性・ウイルス肺炎 ・マイコプラズマ肺炎 ・レジオネラ肺炎	・ニューモシスチス肺炎 ・敗血症性肺塞栓症 ・特発性間質性肺炎・急性憎悪 ・器質化肺炎
免疫学的	・IgG4 関連疾患 ・サルコイドーシス ・膠原病関連肺疾患 　リウマチ肺 　シェーグレン症候群 　皮膚筋炎など	・ANCA 関連血管炎 　多発血管性肉芽腫 　好酸球性多発血管炎性肉芽腫症
アレルギー	・過敏性肺臓炎 ・薬剤性肺炎	・急性・慢性好酸球性肺炎
その他	・肺水腫 ・肺胞出血 ・急性呼吸窮迫症候群（ARDS）	・肺ランゲルハンス組織球症 ・リンパ脈管腫症 ・肺胞蛋白症

5. びまん性線状影カテゴリー（表5）

表5 びまん性線状影：病型と主な鑑別診断

病型	鑑別診断	
腫瘍性	・癌性リンパ管症	・悪性リンパ腫
感染性・炎症	・ウイルス肺炎（COVID-19 による肺炎） ・ニューモシスチス肺炎	・特発性間質性肺炎
免疫学的	・IgG4 関連疾患 ・膠原病関連肺疾患	・サルコイドーシス
アレルギー	・過敏性肺臓炎	・薬剤性肺炎
気腫性・嚢胞性	・肺気腫・ブラ ・肺リンパ脈管筋腫症	・肺ランゲルハンス細胞組織球症
その他	・肺水腫 ・急性呼吸窮迫症候群（ARDS）	・アミロイドーシス ・肺胞蛋白症

実際には，非典型的な所見を呈する，もしくは画像所見がオーバーラップするため複数のカテゴリーに属し，同じ病変でも多彩な画像所見を呈することも少なくありません．

またX線写真単独では病変を検出することは可能ですが，確定診断までは困難で，実際にはCTと臨床所見，検査データなどを組合わせて診断していきます．

特に肺癌，悪性リンパ腫，サルコイドーシスの3つの疾患については，いずれのカテゴリーにも属し，すべての画像所見をとりうることに注意が必要です．

私も放射線診断専門医として毎日のように画像診断報告書を作成していますが，依頼元の医師より「臨床的にありえないけど，鑑別診断の欄に何でもかんでも悪性リンパ腫やサルコイドーシスを書く放射線科医がいる」と言われることがしばしばあります．しかし，これは決して間違いではなく，このような理由で書かざるを得ないことをぜひ理解してください．

6. 空洞影の鑑別診断

最後に，胸部X線写真で空洞影を呈する疾患の鑑別診断を提示します．空洞を形成する疾患は多岐にわたりますが，"空洞＝CAVITY"と覚えましょう（**表6**）．

表6 肺空洞性病変の鑑別診断：CAVITY

C	Carcinoma	原発性肺癌（特に扁平上皮癌），転移性肺癌 cystic bronchiectasis（嚢状気管支拡張症）
A	Autoimmune disorder	多発血管炎性肉芽腫症（Wegener肉芽腫症），リウマチ結節など
V	Vascular spread	敗血症性塞栓症（SPE）などの血行性感染
I	Infection	結核，非結核性抗酸菌症，真菌感染症（アスペルギルス症，クリプトコッカス症，ニューモシスチス肺炎），肺化膿症，寄生虫など
T	Traumatic	外傷，Ehlers-Danlos症候群
Y	Young	先天性疾患〔肺分画症，先天性嚢胞状腺腫様形成異常（CCAM）など〕

SPE：septic pulmonary embolism，CCAM：congenital cystic adenomatoid malformation

本章では画像診断専門医の立場から，「X線画像所見→鑑別診断」の順で解説しました．

このほかに，「臨床的に想定される疾患→X線所見が合致するか」の順で画像を読影することも重要ですが，それについては各論で解説します．

■文献
1)「所見から考える画像鑑別診断ガイド」（Stephen GD/原著，南学/著），MEDSi，2012

総論

第5章 シルエットサイン

1 シルエットサインの定義

　総論第2章「読影の基礎」で解説した，既存構造の辺縁により構成される「線」の応用がシルエットサインです．

　シルエットサインは医師国家試験でも頻出の用語ですので，誰もが一度は聞いたことがあると思いますが，このサインがどんな意味をもつのかを正確に答えられる研修医はあまりいません．X線写真読影のために重要なサインですので，本章で詳しく解説したいと思います．

　「シルエット」とはフランス語で影絵や輪郭を意味します．この言葉から示唆されるように，シルエットサインの定義は，心臓や横隔膜などの既存構造に，腫瘍や肺炎，無気肺，胸水など，X線透過性が近似する陰影が接することで，"正常のX線写真では見えるはずの既存構造の輪郭の「線」が消失する"ということです．「線」が消失すること（シルエットアウト）をシルエットサイン陽性，「線」が残る場合をシルエットサイン陰性と表現します．

　「線」が消えるのにシルエットサインは陽性なんて，真逆な感じがして混乱するかもしれませんが，「画像所見が異常となる（本来見えるはずの構造が見えなくなる）＝陽性」と捉えると理解しやすいのではないでしょうか．

- シルエットサインとは，胸部X線写真で，心大血管や横隔膜などの既存構造に，X線透過性の近い病変が接する領域で「線」が消失すること
- 「線」が消失する場合にシルエットサイン陽性という

2 シルエットサインの原理

　まず，総論第2章「読影の基礎」でも学習した，X線写真で既存構造が構成する「線」が見えるための条件を再確認しましょう．

「線」が見えるための条件
① 対象となる構造に引いた接線とX線の入射角度が平行
② 対象となる構造と周囲構造とのコントラストが大
③ 対象となる構造と接線が接する範囲が5 mm以上

A）手を水に入れない状態

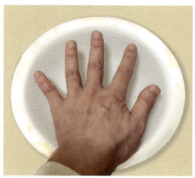

B）手を水に入れた状態

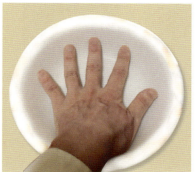

A'）手を水に入れない状態のX線写真

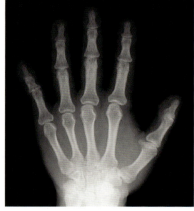

B'）手を水に入れた状態のX線写真

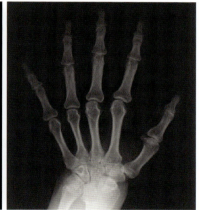

図1　コントラストによる見え方の違い

　シルエットサインの原理，つまり既存構造の「線」の消失について考えるにあたり，ここでは「線」が見えるための**条件**②について深く掘り下げてみたいと思います．

　まず**図1A，B**を見てください．どちらも筆者の左手の写真で，水の入った容器に手を入れない状態（**図1A**）と，手を入れた状態（**図1B**）です．写真では手指の見え方にほとんど差はありません．

　次にそれぞれのX線写真を撮影しました（**図1A'，B'**）．2枚のX線写真には異なる点があります．**図1A'**では，指骨周囲の軟部陰影を示す淡い高濃度域や指の輪郭（つまり指の「線」）が同定できますが，**図1B'**では指骨は見えるものの，指骨周囲の軟部陰影や指の「線」が消失しています．またどちらも水に入っていない手首部分では骨周囲の軟部陰影が見えます．

　なぜこのような違いが生じるのでしょうか？

　それは，手の周りが空気なのか，水なのかによってコントラストに違いがあるからです（**図2**）．

　図2Aでは，手指の軟部組織（筋肉や脂肪など：胸部では縦隔や横隔膜などに相当）の周囲に空気（胸部では肺野に相当）が存在するため，両者のコントラストは大きいですが，**図2B**では手指の軟部組織の周囲にX線透過性が近似する水が存在するため，軟部組織とのコントラストが低下します．つまり**条件**②を満たさなくなるため，結果的に指の「線」が消失

81

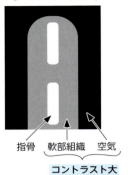
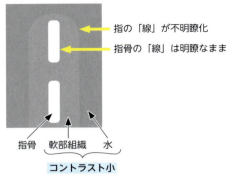

図2 図1A′, B′のシェーマ：指の輪郭にあたる「線」はなぜ生じるのか？

します．ちなみに指骨については，骨，軟部組織や水とのコントラストが大きいため，「線」は残存します．

このことから，X線写真は肉眼で見える色や形の情報ではなく，純粋にX線透過性だけを画像化しているということが理解できると思います．

ここだけはCheck!
- ☑ X線写真は，純粋にX線透過性を反映した画像
- ☑ 既存構造にX線透過性が近似する（コントラストが小さい）陰影が接すると，「線」は消失（シルエットサイン陽性）

3 胸部X線写真でみるシルエットサイン

原理がわかったところで，実際の症例と胸部X線写真を元にシルエットサインの解説をします．

1. シルエットサイン陽性

症例1　60歳代，女性

数日前からの咳，発熱を主訴に受診

まず胸部X線写真を撮影しました（**図3A**）．左中下肺野の肺門部に，心臓左縁と重なる淡い肺野濃度上昇域を認めます（**図3A右▷**）．これは2カ月前の胸部X線写真（**図3B**）ではみられなかった所見です．**図3B**では確認できる心臓左縁（いわゆる左第3～4号）の「線」が**図3A**では消失しており，心臓左縁に対する**シルエットサインは陽性**と判断できます．

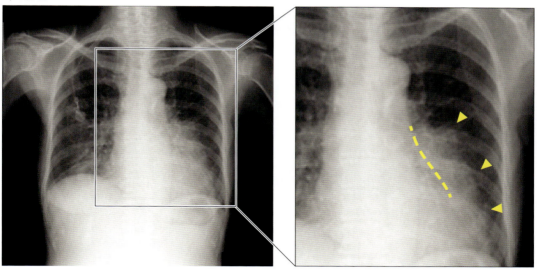

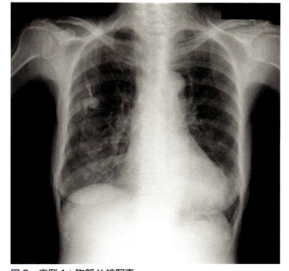

図3 症例1：胸部X線写真
A右図) ▬ ▬ ：本来見えるはずの「線」，▷：肺炎の範囲

　これらの胸部X線写真から，左舌区（おそらくS5）領域主体に，心臓左縁に接する何らかの病変が存在することがわかります．質的診断は困難ですが，2カ月前にはみられない陰影ですので，原発性肺癌をはじめとする悪性腫瘍としては増大速度が速すぎます．そのため，まずは急性期肺炎を考えます．

　詳細評価のため，胸部単純CTを施行しました（図4）．CTでは心臓左縁に接する浸潤影（軟部組織陰影）を認め，胸部X線写真で推定した通りの所見です．CVポートが挿入されているように抗癌剤治療中であり，その後の精査で真菌感染症（日和見感染症）と診断しました．

A) 縦隔条件，冠状断　　　　　B) 肺野条件，横断像

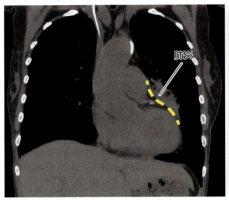
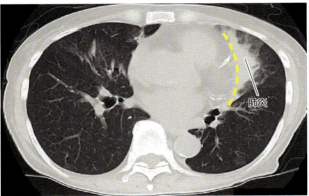

図4　症例1：胸部単純CT
----：本来見えるはずの「線」

2. シルエットサイン陰性

症例2　**70歳代，男性**

1カ月前からの咳，数日前からの血痰を主訴に受診

　まず胸部X線写真を撮影しました（**図5A**）．右肺門部に心臓と重なる腫瘤影を認めます（**図5A右▶**）．3年前に施行された胸部X線写真（**図5B**）では，該当する病変はありません．
　腫瘤影と重なる領域における心臓右縁（右第2号）の「線」は明瞭であり（**図5A右▷**），心臓右縁に対する**シルエットサインは陰性**と判断します．X線写真上は重なって見えても，実際には心臓から離れた区域に存在している病変と推察されます．
　次に胸部単純CTを施行しました（**図6**）．右下葉S6の縦隔側に，胸椎に接する長径60 mm大の腫瘤性病変を認めます．右S6末梢には小葉間隔壁肥厚を伴う肺野濃度上昇がみられ，右中葉には小結節を伴います．原発性肺癌（癌性リンパ管症，閉塞性肺炎を合併），肺内転移と診断しました．胸部X線写真で推定したように，腫瘍は心臓右縁と接することなく，背側に位置することがわかります．

A）受診日

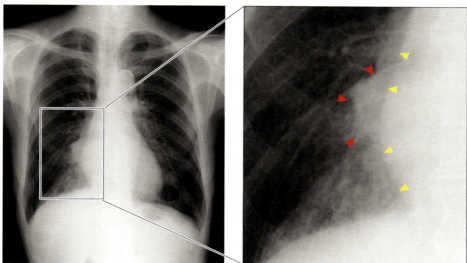

B）3年前（正常）

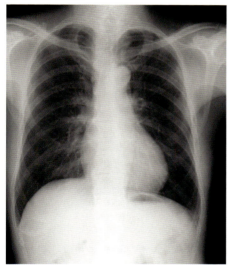

図5 症例2：胸部X線写真
A) ▶：腫瘤影，▷：心臓右縁のライン

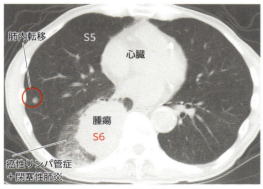

図6 症例2：胸部単純CT（肺野条件，横断像）

4 シルエットサインでできること，できないこと

　胸部X線写真は，3次元の人体構造を2次元の画像に投影したものであり，正面像のみでは前後の位置関係（奥行き）の評価が困難なことがあります．しかし，シルエットサインを評価することで，より立体的な評価が可能となります．

1. 病変部位の推定が可能

　図7のシェーマを見たことがあるでしょうか．数多の医師国家試験の対策本にも載っている図で，胸部X線写真で確認できる縦隔・心陰影が構成する弓（右第1〜2弓，左第1〜4弓）や横隔膜，下行大動脈と，隣接している肺区域を示したものです．この図7を確認することで，各既存構造とのシルエットサインが陽性となった場合，隣接した肺区域に病変があることがわかります．

　このまま肺区域を暗記するのもよいですが，実は簡単に暗記する方法があります．順番に，区域の数字を単純に足す，"足し算法"です（図8）．

　まず心臓の左右縁から横隔膜に数字を足していきます（図8A）．

①右第1弓から心臓右縁に沿って右横隔膜へ 3 ＋ 5 ＝ 8

②左第1弓から心臓左縁に沿って左横隔膜へ 1 ＋ 2 ＝ 3，3 ＋ 5 ＝ 8

　続いて，左右と縦隔を頂点にした逆三角形を2個描きながら足していきます（図8B）．

③両側の S3 と左 S6 を結び 3 ＋ 3 ＝ 6

④両側の S5 と左 S10 を結び 5 ＋ 5 ＝ 10

　このように，X線写真で一見同じ部位にある病変に見えていても，周囲構造とのシルエットサインを確認することで，異なる区域に存在する病変であることがわかるのです（図9）．

2. さすがに質的診断は難しい

　「S ○区域に病変が存在することはわかる．でもそれが何なのかまではわからない」

　それがシルエットサインです．質的診断に迫るためには，胸部CTでの確認が必要ですが，まずは！病変をピックアップするために，胸部X線写真を大いに活用していきましょう．

86　医師1年目からの　100倍わかる！　胸部X線の読み方

A）胸部X線写真で確認できる縦隔・心陰影や横隔膜，下行大動脈と肺区域の関係

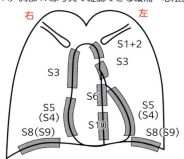

右第1弓：S3
右第2弓：S5（もしくはS4）
右横隔膜：S8（もしくはS9）

左第1弓：S1+2
左第2弓：S3
左3-4弓：S5（もしくはS4）
左横隔膜：S8（もしくはS9）

下行大動脈（上方）：S6
下行大動脈（下方）：S10

B）各レベルのCT

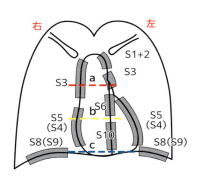
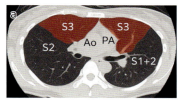
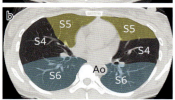
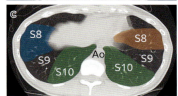

図7 既存構造と隣接する肺区域

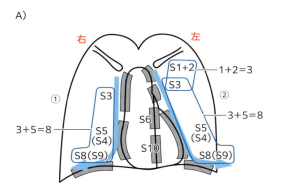

図8 既存構造と隣接する肺区域（図7）の覚え方："足し算法"

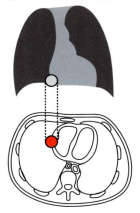
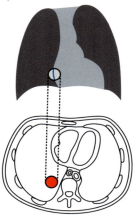

A）シルエットサイン陽性　　B）シルエットサイン陰性

図9　シルエットサインは病変の存在診断に有用

> **ここだけは Check!**
> - ☑ **シルエットサイン陽性の部位から，病変の局在が推定可能**
> - ☑ **ただし，シルエットサインでの病変の質的診断は困難**

　ここまで勉強すればおわかりのとおり，「シルエットサインが陽性」というだけでは本当は不十分なのです．正確には，「病変は○○に対してシルエットサイン陽性である」と表現するのが適切ですね．

5 肺区域を理解する魔法の言葉

　前述の通り，シルエットサインで病変の局在を推定するには肺の解剖の知識を押さえておくことが必要です．最後に理解しにくい肺区域についてもう一度確認しておきましょう．

　肺の解剖ですが，右肺は上葉，中葉，下葉の3つ，左側は上葉，下葉の2つの肺葉に分けられます（図10）．

　肺葉をさらに細かく分類したものが肺区域で，右はS1からS10の10区域，左はS1とS2が合わさりS1＋2となり，S7を有さないことから8区域に分けられます（図11）．

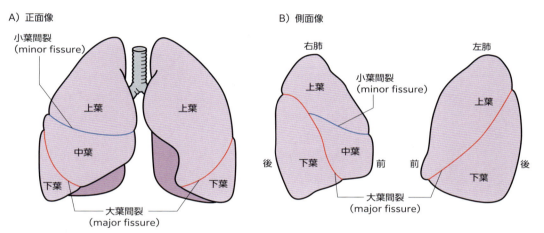

図10　肺葉の解剖

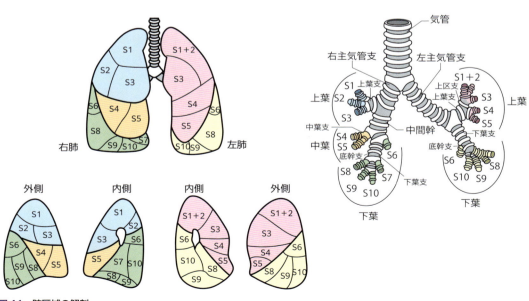

図11　肺区域の解剖

表1は肺葉と肺区域の関係をまとめたものです．必ずしも上から順番に番号がつけられているわけではなく，区域の分布も上下，前後，内外側などが混在し，ちょっと複雑で理解しにくいですよね．とはいえ，呼吸器疾患の評価や画像診断・読影の際には，病変がどこに存在するのか正確に表現する必要がありますので，ぜひとも理解しましょう．

「これをそのまま丸暗記するの難しいな〜」と思っている方には！右肺区域を理解する魔法の言葉を伝授します．

表1　肺区域と分布

	肺区域	分布		肺区域	分布
右上葉	S1　肺尖区	肺尖と上縦隔周囲	左上葉	S1+2　肺尖後区	肺尖と上縦隔周囲および後方から外側域 上 1/3
	S2　後上葉区	後方から外側域 上 1/3			
	S3　前上葉区	前方から外側域 上 1/2		S3　前上葉区	前方から外側域 上 1/2
右中葉	S4　外側中葉区	前方の外側域 下 1/2		S4　上舌区	前方から外側域 中 1/4
	S5　内側中葉区	前方の内側域 下 1/2		S5　下舌区	前方から内側域 下 1/4
右下葉	S6　上 - 下葉区	下葉上部，背側中央 1/3	左下葉	S6　上 - 下葉区	下葉上部，背側中央 1/3
	S7　内側肺底区	肺底部内側			
	S8　前肺底区	肺底部前方の外側域		S8　前肺底区	肺底部前方の外側域
	S9　外側肺底区	肺底部後方の外側域		S9　外側肺底区	肺底部後方の外側域
	S10　後肺底区	肺底部後方		S10　後肺底区	肺底部後方

minor fissure

major fissure

「アパ・ルム・スマルプ（APA・LM・SMALP）」です（**表2**）.

まず肺区域を示す日本語をS1からS10の順に並べ，それぞれ英語に直します．右側では赤く表示した頭文字を順番に読むと"アパ・ルム・スマルプ"となります．肺区域の数字と場所，ついでに日本語・英語表記も覚えられるので，一石三鳥？かもしれません.

例えば右中葉の位置関係がわからなくなった場合は，APA・LM…（123・45…）ですので，S4がLつまり外側，S5がMつまり内側であることがわかります.

左側については少しアレンジが必要です．S1＋2をAP，S4のLをSに，S5のMをIに変え，S7のMを除いた「アパ・シ・サルプ（APA・SI・SALP）」と覚えてもよいでしょう（**表3**）．実際のCT画像ではS4は舌区の外側，S5は内側に位置するので，右と同じようにS4をL，S5をMと例えてもあまり大きな問題はないと考えます.

実は私が医師国家試験の勉強をしていた，約30年前の国試対策本に掲載されていた覚え方です．本当に役に立つ知識は何十年たっても色あせないものです.

表2 右肺区域を理解する魔法の言葉
"アパ・ルム・スマルプ"

右上葉		
S1	肺尖区	Apex
S2	後上葉区	Posterior
S3	前上葉区	Anterior
右中葉		
S4	外側中葉区	Lateral
S5	内側中葉区	Medial
右下葉		
S6	上下葉区	Superior
S7	内側肺底区	Medial
S8	前肺底区	Anterior
S9	外側肺底区	Lateral
S10	後肺底区	Posterior

表3 左肺区域を理解する魔法の言葉
"アパ・シ・サルプ"

左上葉		
S1+2	肺尖後区	Apex Posterior
S3	前上葉区	Anterior
舌区		
S4	上舌区	Superior
S5	下舌区	Inferior
左下葉		
S6	上下葉区	Superior
S8	前肺底区	Anterior
S9	外側肺底区	Lateral
S10	後肺底区	Posterior

魔法の言葉
アパ・ルム・スマルプ
APA・LM・SMALP
①②③・④⑤・⑥⑦⑧⑨⑩
右

魔法の言葉
アパ・シ・サルプ
APA・SI・SALP
①②③・④⑤・⑥⑧⑨⑩
左

Column

シルエットサインは「匠ブロック」

　私はよく研修医向けのセミナーを開催するのですが，シルエットサインを説明するのはなかなか難しく，いつも苦労していました．何かよいアイディアはないか探していたところ，ある日優れた技術を有する日本の企業を紹介するHPを見て，はたと気づきました．

　そのとき紹介されていたのは，シュリーマン株式会社の「匠ブロック」と呼ばれる，凹凸のない金属の塊から文字が浮き出てくる魔法のような製品でした．

　文字が飛び出した（X線写真に例えると，対象となる構造の周囲に濃度カテゴリーが異なる空気が存在する）状態では，文字が浮き上がり輪郭が「線」として見えますが，文字を押して元に戻した（同じ濃度の構造が接している）状態では，不思議なことに「線」が全く見えなくなります．これこそがシルエットサインの原理だと考えられます．

　わずかミクロン単位の精度がなければ製造できない製品とのことで，まさに日本の技術力のなせる匠の技ですね．

A)

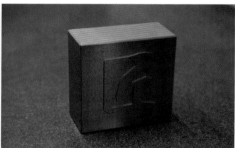

B)

C)

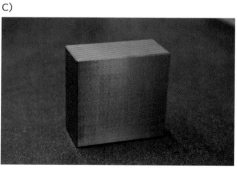

図12　匠ブロック
シュリーマン株式会社より許可を得て掲載

総論

第6章 「線」の異常

総論第2章「読影の基礎」で，胸部X線写真は「線」と「面」より構成されると解説しました．どの胸部X線の教科書を見ても，既存構造の解剖を示す数多くの「線」がイラストや写真とともに掲載されており，とても重要な事項であることがわかります．しかし研修医に話を聞くと，「このあたりで理解できなくなった」「混乱してしまい読むのを諦めてしまった」という声をよく耳にします．まさに「線」の理解が胸部X線写真を学習するうえでの"鬼門"であるといったところでしょうか．

1 胸部X線写真読影における「線」

胸部X線写真の読影で「線」の学習が難しい理由として，教科書により同じ「線」を示しているのに用語が異なったり，掲載されている「線」と掲載されていない「線」が混在したり，見える頻度や臨床的な重要度が加味されていないことなどが考えられます．

そこで本章では，胸部X線写真における「線」の用語を整理・統一し，頻度および臨床的な重要度に基づき分類します．実際のX線写真ではあまり見えない「線」についてはあえて省略し，絶対に覚えておきたい「線」に限定して解説します．

1.「線」の重要度による分類

まずは「線」を重要度別に3つのランクに分類します（**表**）．

表 「線」の重要度による分類

A ランク　絶対に確認しよう　5つの線!! （必ず見える，重要度は極めて高い）	上大静脈〜心臓右縁，心臓左縁，大動脈弓〜下行大動脈，右横隔膜，左横隔膜
B ランク　忘れずに確認を　6つの線!! （多くの場合見える，重要度は高い）	右気管傍線，奇静脈弓，奇静脈食道線（右食道傍線），大動脈肺動脈窓（AP window），左鎖骨下動脈線，気管分岐部
C ランク　知っておこう　その他の線 （見えないことも多い，重要度は高くない）	前接合線，後接合線，左傍椎体線（脊椎傍線），食道左側壁，前大動脈陥凹，右腕頭静脈　など

❶ A ランクの「線」

Aランクは，上大静脈〜心臓右縁（右第1〜2弓：**図1** ⏤），心臓左縁（左第3〜4弓：**図1** ⏤），大動脈弓〜下行大動脈（**図1** ⏤），右横隔膜（**図1** ⏤），左横隔膜（**図1** ⏤）の5つの「線」（7つの構造）です．この5つの「線」は，**正常であれば必ず同定可能であり，一部でも消失・不明瞭化すれば「異常」**と判断されます．臨床的に，異常所見の検出にきわめて重要です．読影の際には必ず確認しましょう．

A) 正常胸部X線写真   B) Aランクの「線」

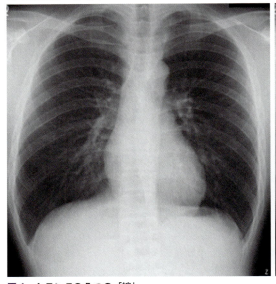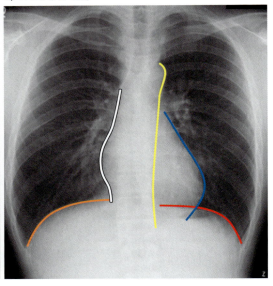

図1 Aランクの5つの「線」
B) ━：上大静脈〜心臓右縁（右第1〜2弓），━：心臓左縁（左第3〜4弓），━：大動脈弓〜下行大動脈，━：右横隔膜，━：左横隔膜

❷ Bランクの「線」

次に重要なのはBランクの6つの「線」で，右気管傍線（図2 ━），奇静脈弓（図2 ━），奇静脈食道線（右食道傍線：図2 ━），大動脈肺動脈窓（AP window：図2 ━），左鎖骨下動脈線（図2 ━），気管分岐部（図2 ━）が含まれます．

この6つの「線」は，正常ならば多くの場合同定可能です．研修医が普段あまり意識しない構造かもしれませんが，臨床的に重要で，知っていれば異常所見の検出に役立ちます．読影の際には忘れずに確認しましょう．

A) Bランクの6つの「線」   B) 模式図

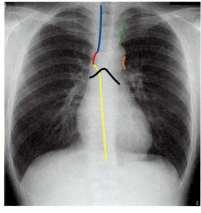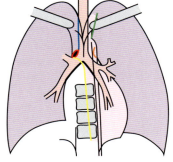

図2 Bランクの6つの「線」（正常胸部X線写真）
━：右気管傍線，━：奇静脈弓，━：奇静脈食道線（右食道傍線），━：大動脈肺動脈窓（AP window），━：左鎖骨下動脈線，━：気管分岐部

❸ C ランクの「線」

C ランクには，前接合線，後接合線，左傍椎体線（脊椎傍線），食道左側壁，前大動脈陥凹などが含まれます．

多くの教科書に記載されているものの，実際に胸部 X 線写真で同定できる頻度はあまり高くありません．正常でも見えないことが少なくないため，仮にこれらの「線」を同定できない場合でも病的状態であると断定することは困難です．

このほかにも専門書や論文を見ると数多くの「線」が記載されていますが，少し難解で臨床的な重要度も高くないため，研修医レベルでは必ずしも覚える必要はありません（呼吸器専門医や放射線診断専門医をめざす医師ならば，ぜひとも学習してください）．

まずは A，B ランクの「線」を確実に理解しましょう．

A ランクの「線」の異常については，本書でも今後多くの症例を提示します．ここでは，上大静脈について解説します．

2. 上大静脈

構成：上大静脈の右縁，右第 1 弓に相当
正常：平坦な線状影で，凸状になることは少ない
病態：不明瞭化→上大静脈周囲の肺炎，腫瘍，無気肺，胸水など
　　　突出，凸の状態→右心不全，動脈硬化（蛇行），動脈瘤，解離
臥位撮影では上大静脈の「線」が突出して見えるため，撮影条件に注意

上行大動脈の右縁が右第 1 弓を構成することがあります．動脈硬化（蛇行），動脈瘤や解離により，上大静脈の右縁より外側方向に突出するためです．

図 3 を見てみましょう．10 年前（図 3A）と比較して，右第 1 弓が突出しています（図 3B ▶）．縦隔腫瘍の除外目的に施行した胸部単純 CT（図 4）では上行大動脈が軽度拡大しており，上大静脈の右縁（図 4 ⟿）よりも上行大動脈の右縁（図 4 ➤）が外側に飛び出しているため，X 線写真の正面像では右第 1 弓が上行大動脈右縁に相当することがわかります．

> **ここだけは Check!**
> ☑ A ランクの 5 つの「線」は超重要!! 正常なら必ず見える：少しでも見えない場合は異常
> ☑ B ランクの 6 つの「線」も重要！ 必ず確認しよう

A）正常（10年前）　　　　　　　　　B）受診時

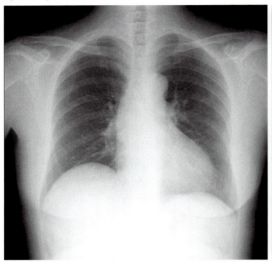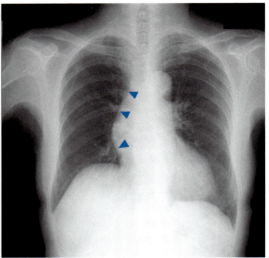

図3　上行大動脈拡大による右第1弓突出：胸部X線写真

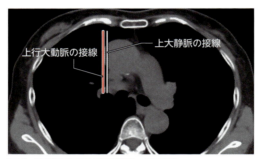

図4　胸部単純CT（縦隔条件，横断像）

2　Bランクの6つの「線」を学ぶ

ここではBランクの6つの「線」について詳しく解説します．

1. 右気管傍線

構成：気管の右側壁と右肺野が接する境界（左傍気管線は見えない！，図2 ─）
正常：幅2 mm以下（気管壁＋胸膜2枚分の厚さ）
病態：消失，肥厚→気管右側壁に接する縦隔腫瘍やリンパ節腫大，肺炎，胸水貯留　など

胸部X線写真では，気管傍線は右側だけ見えます．左側は異常がなくても見えません（図5A ▶）．

A）胸部 X 線写真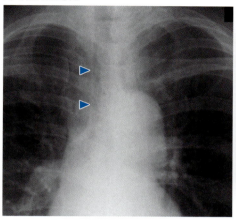

B）胸部単純 CT（肺野条件，横断像）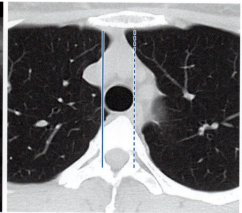

図 5　右気管傍線を構成する構造
A）▶：右気管傍線，B）―：右気管の接線，---：左気管の接線

　その理由について CT を用いて解説します．CT 横断像（図 5B）で見ると，気管右側壁の周囲には肺野が存在する〔気管壁（軟部濃度）と肺野（空気濃度）は異なる濃度カテゴリーに属する〕ためコントラストは十分です．また，X 線を前後方向に照射するため，気管右側壁に引いた接線と X 線束が平行になり，かつ気管に引いた接線部分が尖っていないため，「線」が構成される 3 つの条件を満たします．

　一方で，気管左側ではどうでしょうか（図 5B ---）．気管左側壁の周囲には縦隔の軟部組織が存在するため，コントラストが消失し，「線」を構成しません（シルエットサイン陰性）．

2. 奇静脈弓

構成：解剖学的には右気管傍線と連続するように，右気管支角にみられる涙滴状の陰影（図 2 ―）
　　　奇静脈が椎体右前方から気管の右側を通り上大静脈の後縁に合流する部分（図 6 ▶）
　　　上大静脈と下大静脈間の側副路となっている（図 7）
正常：正面像で径 5 mm（〜7 mm）以下（立位吸気時）
異常：7 mm 以上の場合異常と判断する．「線」は外側に凸となる（図 8 →）
病態：拡大，「線」が凸→縦隔リンパ節腫大や腫瘍，肺炎，胸水
　　　奇静脈の血流増加，右心系の圧上昇→右心不全や下大静脈欠損兼奇静脈連結，Budd-Chiari 症候群，門脈圧亢進など

A) 横断像　　　　　　　　　　　　　B) 冠状断像

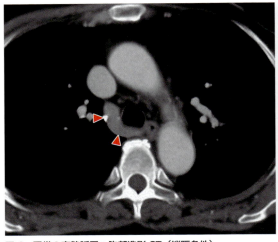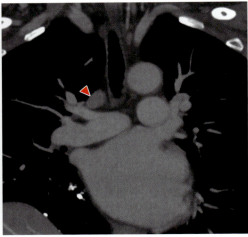

図6　正常の奇静脈弓：胸部造影CT（縦隔条件）

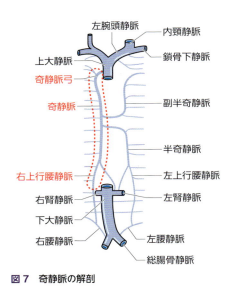

図7　奇静脈の解剖
文献1を参考に作成

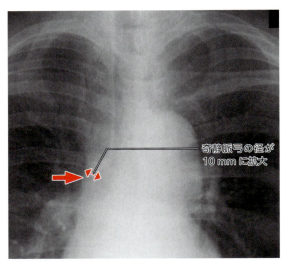

図8　右心不全：胸部X線写真

症例1　　70歳代，男性

数週間前から左鼠径部に腫瘤を触知，食思不振，既往に膀胱癌術後

　症例1の胸部X線写真（**図9**）では，両側肺門部陰影の増大（**図9左―**）がみられますが，それだけでしょうか？
　よく見ると，右気管傍線の消失（**図9右☐**）と奇静脈弓の拡大（**図9右↔**）もみられます．精査のために施行した全身造影CTでは，縦隔や両側肺門，腋窩，頸部，鎖骨上窩領域には，

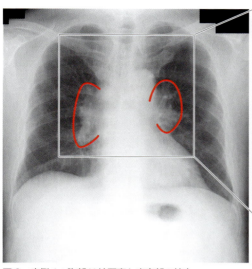
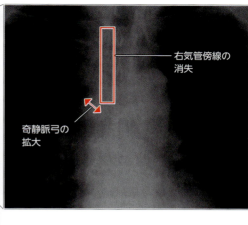

図9　症例1：胸部X線写真と病変部の拡大

A) 横断像

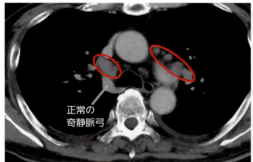

B) 冠状断像

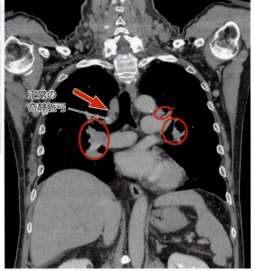

図10　症例1：胸部造影CT（縦隔条件）
○：肺門部陰影の増大の原因となる腫大リンパ節
B) ➡：奇静脈弓の拡大

　腫大したリンパ節と思われる多数の結節影を認めます（図10 ○）．非提示ですが，左鼠径部や傍大動脈領域，腸間膜などにも多数の病変を認め，精査の結果，悪性リンパ腫と診断されました．

　右気管傍線の消失は，右上部気管傍リンパ節病変によるシルエットアウト，奇静脈弓の拡大は，実際には奇静脈の拡大ではなく，奇静脈周囲の腫大リンパ節によるみかけ上の拡大であることがわかります．

3. 奇静脈食道線

> 構成：気管分岐部から左下方に斜走する線で，上端は奇静脈弓，下端は横隔膜レベルで消失（図2 ━）
> 正常：同定できることが多い
> 病態：消失→近傍のリンパ節腫大，肺野病変，胸水，食道病変（腫瘍，裂孔ヘルニア），大動脈病変（動脈瘤，解離，蛇行）など

奇静脈食道線がどの構造に相当するか，CT を用いて解説します．

図 11 ▶ は奇静脈弓を，▷ が奇静脈食道線を表します．気管分岐部より下方では，右下葉の一部が心臓後方と椎体前方を乗り越えるように入り込み，この領域を**奇静脈食道陥凹**と呼びます（図 11C ■）．奇静脈食道陥凹の接する部分（図 11C ▷）と接線（図 11C ┅）は，「線」ができる3つの条件を満たすため，X 線写真上「線」として見えます．

A）胸部 X 線写真
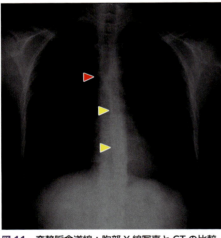

B）胸部単純 CT（肺野条件，横断像）
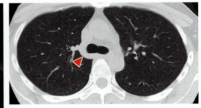

C）腹部単純 CT（肺野条件，横断像）
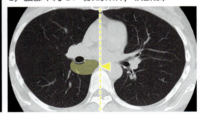

図 11　奇静脈食道線：胸部 X 線写真と CT の比較
▶：奇静脈弓，A）▷：奇静脈食道線，C）■：奇静脈食道陥凹，▷：奇静脈食道陥凹の接する部分，┅：その接線

症例 2　80 歳代，女性

数年来の胸痛，胸焼け．精査を希望され外来受診

胸部 X 線写真の代わりに CT 位置決め像を提示します．

縦隔に大きな腫瘤性病変を認めます（図 12B ◯）．10 年前に撮影された CT 位置決め画像では，奇静脈食道線（図 12A →）が同定できますが，今回不明瞭です．奇静脈食道陥凹部の病変が疑われます．

A) 胸部 CT 位置決め像（10 年前）　　B) 胸部 CT 位置決め像（受診日）

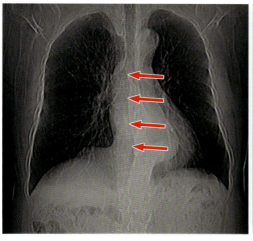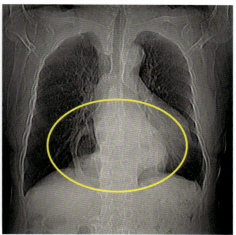

C) 胸部単純 CT（縦隔条件，10 年前）　　D) 胸部単純 CT（縦隔条件，受診日）

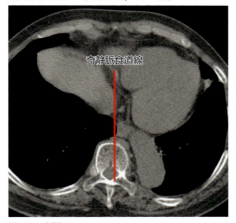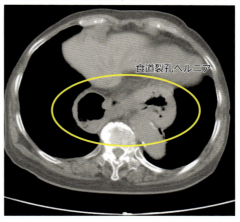

図 12　症例 2
A) ➡：奇静脈食道線，B) ◯：縦隔の大きな腫瘤性病変

　CT では大きな食道裂孔ヘルニア（図 12D ◯）を認めます．10 年前の CT では，食道右縁に引いた接線（図 12C ―）部分が奇静脈食道線に相当します．

4. 大動脈肺動脈窓（AP window）の「線」

構成：頭側は大動脈弓部下縁，尾側は左肺動脈上縁，前側は上行大動脈，後側は下行大動脈，内側は動脈管索（通常は痕跡状），外側は左肺野によって囲まれた領域（図 2 ―，図 13A ➡，図 13B ■）
正常：AP window の外側縁が「線」として同定でき，内側に陥凹（図 13B ―）
病態：膨隆，「線」が外側に凸→縦隔リンパ節腫大（#5, 6），縦隔腫瘍（悪性リンパ腫，肺癌），大動脈弓部瘤など

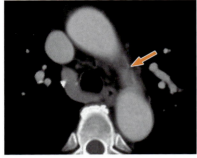
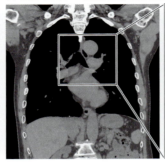
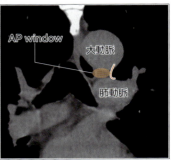

図13　CTにおける大動脈肺動脈窓
A）→：大動脈肺動脈窓，B）■：大動脈肺動脈窓，―：大動脈肺動脈窓の「線」にあたる部分

症例3　80歳代，女性

発熱精査目的に胸部X線写真を撮影

発症時と3年前で撮影条件が異なるため比較しにくいのですが，AP windowを示す陥凹が消失し，外側方向に膨隆していることがわかります（図14A→）．

縦隔リンパ節腫大を疑い，胸部CTが施行されました．胸部CTでは縦隔，両側肺門部に多数の結節影がみられます（図15▶）．AP windowにも病変がみられ（図15→），胸部X線写真の所見と合致します．血液検査などから悪性リンパ腫と診断されました．

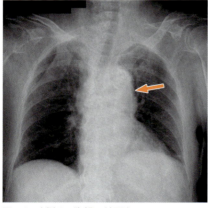
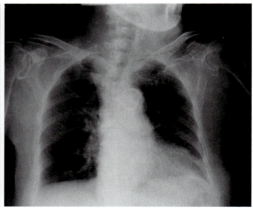

図14　症例3：胸部X線写真
A）→：AP windowを示す陥凹が消失し，外側方向に膨張している

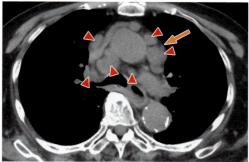

図 15　症例 3：胸部単純 CT（縦隔条件）
▶：リンパ節病変，➡：AP window の病変

5. 左鎖骨下動脈線

構成：左鎖骨下動脈の左縁（図 2 ―）
正常：同定可能
病態：消失・不明瞭化→左鎖骨下動脈周囲の縦隔病変（腫瘍，動脈瘤／解離），肺炎，腫瘍，胸水貯留

　左鎖骨下動脈線は VPW（vascular pedicle width）の計測にも使用されます．VPW は，気管正中から上大静脈と右主気管支との交点までの距離（①）＋気管正中から左鎖骨下動脈起始部までの距離（②）で計算されます（通常①＝②となります）．**VPW は体循環血液量との相関があり，心不全の目安となる指標です**（図 16）．正常の範囲は 48 ± 5.0 mm（43 〜 53 mm）で，心不全の 60％は 53 mm 以上との報告があります[2]．

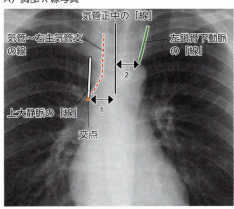
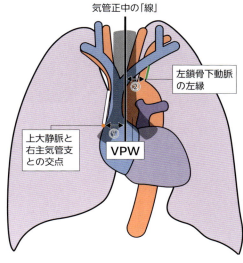

図 16　VPW の計測方法

症例4　70歳代，男性

ヘビースモーカー．咳・痰を主訴に来院．胸部X線撮影施行（図17A，B）

胸部X線写真では，左上肺野〜肺尖部に腫瘤状陰影を認めます．

2年前の胸部X線写真では，左鎖骨下動脈線（図17B ➡）が明瞭に確認できますが，今回消失しています（左鎖骨下動脈とのシルエットサイン陽性）．

悪性腫瘍が疑われ，胸部単純CTを施行しました．

胸部単純CTでは，左上葉縦隔側に，左鎖骨下動脈と接する不整な軟部腫瘤を認めます．

縦隔浸潤を伴う原発性肺癌（腺癌）と診断されました．

A）発症時の胸部X線写真

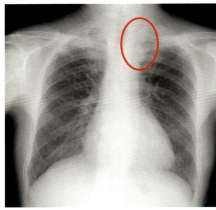

B）2年前（正常）の胸部X線写真

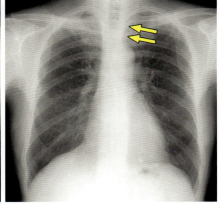

C）胸部単純CT（縦隔条件，横断像）

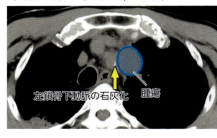

D）胸部単純CT（縦隔条件，冠状断像）

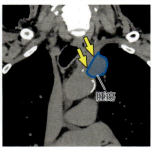

図17　症例4
腫瘍により左鎖骨下動脈線が消失．A）〇：腫瘍，B〜D）➡：左鎖骨下動脈線

6. 気管分岐部

構成：気管分岐部下縁（図2 —）
正常：気管分岐部の角度は 70° 程度（図 18）
　　　実際には，病変がない場合でも 90° 以上くらいに広がることもあるため，角度にこだわりすぎない
病態：気管分岐部の開大（70° 以上）
　　　原因として 2 つのパターンが考えられる
　　　・上に引っ張られる→無気肺（肺門側の腫瘍に注意），肺部分切除術後
　　　・下から押し上げられる→気管分岐部の腫瘍，リンパ節腫大，左房の拡大
右主気管支は，左側と比較して太く，分岐角度が鋭角であり，異物が入りやすい（誤嚥性肺炎などがおきやすい）．

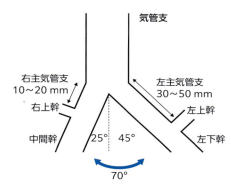

図 18　気管分岐部の模式図

　気管分岐部は，左房に馬乗りになる形で位置しますので，左房の拡大により気管分岐部角が拡大することは容易に理解できると思います．

症例 5　　70 歳代，男性

慢性心不全で通院中．呼吸苦を主訴に来院，胸部 X 線写真を撮影（図 19）

　胸部 X 線写真では，著明な心拡大と気管分岐部角の開大がみられます（図 19B ⇔）．次に胸部単純 CT（図 19C）を撮影しました．気管分岐部の拡大は，CT 位置決め用画像（図 19B ⇔）でより明瞭です．冠状断像では左房を主体に著明な心拡大がみられ，それによる気管分岐部角の開大と診断できます．

A）胸部 X 線写真

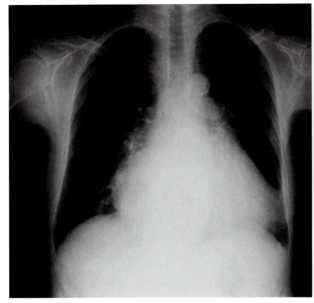

B）CT 位置決め用画像

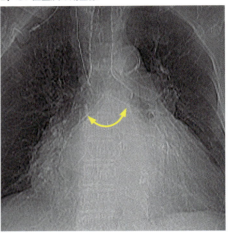

C）胸部単純 CT（縦隔条件，冠状断像）

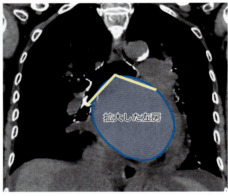

図 19　症例 5：胸部 X 線写真と胸部単純 CT
B）⇔：気管分岐部角の開大，C）○：著明な心拡大，▬：気管分岐部の拡大

☑ **B ランクの 6 つの「線」も重要：必ず確認しよう**

■ 文献

1) 画像診断まとめ
   https://遠隔画像診断.jp/archives/4691（2024 年 9 月閲覧）
2) Milne EN, et al：The vascular pedicle of the heart and the vena azygos. Part I: The normal subject. Radiology, 152：1-8, 1984（PMID：6729098）

総論

第7章 側面像の見方

皆さんは，胸部 X 線写真の側面像を読影する機会がありますか？

研修医に質問すると，「いつも正面像しか依頼しないのでよくわかりません」「側面像が撮影されていることは知っていますが，あまり読影しません」との回答が大半を占めます．

胸部 X 線写真の側面像の読影は，一見難しそうに思えるものの，見るべきポイントは限られています．この機会に側面像の特徴を理解し，読影をマスターしましょう．

1 側面像の基本

1. 側面像の特徴と撮影の目的

胸部 X 線写真は側面像を単独で撮影することはほとんどなく，正面像に側面像を追加して情報量を増やすという考え方で撮影されます．

❶ 側面像の特徴

側面像の利点として，正面像と比較して各肺葉・肺区域の重なりが少なく，正面像では観察困難な構造が見えることがあげられます．その反面，左右の肺野が重なるため，病変が左右どちらにあるのかを側面像のみで評価することは困難です．

❷ 側面像を撮影する 3 つの目的

側面像を撮影する目的は大きく分けて 3 つあります．

1）正面像では既存構造と重なってしまう，病変を見落としやすい領域を観察するため

正面像で既存構造に重なる代表的な領域は以下になります．

- ・胸骨の背側領域
- ・心臓の背側領域
- ・横隔膜の頂部より後下方の領域
- ・中葉舌区
- ・後方の肋骨横隔角

2）正面像で観察された病変の局在をより詳細に評価するため

側面像では

- ・前後方向の病変の位置情報
- ・病変が局在する肺葉の同定　が可能

3）肺全体像を評価するため

- ・胸郭前後径
- ・横隔膜の平坦化

107

2. 側面像の撮影法

側面像は通常，**左側面像（右→左，R→L撮影）**であり，立位の状態で患者さんの左側胸部をX線検出器につけて，右側から左側にX線を照射して撮影します．X線撮影では病変が検出器から離れるほど画像がぼけやすく，かつ拡大して見えるため，右→左撮影のほうが心臓の拡大を防ぎ，心臓と重なる肺野領域を減らすことができるからです．

ただし，あらかじめ病変が右側にあることがわかっている場合には，右側胸部をX線検出器に付けた**右側面像（左→右撮影，L→R撮影）**を撮影することがあります．

- ☑ 側面像は，正面像では観察困難な構造が見えることがある
- ☑ 側面像を撮影する目的：①正面像で見落としやすい領域の観察，②病変の局在の詳細評価，③肺全体の評価
- ☑ 側面像は通常，左側面像を撮影する

2 側面像の正常解剖

1. 側面像で同定できる主な構造

側面像の正常画像（**図1**）を提示します．
側面像では，まず以下の10の構造を同定します．

①心臓　②大血管　③気管　④横隔膜（左右）　⑤肩甲骨（左右）
⑥胸骨　⑦胸椎　⑧下大静脈　⑨右上葉気管支口　⑩左上葉気管支口

図1Bと数字を照らし合わせて，同定してみましょう．
通常点線の構造は見えませんが，位置を知ることは重要です．

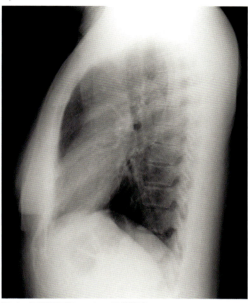 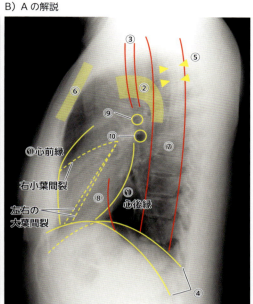

図1　正常側面像：10の正常構造
B) ①心臓，②大血管，③気管，④横隔膜（左右），⑤肩甲骨（左右），⑥胸骨，⑦胸椎，⑧下大静脈，⑨右上葉気管支口，⑩左上葉気管支口

2. 正面および側面像における4つの「角」

次に正面および側面像で，横隔膜との間に形成される4つの「角」を見てみましょう（図2）．胸部X線写真において，横隔膜と心臓，肋骨との折り返し部分を「角」と呼びます．正常では正面・側面像で4つの「角」がみられますが，鋭角かつ横隔膜の「線」が明瞭であれば「正常」です．胸水貯留や肺野病変などにより，鈍化または不明瞭化する場合には「異常」と判断します．

1. 肋骨横隔（膜）角（costphrenic angle：CP angle）
2. 心横隔（膜）角（cardiophrenic angle）
3. 前方の肋骨横隔（膜）角（anterior costphrenic angle）*
4. 後方の肋骨横隔（膜）角（posterior costphrenic angle）

日本語の教科書では，横隔膜角と横隔角が混在していますが，英語表記は同一です．
＊胸骨横隔膜角との記載もあります．

1と2はどの教科書にも記載されており，日常的に読影で用いられる用語です．なお，3と4については一部の海外の教科書にしか記載がなく，あまり一般的な用語ではないのかもしれませんが，本書では理解を容易にするため前述の1～4を「角」と定義して解説します．

A）正面像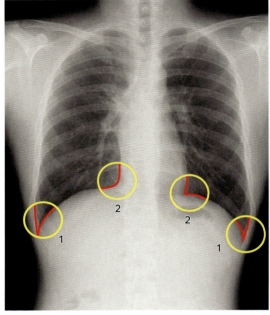
B）側面像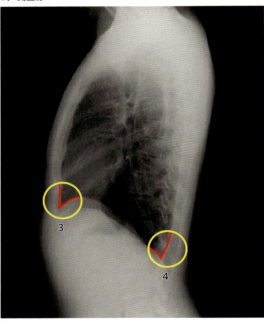

図2 正常胸部X線写真の4つの「角」
1. 肋骨横隔（膜）角，2. 心横隔（膜）角，3. 前方の肋骨横隔（膜）角，4. 後方の肋骨横隔（膜）角

> **ここだけはCheck!**
> ☑ 側面像ではまず10の構造を同定する
> ☑ 次に正面・側面像で，横隔膜との間に形成される4つの「角」を確認する

3 側面像の読影：3つの低吸収域，3つのポイントに注目

1. 読影時に確認すべき3つの低吸収域

側面像の読影では，まず確認すべき低吸収域が3つあります（図3）．

① 気管後腔（retrotracheal space）：気管後縁と上位胸椎間の領域
② 胸骨後腔（retrosternal space）：胸骨後面と大動脈間の領域
③ 心臓後腔（retrocardiac space）：心臓後縁，椎体前面，横隔膜で囲まれる領域

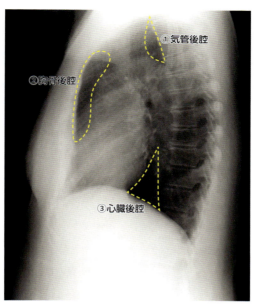

図3　側面像における3つの低吸収域

　正常では，この3領域は低濃度域となります．これらの領域で濃度が上昇して見える場合に，「異常」と判断します（ただし，①気管後腔と②胸骨後腔は，病変が存在しなくても，肥満などの影響で見えにくいことがあります）．

　では，なぜ正常側面像ではこれらの領域が低吸収域になるのでしょうか？ CT画像を用いて解説します（図4）．

　胸部X線写真の側面像では，X線束は人体を横方向に透過します．図3①～③の3領域は，CTで見ると縦隔や胸椎といった肺野と比べてX線の透過性が低い構造が少ないため，相対的にX線検出器に届くX線量が多くなり，X線写真上，低吸収域となります．

　3領域の濃度上昇がある場合の代表的疾患・病変は次の通りです．

① 気管後腔：上葉病変（肺炎，腫瘍），中縦隔腫瘍など
② 胸骨後腔：前縦隔腫瘍（胸腺腫，悪性リンパ腫），心拡大（特に右心不全）など
③ 心臓後腔：食道病変（腫瘍，食道裂孔ヘルニア），中縦隔に重なる肺野病変（肺炎，腫瘍），下行大動脈瘤，左室拡大など

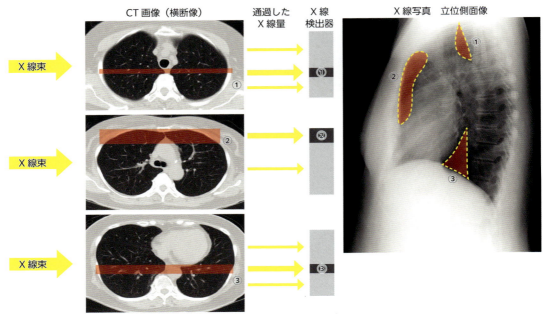

図4 側面像で3つの領域が低吸収域となる理由
縦隔や胸椎はX線透過性が低いため,X線写真上で高吸収域となる

<u>ここだけは Check!</u>
- ☑ 側面像では3つの低吸収域を確認する
- ☑ これらの領域の濃度が上昇し,黒く見えない場合に「異常」と判断する

2. 読影時に確認すべき3つのポイント

3つの低吸収域とあわせて,次の3つのポイントも確認しましょう.

① 胸椎椎体の濃度　　② 左右の横隔膜　　③ 左右の後方肋骨横隔(膜)角

❶ 胸椎椎体の濃度

　正常例では,胸椎椎体の濃度は頭側から尾側に向かって,グラデーションがかかるように白から黒へと徐々に変化します(**図5**).椎体に重なった領域で,尾側の濃度が頭側よりも高くなる場合,「異常」と判断します.

　なぜこのように見えるのでしょうか？ここでもCTを用いてその理由を説明してみましょう(**図6**).

　側面像において,胸椎椎体を横走するレベルでは肩甲骨,脂肪,筋肉などの肺野よりもX線透過性が低い構造が重なっています.通常頭側から尾側にかけてこれらの構造物は徐々に少なくなるため(**図6B ⇔**),X線透過性が亢進し,徐々に黒く見えるのです.

　つまり,胸椎に重なって白く見える領域があれば,肺野よりもX線透過性の低い,何らか

112 　医師1年目からの　100倍わかる！　胸部X線の読み方

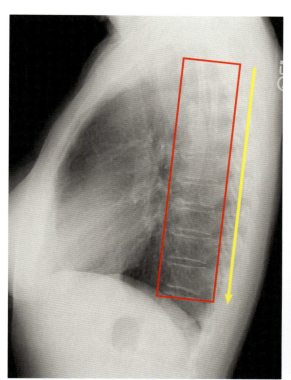

図5 側面像の読影のポイント①：胸椎椎体の濃度
X線の透過性が頭側から尾側にかけて亢進するため，胸椎椎体は徐々に黒くなる

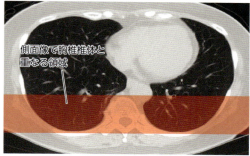

A）CT画像（肺野条件，横断像）

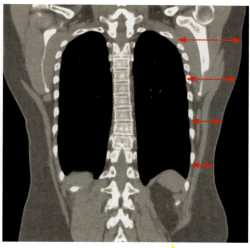

B）CT画像（縦隔条件，冠状断）

図6 X線写真側面像で，胸椎椎体の濃度に差が生じる理由

の陰影が存在することを示します．下肺野背側部の肺野病変のほか，後縦隔や胸椎，胸壁の病変，胸水貯留が鑑別にあがります．

- ☑ 側面像では胸椎椎体に重なった領域の濃度に注目
- ☑ 頭側から尾側にかけて濃度が高くなる領域があれば「異常」と判断する

❷ 左右の横隔膜

正常では横隔膜の「線」は明瞭です．横隔膜の「線」が不明瞭である場合に「異常」と判断します．

まず正常な胸部X線写真の側面像を提示します（**図7**）．2つの横隔膜の「線」（▶と▷）が見えますが，どちらが右側でどちらが左側でしょうか？また，その理由は説明できますか？

正解は，▶で示す横隔膜が右側で，▷が左側です．

よく勉強している研修医ほど「▷が右側の横隔膜です．その理由は右側に肝臓が存在するため，右側の横隔膜が左側より高くなるからです」と答えます．確かに側面像では，▷の方が高位に見えますが，実は正解ではありません．

では，横隔膜の左右鑑別法について，CT画像を用いて解説します（図8）．

まずは正面から見た画像（CT冠状断像，図8A）で，左右の横隔膜を切りとり，それを側面から見ます（図8B, C）．右側（図8B ―）では横隔膜の上部には肺野のみ存在し，前後方向で連続的に横隔膜と肺野とのコントラストが大きい状態で，さらにX線束の入射方向に対して接線が引け，接線部分が尖っていないため，「線」が見える3つの条件（p.38参照）を満たします．このため，右横隔膜全体が腹側から背側まで「線」として同定可能です．

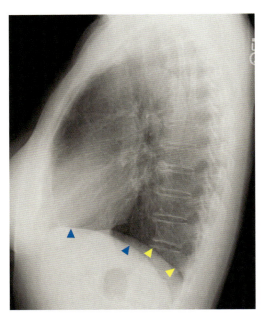

図7　側面像の読影のポイント②：左右の横隔膜

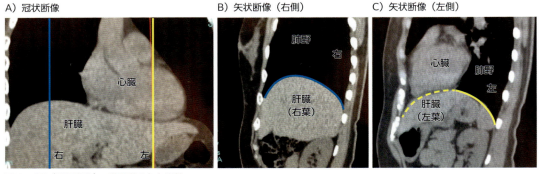

図8　CT（縦隔条件）：横隔膜の左右比較

114　医師1年目からの　100倍わかる！　胸部X線の読み方

左側ではどうでしょうか．背側部分（図8C ▬）では横隔膜の上部は肺野だけですが，腹側部分（図8C ▭▭▭）では心臓と横隔膜（軟部濃度カテゴリー同士）が接しており，コントラストが消失します．結果的に「線」を構成する条件を満たさないため，左横隔膜の腹側の一部が消失します．いわば，**シルエットサイン陽性**の状態になるわけです（総論第5章「シルエットサイン」参照）．

これさえ覚えていれば，ほとんどの症例で側面像おける横隔膜の左右判別が可能となります．横隔膜直下に胃泡がみられる場合，さらに確実に左側の横隔膜であると判断できます．

側面像における横隔膜の左右判別法
- ☑ **右側**：腹側から背側まで，横隔膜の全体が同定できる
- ☑ **左側**：心臓と接する領域（前方部分）で，横隔膜の「線」が消失する（シルエットアウト）

❸ 左右の後方肋骨横隔（膜）角（posterior costphrenic angle）

前述のとおり，正面像で横隔膜と肋骨との間で形成される CP angle のように，側面像でも横隔膜と胸壁で肋骨横隔（膜）角を形成します．特に**後方の肋骨横隔（膜）角**（posterior costphrenic angle：posterior CP angle）は読影の際に重要で，左右ともに鋭角で明瞭な「角」として認められます（図9）．

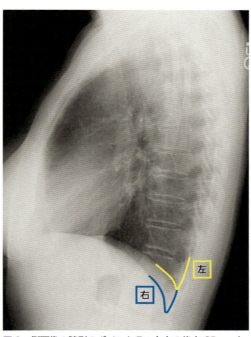

図9 側面像の読影のポイント③：左右の後方 CP angle

後方のCP angleが平坦化もしくは不明瞭化している場合に「異常」と判断します．異常の場合には，肺底部背側に腫瘍や肺炎などの病変の存在，胸水貯留やCOPDによる横隔膜の平坦化などが考えられます．
　横隔膜を同定し「線」を追いかけていくことで，CP angleの左右を判別でき，病変の存在部位の推測が可能となります．

- ☑ 後方の肋骨横隔角（CP angle）にも注目
- ☑ 後方の肋骨横隔角の平坦化や不明瞭化は「異常」と考える

4 症例提示

症例1　60歳代，女性

主訴：数日前からの胸痛，胸焼け

　X線写真（立位正面像）を提示します（図10）．病変はどこにありますか？
　軽度の心拡大を認めますが，肺野病変は明らかでありません．
　次に，側面像を提示します（図11）．前述の3つの低吸収域と読影の3つのポイントに注目して読影してみましょう．

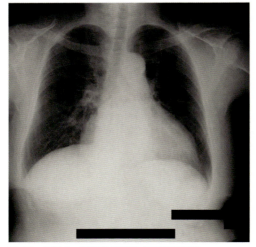

図10　症例1：胸部X線写真（立位正面像）

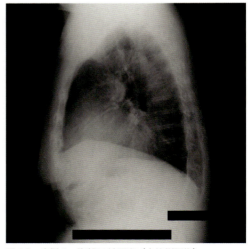

図11　症例1：胸部X線写真（立位側面像）

気管後腔および胸骨後腔は明瞭な低吸収域（図12 ▷）ですが，心臓後腔は心臓と同程度の高吸収域として観察されます（図12 ◯）．心臓の背側に何らかの病変が疑われます．

確認のため胸部CTが施行され，食道裂孔ヘルニアの診断となりました（図13 ▷）．

実は正面像（図10）を詳細に観察すると，食道裂孔ヘルニアを疑う所見があります．X線写真（図14A）において心右縁の「線」（図14A ⇨）の外側に，食道裂孔ヘルニアがつくる「線」（図14A ⇨）がもう1本認められます．CTでは，心右縁（図14B ▭）より右側方向に膨隆した食道裂孔ヘルニアの外側辺縁に相当します（図14B ━）．

また奇静脈食道線も同定できません．この所見も奇静脈食道陥凹部の病変を示唆する所見です．

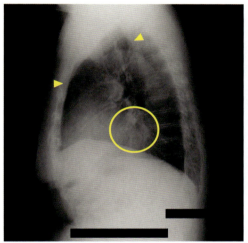

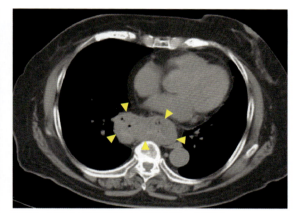

図12 症例1：側面像における異常所見
▷：低吸収域（正常），◯：高吸収域（異常）

図13 症例1：胸部単純CT（縦隔条件，横断像）
▷：食道裂孔ヘルニア

A）胸部X線写真

B）胸部単純CT（縦隔条件，横断像）

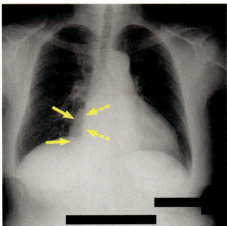

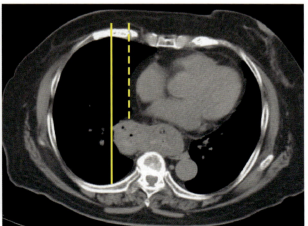

図14 症例1：食道裂孔ヘルニアの所見 "double line"

症例2　30歳代，男性

主訴：数カ月前からの胸痛，前胸部不快感

　X線写真（立位正面像）を提示します（図15）．病変は指摘できますか？
　正面像では，右側肺門部から上縦隔に大きな腫瘤性病変がみられます．縦隔腫瘍や肺野病変を疑いますが，これだけでは病変の局在評価は不十分です．
　側面像ではどうでしょうか？数年前に撮影された側面像と比較します（図16）．来院時の側面像では，胸骨後腔に濃度上昇域がみられます（図16A ◎）．

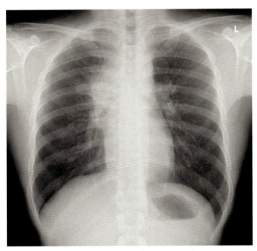

図15　症例2：胸部X線写真（立位正面像）

A）来院時　　　　　　　　B）数年前

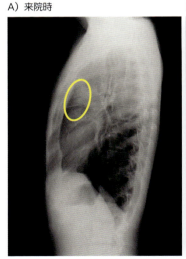

図16　症例2：胸部X線写真（側面像）
A）胸骨後腔（◎）に濃度上昇域がみられる

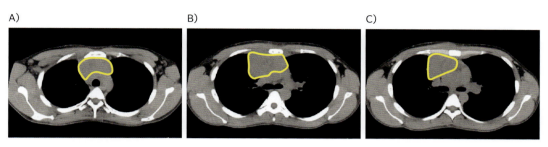

図17 症例2:来院時の胸部単純CT（縦隔条件,横断像）
前縦隔腫瘍（○）を認める

　典型的な発熱や喀痰などの肺炎を疑う臨床所見はないため，精査目的で胸部単純CTが施行され，前縦隔腫瘍と診断しました（図17）．X線写真所見で推測された病変の局在と合致します．最終的に，悪性リンパ腫との確定診断が得られました．

　本症例にかかわらず，画像所見で異常があるかどうか判断に迷った場合，過去画像があればその比較が有用です．複数の過去画像がある場合は，最新の画像との比較はもちろん，なるべく古い画像とも比較するようにしましょう．前回との比較では変化がないように見えても，古い画像から順番に見ると明らかに増大傾向があることに気づくこともあります．それにより肺癌など腫瘍性病変を疑うことができます．過去画像がなく比較できない場合にはほかの患者（なるべく年齢，性別の近い正常画像）と比較しながら読影することもよい方法です．
　「過去画像は宝の山」なのです．

症例3　70歳代，男性

数日前からの発熱，咳，左背部痛を主訴に来院．これまでに誤嚥性肺炎をくり返している

　胸部X線写真（立位正面像）を提示します（図18）．いかがでしょうか？肺野には明らかな異常はみられません．
　次に，側面像を見てみましょう（図19）．3つの低吸収域については異常ありません．
　続いて3つの読影ポイントを確認しましょう．胸椎椎体の濃度は尾側に向かうにつれて低吸収となるはずですが，肺底側で濃度が上昇しています．
　次に横隔膜を確認します．右横隔膜を示す図20 ━ は正常です．
　左横隔膜はどうでしょうか．まず，腹側が心臓と接することで，直下に胃泡があるので，図20 ━ が左側の横隔膜と判断できます．よく見ると左横隔膜の後方，背側部分が同定できず，後部の肋骨横隔（膜）角が不明瞭です（図20 ╍）．左横隔膜に対してシルエットサインが陽性であり，左肺底部背側の病変が疑われます．
　確認のため胸部CTを施行しました（図21）．

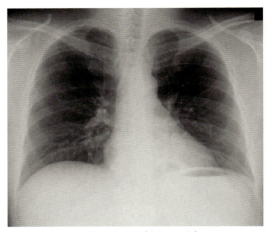

図18 症例3：胸部X線写真（立位正面像）

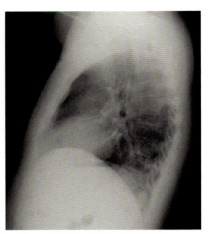

図19 症例3：胸部X線写真（側面像）

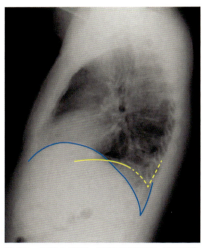

図20 症例3 解説：胸部X線写真（側面像）

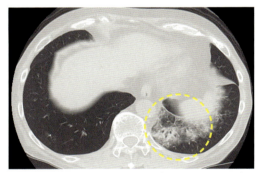

図21 症例3 解説：胸部単純CT（肺野条件，横断像）
左S9，10領域に非区域性の斑状影がみられ（◯），肺炎が疑われる

　胸部CTでは，左下葉（S9～10領域）に斑状影（図21 ◯）がみられ，図20で推定した病変の部位と一致します．急性期肺炎（誤嚥性肺炎の再発）と診断し，抗菌薬を投与し，経時的に病変は改善しました．

　ここで，最初に提示したX線写真正面像を再度確認してみましょう（図18）．

　病変の検出がなかなか難しいかもしれませんが，下行大動脈「線」が不明瞭で，心臓と重なる領域でわずかに濃度が上昇，左心横隔角部に異常ありと判断します．左横隔膜の「線」は明瞭で，シルエットサインは陰性となります．図21のCTで指摘された左肺底部の肺炎を疑うことはできるかもしれません．横隔膜の後方，背側に位置する肺野病変は，正面像では横隔膜と重なり検出しにくいですが，側面像を追加することで検出しやすくなることがあります．

| 症例4 | 70歳代，女性 |

1週間前からの高熱，咳，右前胸部痛を主訴に受診．これまでに心不全をくり返している

　来院時の胸部X線写真を提示します（図22）．正面像（図22A）では心拡大があり，右中下肺野の縦隔側に淡い高吸収域を認めます．側面像（図22B）では，胸壁を底辺とする楔状の浸潤影を認めます．

　数カ月前に撮影されたX線写真（図23）と比較すると，新たな病変であることがわかります．ここで図1で解説した右小葉間裂と左右の大葉間裂の位置関係を思い出してください．

　側面像でこれらの「線」は同定できませんが，この両者と胸壁に囲まれた三角形の領域が右中葉であることを理解すれば，この浸潤影は中葉病変であると判断できます．正面像だけでは位置関係の評価が難しくても，側面像を追加することで病変の局在評価がより正確になります．

　胸部CT（図24）を施行しました．肺門部気管内に存在するairを置換する陰影と病変末梢肺野の容積減少を伴い，右中葉の無気肺と診断されました．

　側面像で心臓後腔の濃度が上昇しているのは，心拡大の影響です．

　CT（矢状断像）では，小葉間裂（─）と大葉間裂（─）の間に陰影が存在し，胸部X線写真の側面像でみられた陰影と一致します（図25）．

A）立位正面像

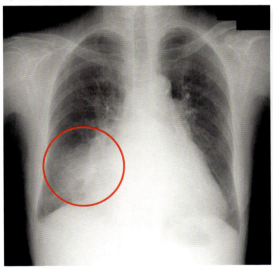

B）側面像

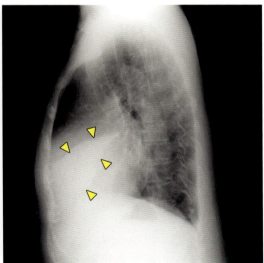

図22　症例4：来院時の胸部X線写真
A）○：淡い高吸収域，B）▷：楔状の浸潤影

総論　第7章　側面像の見方

121

A）立位正面像　　　　　　　　　　　B）側面像

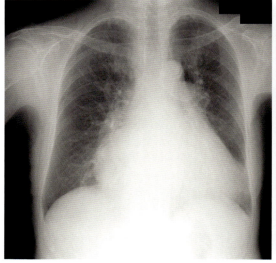
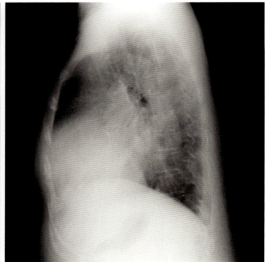

図23　症例4：数カ月前の胸部X線写真

A）来院時　　　　　　　　　　　　　B）6カ月前

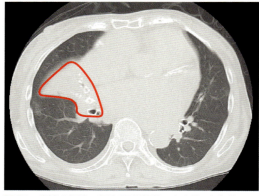
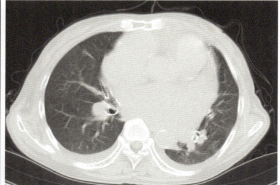

図24　症例4解説：単純CT横断像，右中葉の無気肺
A）○：右中葉無気肺

A) 来院時のCT（矢状断像）　　　B) 数カ月前のCT（矢状断像）

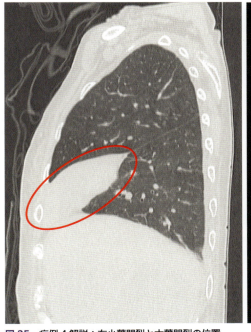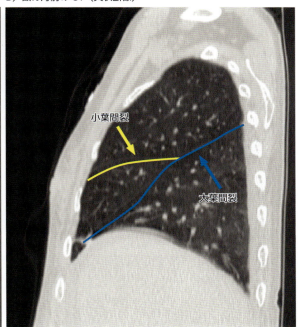

図25　症例4解説：右小葉間裂と大葉間裂の位置
A) ○：右中葉無気肺

症例5　60歳代，女性

骨髄異形成症候群（MDS）で加療中．数日前からの発熱，右前胸部痛で救急外来受診．これまでに何度か肺炎を繰り返している．β-Dグルカン 25 pg/mL

　胸部X線写真（図26A, B）では，右中肺野の縦隔側に腫瘤影を認めます（図26A）．右肺門部血管の輪郭は確認できるため肺門部病変ではなさそうですが，正面像だけでは正確な部位の推定が困難です．
　側面像（図26B）では前胸壁直下に陰影が見られますが，小葉間裂を示す線状影よりも上部に存在することから，右上葉（S2領域）の病変であると推察できます．
　胸部単純CTが施行され，右上葉S2領域胸膜直下に空洞を伴う浸潤影を認め，真菌感染症の再発と診断しました．

A) 胸部 X 線写真（立位正面像）

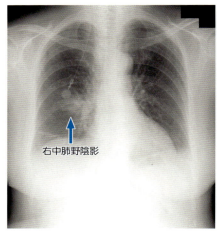

右中肺野陰影

B) 胸部 X 線写真（側面像）

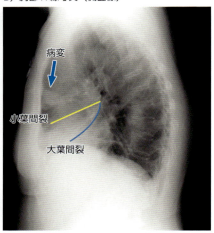

病変
小葉間裂
大葉間裂

C) 胸部単純 CT（肺野条件，横断像）

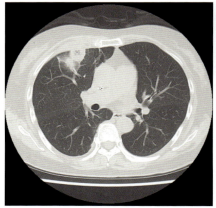

D) 胸部単純 CT（肺野条件，矢状断像）

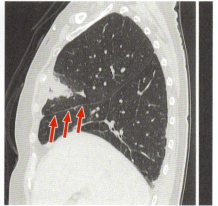

E) 胸部単純 CT（肺野条件，冠状断像）

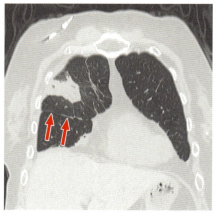

図26　症例5
D, E) ➡：小葉間裂

| 症例6 | 10歳代，男性 |

漏斗胸の術前検査として，胸部X線および胸部単純CTを撮影（図27）

A）胸部X線写真（立位正面像）

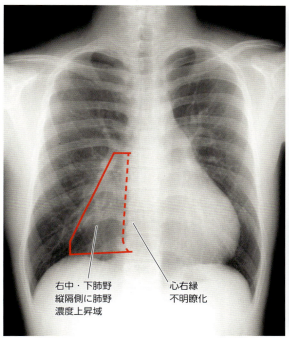

右中・下肺野縦隔側に肺野濃度上昇域
心右縁不明瞭化

B）胸部X線写真（側面像）

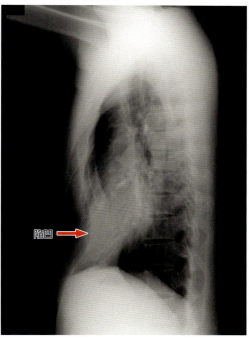

陥凹

C）CT（縦隔条件，横断像）

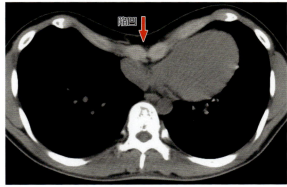

陥凹

図27 症例6：漏斗胸

　漏斗胸は胸骨とそれに接合する肋軟骨の陥凹偏位をきたす疾患で，胸郭変形の大部分を占めます．若年男性に多く発症することが知られています．
　漏斗胸の診断は，胸部X線側面像が特に有用で，胸骨・胸壁の陥凹が観察できます．

正面像では胸骨陥凹を検出することは困難ですが，胸骨が胸腔内構造を圧迫することで，二次的に

- 心臓の左方偏位
- 右心陰影（特に右第2弓）の消失〜不明瞭化
- 右下肺野縦隔側に濃度上昇域
- 前肋骨の急峻化

の所見を呈することがあり，これらの所見から漏斗胸を疑うことができます．

参考：側面像で全身疾患がわかる

ちなみに側面像では，胸椎自体の病変も鑑別としてあげられます．他症例ではありますが，図28のように全身疾患が潜んでいる可能性もありますので，参考までに側面像やCT画像を見ておいてください．

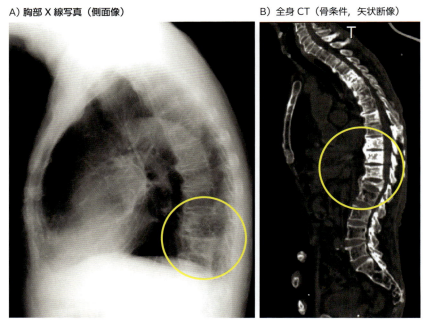

A）胸部X線写真（側面像）　　B）全身CT（骨条件，矢状断像）

図28　胸椎自体の病変
90歳代，男性．数カ月前からの背部痛，1週間前から持続性の咳嗽．前立腺癌の造骨型の多発骨転移（◯）と診断された

総論

第8章 撮影条件による画像の見え方の違い

誰もが一度は，健康診断などで胸部X線検査を受けた経験があるはずです．その際，胸を検出器につけ，両手を腰に当て体を前に突き出しますが，なぜこのようなちょっと不自然な体勢で撮影するのでしょうか？ X線管は患者さんのかなり後方にありますが，なぜこんなにも離れているのでしょうか？ 撮影時，深く息を吸って，息を止めるのはなぜでしょうか？ もちろんこれらにはすべて理由があります．

本章では，撮影条件によって画像にどのような見え方の違いが生じるのかを解説します．普段あまり意識することはないかもしれませんが，胸部X線撮影の根幹となる事項です．今後，後輩の先生や患者さんなどから上記のような質問をされた際にしっかり理由を説明できれば，きっと「この先生デキる！」と言われることでしょう．

1 PA撮影とAP撮影

X線の撮影方法は大きく，PA（Posterior-Anterior：後前方向）撮影とAP（Anterior-Posterior：前後方向）撮影の2つがあります．

PA撮影とAP撮影の違いは，X線の照射方向です．

通常の立位胸部X線写真はPA撮影で行われます．患者さんはX線検出器に胸をつけるように立ち，X線を患者さんの後方（背側）から前方（腹側）に照射します．反対にAP撮影では，患者さんはX線検出器を背にして，患者さんの前方（腹側）から後方（背側）にX線を照射します．

PA撮影とAP撮影による画像の違いは何でしょうか？ 図1を元に考えてみましょう．

X線はX線管から照射された後で円錐状（弧状）に広がって進む性質があります．対象となる構造がX線検出器から離れるほど（つまりX線管との距離が近いほど），画像では拡大して見えます．PA撮影では心臓と検出器との距離が近いため，心臓の大きさは本来の大きさに近似しますが，AP撮影では心臓と検出器との距離が離れるため，心臓がやや拡大して見えます（PA撮影と比べ，AP撮影では約1.1倍拡大されることが知られています）．

また，心臓と重なる肺野領域はPA撮影よりもAP撮影のほうが広くなります（図1 ■）．

つまり，**PA撮影の方がAP撮影よりも心臓の大きさを正確に評価でき，かつ心臓と重なる肺野領域も狭くなります**（図1B）．

胸部X線撮影の主たる目的は**心拡大の評価**と**肺野病変の検出**であるため，心臓および肺野のどちらの観点からみても PA撮影の方が有利です．そのため緊急を要するポータブル撮影などのやむをえない場合を除いて，**通常 PA撮影が行われます**．

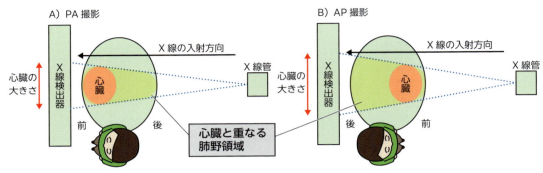

図1　PA撮影とAP撮影の比較

- ☑ 心拡大の評価，肺野病変の検出ともに，PA撮影がAP撮影よりも有利
- ☑ 通常は「PA撮影」：AP撮影はポータブル撮影に限定される

2 吸気撮影と呼気撮影

　次はなぜ撮影時に息を目一杯吸わないといけないかです．まずは2枚の胸部X線写真（立位正面）を提示します（図2）．同一患者で同一時刻に撮影された画像ですが，2つの画像はかなり違います．それぞれどのような条件で撮影されたのでしょうか？

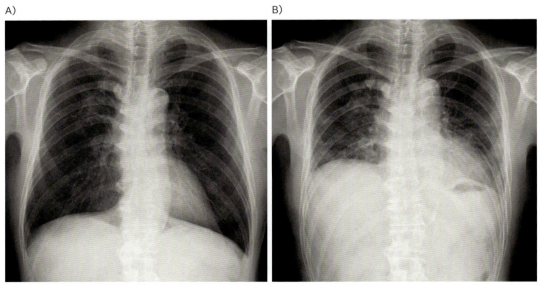

図2　同一患者で同一時刻に撮影したAとBの撮影条件の違いは？

正解は，図2Aが「吸気撮影」，図2Bが「呼気撮影」です．

さて，図2Aは「異常なし」と判断できますが，図2Bはいかがでしょうか．心拡大や下肺野主体に肺野の透過性低下がみられ，心不全や胸水貯留，肺炎を疑ってしまうかもしれません．しかし「呼気撮影」であれば「正常範囲内」なのです．

前述の通り，通常の胸部X線写真は，最大吸気かつ息止めをした状態で撮影します．

息止めは，画像のぶれを抑えるためであることは容易に理解できます．最大吸気では横隔膜が下垂し，胸郭が拡大することで可視範囲が大きくなります．さらに肺の含気量が増え，肺野のX線透過性が高まることで肺野がより黒く見え，病変部とのコントラストが大きくなるため，病変を検出しやすくなります．

実際の現場では，患者さんが呼吸停止できない場合や，認知症や意識障害などで従命が入らず，吸気不十分な状態で撮影される場合があります．その際は「呼気撮影」に近い状態となりうることを理解し，心不全や肺炎など病的所見があるのか，吸気不十分で病的に見えているだけなのかを考える必要があります．撮影した診療放射線技師に，患者さんの撮影時の状況を確認するのもよいかもしれません．

- ☑ 通常は「吸気撮影」：最大吸気で撮影
- ☑ 吸気不十分な画像では，心不全や肺炎などと誤診する危険性がある

3 立位撮影と臥位撮影

最後に不思議な体勢で撮影する理由についてです．

2枚のX線写真を提示します（図3）．同一患者を同一時刻に，条件を変えて撮影したもの

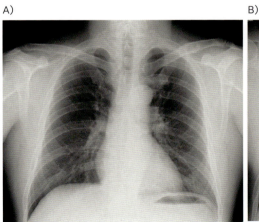
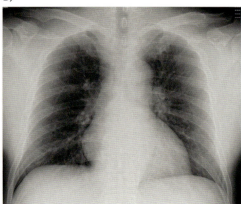

図3 同一患者，同一時刻の写真だが，AとBの違いは？

です．両者の撮影条件の違いは何なのか，そして2枚には7つの相違点がありますが，その相違点はどこかを考えてみてください．

正解は，図3Aは立位撮影，図3Bは臥位（ポータブル）撮影です．

図3Aと比較して図3Bでは以下の7つの相違点があります（図4）．

A) 立位撮影

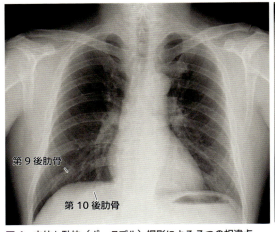

B) 臥位（ポータブル）撮影

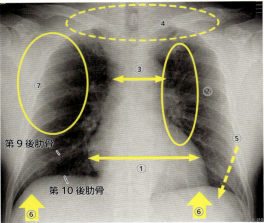

図4 立位と臥位（ポータブル）撮影による7つの相違点

立位と臥位（ポータブル）撮影
① 心拡大   ④ 肺尖部容積減少   ⑦ 肺野と肩甲骨との重なり
② 上肺静脈拡大   ⑤ 胃泡消失
③ 上縦隔拡大   ⑥ 横隔膜挙上

これらの所見は立位撮影と臥位撮影を鑑別するポイントになります．

通常撮影とポータブル撮影の違いを踏まえてみていきましょう．

1. ポータブル撮影

ポータブル撮影とは，文字通り"持ち運び可能な"装置によるX線写真撮影です．主に救急外来やICU，手術室，病棟などで，X線検査室への移動が困難な重症患者や移動のリスクがある患者さんが対象となります．ここでは，ポータブル撮影法の詳細や得られるX線写真について，改めて整理していきます．

通常撮影とポータブル撮影における，撮影法の違いを見てみましょう（図5，表）．

ポータブル撮影は主に**臥位**で行います．患者さんの背中と寝台の間に，デジタル処理が可能なIP（イメージングプレート）もしくはフィルムを挿入し，患者さんの前方正面からX線を

A）通常撮影（立位正面，PA像) B）ポータブル撮影（臥位正面，AP像）

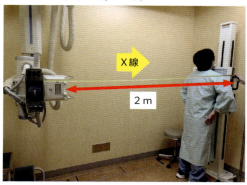
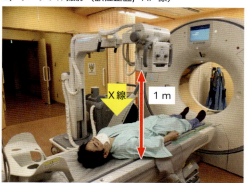

図5 通常撮影とポータブル撮影
⇨：X線の照射方向　⟷：X線管から検出器までの距離
＊当院診療放射線技師をモデルに撮影

表 立位通常撮影と臥位ポータブル撮影の違いと画像に及ぼす影響

	立位通常撮影	臥位ポータブル撮影	臥位ポータブル撮影が画像に及ぼす影響
X線管とフィルムの距離	約2 m	約1 m	心陰影の拡大 肺尖部に鎖骨が重なる （肺尖部が縮小）
撮影方向	PA	AP	心陰影の拡大 縦隔と重なる肺野の拡大
撮影条件（管電圧）	120 kV以上（高圧撮影）	120 kV以下	ぼけた画像になりやすい
撮影体位	一定になりやすい	一定になりにくい（斜位になりやすい）	心縦隔の大きさが変化する
横隔膜の位置	通常	挙上しやすい	心陰影の拡大
胸水の分布	肺底部側に集まる	背側部に集まる	臥位では評価しにくい
気胸の分布	肺尖部に集まる	胸壁下に集まる	臥位では評価しにくい

照射します．寝台を起こして半坐位や坐位の状態で撮影することもあります．
　一般的に，通常撮影と比較してポータブル撮影は画質が低下し，読影が難しくなります．また，毎回同じ姿勢での撮影が困難なため（体位が変わる），経過観察の際に過去画像との比較が難しくなります．このように，通常撮影と比べデメリットが多い撮影法のため，可能な限り通常の立位撮影が望ましいです．とはいえ，患者さんの状態や転倒のリスクなど，安全性を十分に考慮し，ポータブル撮影を適切に活用していただきたいと思います．

☑ 通常撮影とポータブル撮影は別の画像と考える
☑ 両者の違いは撮影条件や体位の違い：画像に与える影響を理解する

2. ポータブル撮影における胸部X線写真の特徴

ポータブル撮影で通常撮影と異なる7つの違いについて解説します.

① 心拡大, ②上肺静脈拡大, ③上縦隔拡大

体位によって心臓がどのように見えるか, 風船を使って説明します.

図6は同じ風船に同じ量の水を入れて(心臓と内腔の血液に相当), 等距離から撮影した写真です. 図6Aは風船を上からつり下げた状態で, 立位をイメージしています. 横隔膜により支える力は強くなく, 風船は滴状の形態となります. 図6Bは風船を机に置いた状態で, 臥位をイメージしており, 心臓が胸壁などに支えられた状態を反映します. 風船は若干横方向に広がります. 臥位で心陰影が拡大する要因の1つです.

重力の向きの変化も大きな要因となります. 一般的に, 立位から臥位になると, 下肢に集まっている血液が心臓に戻ります. その際肺血流が約30%増加するといわれ, 肺血管の拡大や, 心拡大, 上縦隔拡大が生じるのです.

立位撮影(図5A)では, 重力は頭側→尾側方向にかかります. 血液は重いため肺底部側に多く集まります. その結果, 胸部X線写真立位像では上肺静脈と下肺静脈の径に差が生じます(図7A, 上肺静脈径:下肺静脈径=1:1.5〜2.0).

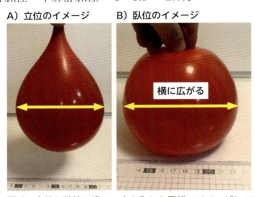

図6 立位と臥位の違い:水を入れた風船でイメージしてみよう

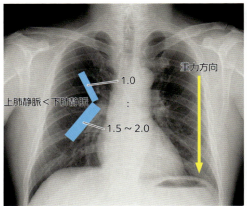
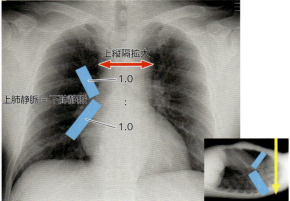

図7 立位撮影と臥位撮影における肺静脈の見え方

一方，臥位撮影（図5B）では頭尾方向における重力差が消失するため，上肺静脈と下肺静脈の径の差が消失します（図7B，1.0：1.0）．厳密には腹側−背側方向での重力差が新たに生じますが，画像に与える影響はほとんどありません．

上縦隔の拡大や心拡大は通常の立位撮影においては心不全を示す重要な胸部X線所見です．しかし，臥位では正常でも同様の所見が得られ，正確な評価は困難となります（**各論第9章「心大血管病変の見方① 大血管」，第10章「心大血管病変の見方② 心臓」参照**）．心不全を疑う際は立位で撮影するか，ポータブル撮影の場合は可能な限り坐位で撮影するようにしましょう．

④ 肺尖部容積減少

肺尖部の容積減少は，ポータブル撮影である根拠となります．その理由は，X線管から検出器までの距離に関係します．

東京タワーに観光に来たと仮定しましょう（高い建物なら何でもいいのですが）．同じタワーでも遠くから見る場合と，近くで見上げる場合では見え方に違いがあることは皆さん経験があるはずです．特に展望台からタワー先端までの長さ（X線写真上の肺尖部に相当）は，近い距離から見上げるほどより短く見えます（図8）．

ポータブル撮影では焦点間距離が短くなるため，肺尖部は下から見上げるような形となり，結果的にX線写真上肺尖部の容積が減少してみえます．肺尖部病変（特に腫瘍や気胸）の検出が困難となるので，読影の際に注意が必要です．

⑤ 胃泡消失

立位では，重力の影響で胃の空気は頭側に移動し，胃弓窿部にみられることが多いですが，臥位では最も腹壁に近い位置に移動し，検出が難しくなります（図9）．そのため，胃泡の位置や有無により，体位の推定が可能となります．

⑥ 横隔膜挙上

立位から臥位になると，通常1肋間程度横隔膜が挙上します．立位では，重力により腹部臓器は尾側に下垂しますが，臥位では腹部臓器が胸腔側に移動するからです．

A）遠距離から見た場合　B）近距離から見た場合

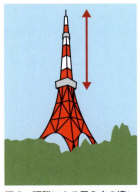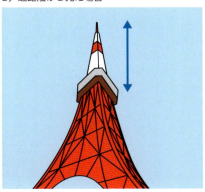

図8　距離による見え方の違い

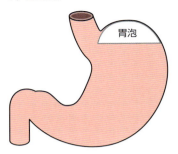
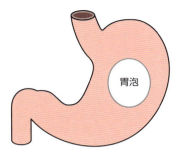

図9 立位撮影と臥位撮影における胃泡の位置

⑦ 肺野と肩甲骨との重なり

　臥位では両手を体の横につけた状態で撮影するため，肩甲骨が通常の位置にあり，AP像で肺野の多くの領域と重なってしまい，肺野の評価が難しくなります．

　立位正面で手を腰に当て，腕を前面に押し出すことで肩甲骨は外側に移動し，肺野との重なりが減少します．これが通常撮影の際に，手を腰に当て胸を前に突き出す姿勢をとる理由です．

※女性では，臥位撮影の場合，重力の影響で乳房が外側方向に移動し，乳房下端の「線」が不明瞭化することがあります．

☑ 立位と臥位では画像の見え方が異なる：7つの違いを理解する

各論

第**1**章 黒く見える病変の見方① 気胸

第**2**章 黒く見える病変の見方② 肺気腫，その他

第**3**章 胸水の見方

第**4**章 肺癌の見方

第**5**章 肺炎の見方①

第**6**章 肺炎の見方②

第**7**章 肺水腫の見方

第**8**章 心不全の見方

第**9**章 心大血管病変の見方① 大血管

第**10**章 心大血管病変の見方② 心臓

第**11**章 肺門部病変の見方

第**12**章 胸部X線写真に写る人工物

各論

第1章 黒く見える病変の見方① 気胸

　前述の通り，胸部X線写真における異常は「線」と「面」の観点から考えると理解しやすいです．このうち「面」の異常では，大部分が「白く見える」病変であるため検出は比較的容易ですが，「黒く見える」病変の検出は困難なことが多いです．本章では「黒く見える」病変を正確に診断するために必要な知識を整理し，わかりやすく解説します．

1 気胸とは

　気胸とは，「肺がパンクした状態」とも例えられ，何らかの原因により破れた肺から空気が漏れ，胸腔内に貯留する病態です（**図1**）．日常診療でよく遭遇し，発症時に突然の胸痛や呼吸困難を伴います．なかでも**緊急性気胸**は迅速な診断と早急な処置を行わなければ死亡に至ることがあります．また**存在診断だけでなく，重症度を正確に評価する**ことも重要です．

　気胸はその原因から大きく3種類に分類されます．

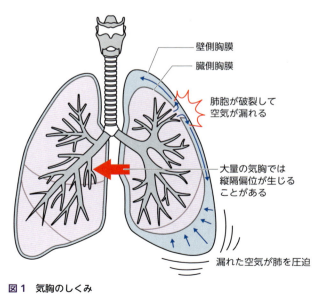

図1　気胸のしくみ

文献1を参考に作成

1. 自然気胸

自然気胸は**突発性自然気胸**と**続発性自然気胸**に分けられます．

突発性自然気胸は，肺の表面に多くみられる気腫性嚢胞（ブラ・ブレブ）の破裂が原因と考えられており，20歳前後で身長の高い痩せ形（いわゆる気胸体型）の男性に多いのが特徴です．

続発性自然気胸は，主に60歳以上の喫煙歴がある男性に生じた肺気腫が原因で発症することが多く，間質性肺炎やCOPD，肺癌などに併発します．

生殖可能年齢の女性で，特に右側に気胸がみられた場合には，肺表面や横隔膜に存在する異所性子宮内膜が原因で発症する**子宮内膜症性気胸（月経随伴性気胸）**も鑑別にあげられます．

2. 外傷性気胸

交通外傷などの外傷により，胸壁・肺・気管・気管支・食道が損傷することで生じる気胸です．

3. 医原性気胸

カテーテル挿入や人工呼吸器の装着など，医療行為に合併して生じる気胸です．

- ☑ 気胸とは，肺内の空気が胸腔内に漏出し貯留する病態
- ☑ 気胸の診断だけでなく，原因の考察や重症度判定を含めた評価が重要
- ☑ 気胸の原因：自然気胸（突発性，続発性），外傷性気胸，医原性気胸に大別

2 気胸のX線診断

後述する胸水（各論第3章「胸水の見方」参照）では，濃度上昇域などの間接所見から胸水の存在を推定するプロセスが必要ですが，気胸の場合は胸腔内に漏出した異常な空気を直接，異常所見として検出できるため，診断が一見容易に見えます．

実際，研修医に気胸の胸部X線所見について質問すると，多くの場合，「胸腔内に漏出した空気が低吸収域（無血管野：avascular area）として見えます」と回答します．

もちろん正解なのですが，気胸の胸部X線診断にはそのほかにもいくつか，読影の重要なポイントがあります．

気胸の胸部X線診断で重要なポイント
- 気胸を示す間接所見もある
- 撮影体位によって気胸の分布が変化する（画像所見が変化する）
- 胸部X線写真では見えない気胸もある
- 気胸と間違えやすい画像所見がある

次に気胸を示す胸部X線所見について解説します．
主な所見は，以下の6点です．

> **気胸を示す胸部X線所見**
> ① 胸腔内の異常空気像（無血管野）
> ② 肺実質の虚脱
> ③ 虚脱した肺実質の境界線（臓側胸膜）
> ④ 立位：胸腔内の水平線（air-fluid levelもしくはニボー）
> ⑤ 臥位：deep sulcus sign（肋横隔膜の深い切れ込み）
> ⑥ 肺底部の透過性亢進，心陰影の明瞭化
> ＊①は直接所見，②〜⑥は間接所見

なぜこのような胸部X線所見がみられるのか，典型的な所見と機序を解説します．

症例1　30歳代，男性

急性発症の右胸痛と呼吸苦を訴え，救急搬送．気胸を疑い，胸部X線撮影を行った（図2）

最初に胸壁に沿って無血管野がないか確認します．本症例では肺尖部から肺底部外側にかけて広範な無血管野がみられ（図2B ▯，気胸を示す胸部X線所見①），右気胸と診断できます．気胸部分は肺実質よりもX線透過性が高いため，胸部X線写真上では正常肺野よりも「黒い」

A）胸部X線写真

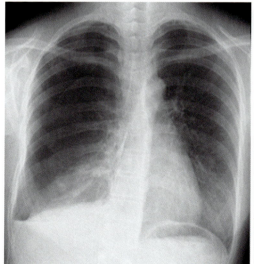

B）Aの解説

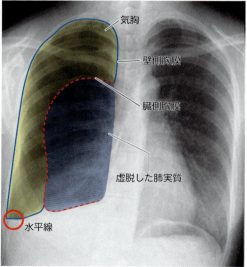

図2　症例1：右気胸

領域として観察されます．

次に肺野の虚脱の有無を確認します．右肺は虚脱し（図 2B ■，気胸を示す胸部 X 線所見②：肺容積減少），虚脱した肺実質の外側縁が淡い「線」として確認できます（図 2B ---，気胸を示す胸部 X 線所見③）．これは虚脱した右肺の臓側胸膜に相当します．

壁側胸膜（図 2B ―）は胸壁に付着したままですが，臓側胸膜（図 2B ---）は気胸による圧迫や肺の虚脱により内側へ移動し，両者は離開します．臓側胸膜を境に空気とコントラストが異なる肺実質が近接し，かつ臓側胸膜に引いた接線と胸部 X 線照射方向が平行となる場合に，臓側胸膜が「線」として同定できます．

1. 気胸で水平線が生じる理由

実は図 2 の胸部 X 線写真には，気胸を疑うもう 1 つの重要な所見があります．右側の CP angle に注目してください．水平線が見えますね（図 2B ○）．これが気胸を示す胸部 X 線所見④に相当します．

模型を使って具体的に説明します（図 3）．容器は胸腔を，容器内の空気で膨らませた風船は肺を，容器内に入れた水は胸水をイメージしています．容器を立てた状態（立位を想定）にして，水を充填した状態で正面から観察すると，水平線は見えません（図 3A）．

次に水を少しとり除いてみましょう．容器内で水と空気の間に水平線が形成されることがわかります（図 3B, air-fluid level）．このように水平線がみられる場合，仮に無血管野が見えなくとも，気胸（正確には水気胸）が存在する可能性を考えます．

正常な人でも潤滑液の役割を果たす生理的胸水が通常 10 mL 以下存在するため，肺疾患のない患者さんが自然気胸を発症した場合などには肺底部に小さな水平線だけがみられることがあるので，見逃さないようにしましょう．これは立位撮影だけで観察される所見で，臥位撮影ではみられません．

ただし膿胸や外傷による血気胸，肺化膿症，扁平上皮癌など，空洞性病変内部に感染・壊死が生じた場合でも同様の所見がみられることがあります（鑑別のためには胸部 CT が必要）．

A）正常な立位の胸腔のイメージ

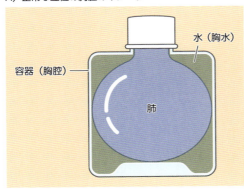

B）気胸のイメージ

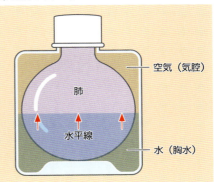

図 3　気胸により X 線写真上の胸腔内で水平線が生じる機序
肺の中は空気だけ，肺外には水と空気が存在する

2. deep sulcus sign，肺底部の透過性亢進，心陰影の明瞭化の機序

症例2　80歳代，女性

発熱，咳，急性発症の左胸痛を主訴に救急搬送．既往歴としてサルコイドーシス，気管支拡張症があり，肺炎で複数回の入院歴がある．肺炎の再発を疑い，胸部X線撮影を行った（図4）

　救急搬送時と1年前の胸部X線写真を提示します（図4）．いずれも臥位（ポータブル），AP撮影の画像です．異常所見はあるでしょうか．
　右上中肺野の濃度上昇域は1年前と比較して淡くなり，肺炎は改善しています（図4A）．新たな肺野病変はみられず，心拡大や大動脈の蛇行・石灰化については変化ありません．
　実は左気胸を疑う所見があるのですが，気づいたでしょうか？
　本症例は胸壁下に気胸を示す無血管野が確認できず，気胸はないように見えます．
　では，左肺底部に注目して見てみましょう（図5）．**左CP angleが対側よりも深く，黒く，くっきりと見えます**（図5➡）．1年前（図4B）と比較するとより明らかですよね．この所見をdeep sulcus signと呼び，**臥位正面像でのみ観察される所見**です．気胸を示すX線所見⑤に相当します．心左縁にも注目してください．左第2号から4号の「線」が1年前（図4B）よりも明瞭で（図5➡），かつ左下肺野の透過性は亢進し，黒っぽく見えます（図5〇）．これが気胸を示すX線所見⑥の「肺底部の透過性亢進，心陰影の明瞭化」に相当します．

A）救急搬送時

B）1年前

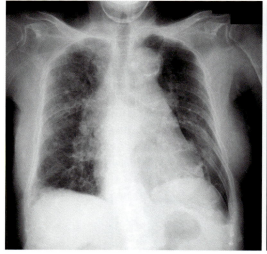
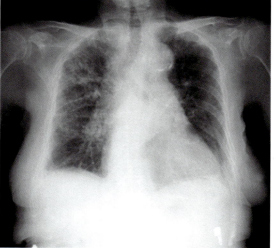

図4　症例2：胸部X線写真（臥位，ポータブル）

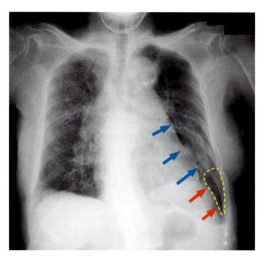

図5 症例2：解説
→：deep slucus sign, →：左第2〜4弓心陰影が明瞭化,
○：肺底部の透過性亢進

＊deep sulcus sign, 肺底部の透過性亢進，心陰影の明瞭化が生じる理由について解説します．

　胸部X線写真では，撮影体位により空気や水の分布が変化します．立位では，胸腔内の空気（気胸）は軽いため肺尖部に，胸水は重みがあるため肺底部に貯留します（図6A）．一方，臥位（図6B）では，胸腔内の空気（気胸）は腹側の胸壁直下に，胸水は背側部を胸壁に沿って頭尾方向に広がるように貯留します．

　CTではどうでしょうか．図7, 8は胸部単純CT（肺野条件，矢状断像と冠状断像），Aは救急搬送時，Bは1年前，どちらも左肺です．

　矢状断像でよくわかるように，臥位の状態で気胸による空気は，背側方向ではなく，腹側の胸壁に沿って広がりますが，空気の量が多いと横隔膜を押しながらさらに尾側へと広がります（図7A →）．このとき，心臓の周りの組織は空気に変わります．冠状断像のCTでも，心臓の輪郭に沿って空気がみられますが（図8A ▷），空気が一定量以上貯留すると，心臓と肺野と

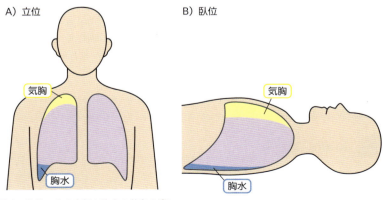

図6 体位による空気と胸水の分布の違い

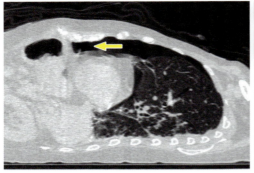
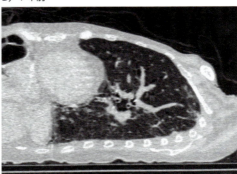

図7 症例2：胸部単純CT（肺野条件，矢状断像）
A) ⇨：空気の広がる方向

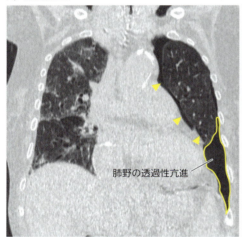
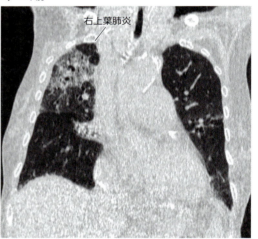

図8 症例2：胸部単純CT（肺野条件，冠状断像）
A) ▷：心臓の辺縁に沿った空気

の間にまで空気が回りこむようになり，心左縁の周囲が肺野から空気になることで透過性が亢進します（図8）．結果的にCP angleが深く，黒く，くっきり見え，さらに心左縁の「線」が明瞭化するのです．

シルエットサインのように，正常構造が消失もしくは不明瞭化した場合に「異常と考える」と説明しましたが，本症例のように心臓左縁やCP angleなどの**既存構造がはっきり見えすぎる場合**も，「異常かもしれない」と考えることが重要です．

3. 呼気撮影の有用性

症例3　20歳代，男性

急性発症の左胸痛と呼吸苦．胸部X線写真を撮影し，左気胸の診断となった（図9）．

A）最大吸気　　　　　　　　　　B）最大呼気

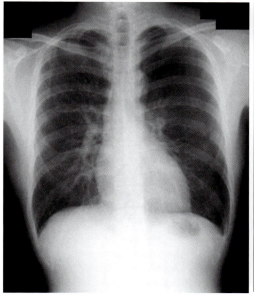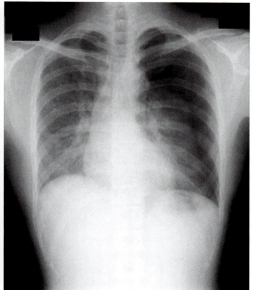

図9　症例3：胸部X線写真

　胸部X線写真は最大吸気で撮影することが原則ですが，例外もあります．気胸を疑う場合に，呼気撮影を追加することがあります．

　図9Aは最大吸気，**図9B**は最大呼気の状態で撮影したものです．**図9B**の方が**図9A**より気胸が明瞭ですね．

　呼気撮影では吸気撮影と比較して，以下の理由で気胸が診断しやすくなります．

- 肺野容積が減少する一方で，気胸部分の容積は変化しない→相対的に気胸領域が増加
- 正常肺野の含気が減少することでX線透過性が低下し，肺野濃度が上昇（白くなる）→気胸と正常肺実質のコントラストが増強

　気胸の疑いがある，特に少量の気胸を疑う場合，吸気・呼気撮影の2種類の撮影を行うことも考慮しましょう．

4. 白黒反転画像の有用性

　白黒反転法も気胸の検出に有用です．

　胸部X線写真の白黒反転を行うと，通常の画像よりも血管系が黒く，明瞭に見えるため，気胸を示す無血管野が検出しやすくなります．

　モニター画面で簡単に操作（階調処理→白黒反転）できますので，気胸の可能性がある場合にはぜひとも試してみてください．

| 症例4 | 80歳代，男性 |

呼吸苦と右胸痛にて救急外来受診，胸部X線写真を撮影（図10）

A）発症前（通常画像）

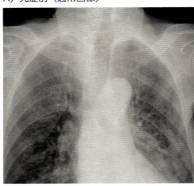

B）発症後（通常画像）

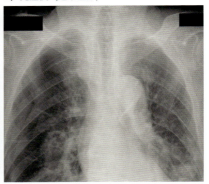

C）発症前（白黒反転画像）

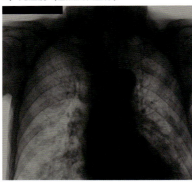

D）発症後（白黒反転画像）

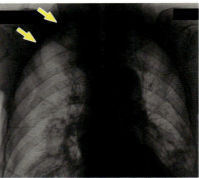

図10 症例4：胸部X線写真（臥位，ポータブル）
白黒反転画像では，右気胸がより明瞭に描出される

- ☑ 気胸のX線診断：6つのポイントを確認しよう
- ☑ 立位では水平線，臥位では deep sulcus sign に注目
- ☑ 気胸の診断には，吸気・呼気撮影併用や白黒反転法も有用

3 気胸診断の落とし穴

1. 胸壁下に気胸が見えない場合

　症例2を再度提示します．左気胸と診断されていますが，臥位（ポータブル）正面の胸部

X線写真（図11A）では，肺尖部や側胸部の胸壁直下に無血管野を確認できません．左気胸は明らかですが，なぜでしょうか．

CT（図11B）を見るとよくわかります．

胸部X線写真の正面像で胸壁下に無血管野が見えるためには，臓側胸膜（図11 ━）・壁側胸膜（図11 ━）の離開と空気の貯留が必須です．臥位撮影（当然CTも）では，漏出した空気量があまり多くなければ，気胸は前胸部の胸壁下主体に溜まります．肺実質は背側に押し込まれる状態となりますが，この段階では側胸部の肺実質と胸壁との間にまで空気が広がらず，臓側・壁側胸膜が離開しない（黄線と青線がくっついたまま）ため，胸壁下の異常空気像を確認することができません．臥位撮影におけるpitfallともいえます．

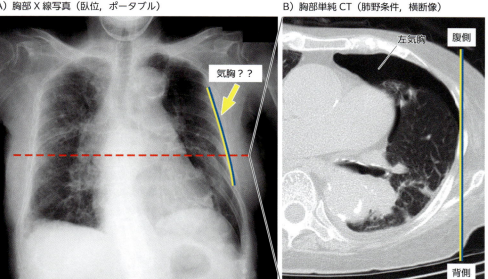

図11 症例2：側面の胸壁下に気胸が見えない理由
━：臓側胸膜，━：壁側胸膜

2. 皮膚のしわ

症例5　70歳代，男性

突然発症の左胸痛と呼吸苦を訴え，救急搬送となった．胸部X線写真（臥位，ポータブル）を撮影した（図12）

さて，ここで3つの質問です．
① 気胸はありますか？
② 気胸があるとすれば，左右どちらでしょうか？
③ 気胸の診断が難しい場合，どのような工夫をすればよいでしょうか？

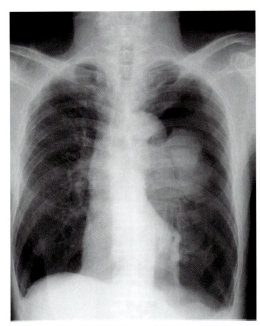

図12 症例5：胸部X線写真（臥位，ポータブル）

　大量の左気胸と左肺の高度虚脱がみられ，左気胸の診断は容易です．

　右側はどうでしょうか．右下肺野に縦方向に斜走する線状影がみられ，右気胸の可能性がありそうです．しかし，肺の虚脱や deep sulcus sign はみられず，右気胸というには少し違和感があります．

　このように，気胸の診断に迷う場合は，「白黒反転」してみましょう．白黒反転とは文字通り画像の白黒を反転させることで（フィルムに例えるとネガポジ反転），これにより血管構造が見やすくなります．モニター画面上で簡単に行うことができます．

　図13A は図12 を白黒反転した画像で，図13B は左肺，図13C は右下肺野の一部を拡大した画像です．左肺では虚脱した肺野の外側には空気のみ存在します（無血管野，図13B ◯）．右下肺野には縦方向に斜走する線状影がみられ（図13A ➡），気胸の可能性を考えます．しかし，白黒反転画像では胸壁直下まで血管陰影を確認できることから（図13C ---），気胸の可能性は低いと判断できます．

　それでは図13C --- の縦方向の線状影は何でしょうか．確認のため胸部CT（図14B）を施行しましたが，やはり右側に気胸は存在しません．

　実はこの線状影に相当する構造は，「皮膚のしわ（skin fold sign）」（または衣類のしわ）なのです．

　この現象が起きるのは，大部分がポータブル撮影においてですが，それはなぜでしょうか．

　臥位（ポータブル）撮影では，患者さんの背中と寝台の間にカセットを挿入します．状態のよくない患者さんでは体を起こせずに寝たままの状態でカセットを横から挿入するため，皮膚（もしくは衣類）を押し込むことがあります．その際にしわが生じ，片側性で縦方向の線状影が生じるのです（図14 ---）．

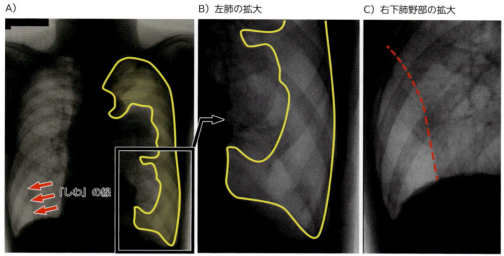

図 13 症例 5：胸部 X 線写真（臥位，ポータブル）の白黒反転
A) 🟡：気胸（無血管野），B) ⭕：気胸（無血管野），C) ---：線状影

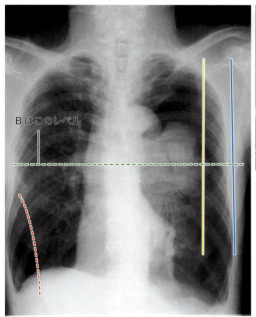
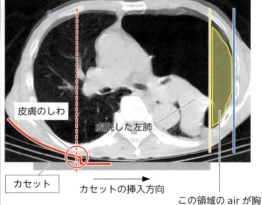

図 14 症例 5：皮膚のしわの機序
━：虚脱した肺実質の外側部分の「線」（臓側胸膜に相当），━：壁側胸膜に相当，A) ---：気胸を疑う「線」（skin fold），B) ---：皮膚のしわ部分にひいた接線

皮膚のしわの特徴
・大部分が臥位（ポータブル）撮影で生じる
・片側性で縦方向であることが多い
・線と胸壁間に血管陰影が同定できる

気胸と皮膚のしわとの鑑別に迷った場合は
・白黒反転でX線写真を観察
・撮影条件や状況を確認（撮影した診療放射線技師に確認）
・X線写真の再撮影やCTでの確認

- ☑ 臥位撮影では肺尖部や胸壁下に気胸を認めず，気胸の診断が難しいことがある
- ☑ 臥位（ポータブル）撮影では皮膚のしわに注意
- ☑ 気胸の診断には，画像の白黒反転や拡大が有用

4 気胸の診断後に確認すべき事項

胸部X線写真で気胸と診断した場合，次に以下の3点を確認します．

① 肺野の虚脱度の評価（重症度）
② 緊張性気胸の有無
③ 気胸の原因となる疾患の有無

1. 肺野の虚脱度の評価（重症度）

　一般的に気胸の分類には，日本気胸・嚢胞性肺疾患学会の「虚脱度による分類[2]」（図15A）が用いられます．胸部X線写真を用いた簡便な分類で，虚脱した肺実質のボリュームにより，Ⅰ度からⅢ度に分類します．

2. 緊張性気胸の有無

　空気が漏出する箇所が，静脈弁のように一方弁（チェックバルブ）である場合，空気は吸気時には胸腔内へ流入するものの，呼気時には弁が閉じるため肺に戻ることができず，進行性に胸腔内の気胸が増加します．

　大量の気胸により患側の胸腔内圧が異常に上昇すると，高度の肺虚脱，健側への縦隔構造偏位，上下大静脈や心臓への圧排が生じます．その結果，静脈還流障害による心拍出量の低下や

A）気胸の大きさ（虚脱度）

Ⅰ度（軽度）
肺尖が鎖骨レベルまで

Ⅱ度（中等度）
軽度と高度の中間

Ⅲ度（高度）
全虚脱またはこれに近いもの

文献2より

B）胸部X線写真（立位正面像）

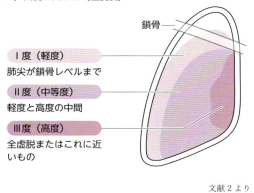
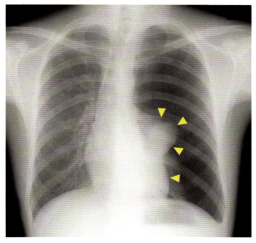

図15　虚脱度による気胸分類
B）▷：左Ⅲ度気胸（緊張性気胸）

重度の呼吸障害，ときにショック状態を生じ，この病態を**緊張性気胸**と呼びます．
　臨床的に緊張性気胸を疑う場合には，胸部X線検査をスキップしてでも，早急に脱気を検討してください．

3. 気胸の原因となる疾患の有無

気胸の原因となる疾患や病態には以下のようなものがあげられます．必ず確認しましょう．

- 気腫性変化（肺気腫，ブラ・ブレブ）
- 肺炎，肺腫瘍，間質性肺炎
- 縦隔臓器の病変（気管・食道損傷など）
- 外傷性変化（肋骨骨折，肺挫傷など）
- 子宮内膜症の既往　など

☑ 気胸と診断したら，重症度（虚脱の程度），緊張性気胸の有無，気胸の原因疾患の有無について確認を

■文献
1)　看護roo!「気胸の疾患解説」
　　https://www.kango-roo.com/learning/3458/（2024年9月閲覧）
2)　「気胸・嚢胞性肺疾患 規約・用語・ガイドライン2009年版」（日本気胸・嚢胞性肺疾患学会／編），金原出版，2009

第2章 黒く見える病変の見方② 肺気腫，その他

1 気腫性疾患

1. 嚢胞（ブラ・ブレブ）

　気腫性疾患とは，何らかの原因で肺内に通常みられない異常な含気腔が生じる疾患の総称です．
　嚢胞は肺胞の拡大により単純に空気が溜まっている状態です．肺組織の破壊，特に間質（ガス交換を行う血管床）の破壊を伴わず，圧迫だけで，低酸素血症をきたすことは稀です．
　胸部 X 線写真や CT 画像では，薄く白い壁により囲まれた黒い領域（低吸収域）として観察されます．サイズは数 mm 大から数十 mm 大，ときには片肺野の大部分を占拠するものまでさまざまです．胸膜直下にみられるものをブラ，もしくはブレブと呼びます．
　ブラは臓側胸膜の内側で肺内に存在する嚢胞で，**ブレブ**は臓側胸膜の一部を破壊して胸膜の間に入り込んだ胸膜内の嚢胞です（**図1**）．画像上はどちらも同じような所見を呈し，CT を用いても両者の鑑別は困難で，通常ブラ（・ブレブ）とまとめられています．また臨床的に両者を区別する必要はないといわれています．どうしても覚えたい方は，ブラ＝はい（2文字ずつ），ブレブ＝きょうまく（3文字以上）に存在すると関連づけると覚えやすいかもしれません．

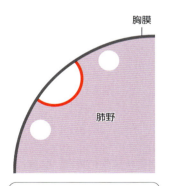 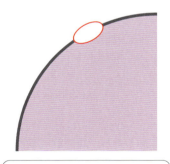

ブラ：肺実質内にできた気腔
ほかにも気腫性病変がみられる

ブレブ：胸膜内にできた小さな気腔
その部分の胸膜は薄くなる

図1　ブラとブレブの違い

2. 肺気腫

　肺胞の壁には弾性線維が含まれており，息を吸って肺が引き延ばされた後，息を吐き出すために肺はしぼむことができます．**肺気腫**では，終末細気管支より末梢の肺胞が異常に拡張し，肺胞壁は破壊され，隣接する肺胞同士が癒合します．そのため肺胞壁が減量し，肺が収縮する機能が低下します．ちょうど膨らみきった風船のように弾力性がなくなり，容積だけは増大した状態です．その結果呼吸機能が低下し，さまざまな呼吸器症状を呈します（主な症状は慢性的な咳，喀痰，労作時の息切れ）．間質の破壊を伴い，血管床が破壊されることで本来の肺胞がもつ機能を果たさなくなるため，低酸素血症をきたすことが多いです．

　通常の肺気腫の胸部X線所見は，低吸収域の周囲が白い線で覆われず，境界が不明瞭であることが多いですが，CPFE（combined pulmonary fibrosis and emphysema：気腫合併肺線維症）など，肺気腫に間質性変化を伴うと辺縁が壁のようにはっきりと見えることがあります．

- ☑ 気腫性疾患とは，通常みられない肺野に生じた異常な含気腔が生じる疾患の総称
- ☑ ブラは肺野，ブレブは胸膜にできた異常な気腔

2　COPD

1. COPDとは

　肺気腫とCOPD（chronic obstructive pulmonary disease）は一見同じ意味として使われることがありますが，実際には異なる用語です．混同している研修医が多いので，ここで整理します．

　肺気腫は肺胞の破壊・融合により大きな袋のようになる「肺病変」を示すのに対し，COPDは慢性閉塞性肺疾患とも呼ばれ，息を吐き出しにくい病態を意味する「病名」であり，肺気腫と慢性気管支炎・細気管支炎を合わせた総称です．原因は長期間の喫煙や大気中の有害物質の吸入で，肺胞破壊による肺気腫（炎症が続くことで肺胞が破壊：**気腫型COPD**）と細気管支などの炎症による**末梢気道狭窄**（気道に炎症が起こり，気道壁の硬化や分泌物貯留が生じる：**非気腫型COPD**）の2通りの病態が生じ，両者が合併することも多くあります．COPDと診断されても，画像上気腫性変化がみられないこともある点に注意が必要です．

2. COPD の診断基準

COPD の診断基準は以下の 1，2 を両方満たすことです．

1. 気管支拡張薬投与後のスパイロメータを使用した呼吸機能検査で 1 秒率が 70 ％未満であること
2. 以下の気流閉塞を起こしうる疾患を除外すること

・喘息	・気管支拡張症	・うっ血性心不全
・びまん性汎細気管支炎	・肺結核	・間質性肺疾患
・副鼻腔気管支症候群	・塵肺症	・肺癌
・閉塞性細気管支炎	・リンパ脈管筋腫症	

COPD の確定診断や重症度判定には呼吸機能検査（スパイロメトリー）が必須で，胸部 X 線写真は補助的な役割を果たします．COPD 患者は肺気腫を合併していることが多いですが，画像検査で肺気腫がみられても，呼吸機能検査で異常がなければ COPD とは診断されません．

そのため，胸部 X 線所見だけで COPD の診断はできないこと，また病変が進行してはじめて画像所見として検出される点を理解したうえで，胸部 X 線写真を読影しましょう．

3. COPD（肺気腫）の画像所見

COPD（肺気腫）を疑う 10 の胸部 X 線所見を示します．

●正面像では
・肺野透過性亢進（黒く見える）	・横隔膜平坦化	・横隔膜低位
・肋骨横隔（膜）角（CP angle）の鈍化	・心胸郭比減少（滴状心）	・気管支壁肥厚
・肺野末梢血管影の狭小化	・肋骨間隔の拡大	

●側面像では
・胸骨後腔の拡大 　・心臓後腔の拡大

COPD の主な病態は肺の過拡張により，肺野が上下左右に引き伸ばされたり，肺野の透過性が亢進することなので，画像所見はいずれもその結果と考えれば理解しやすいと思います．

また，COPD では肺実質内の酸素濃度低下→血管攣縮→肺高血圧症→右心不全をきたすことがあります．

| 症例 1 | 70 歳代，男性 |

数年前から息切れ，痰が出る．喫煙歴あり（20 本／日，40 年間）

胸部 X 線写真では，前述の COPD を示す所見をすべて満たしています（図 2）．

胸部 CT を施行しました（図 3）．ウィンドウ幅を広げて観察すると，特に上葉で肺野の**結節状低吸収域**（low attenuation area：**LAA**）が明瞭となります．CT では明瞭に観察されますが，X 線写真での検出は困難です．

LAA は病理学的に気腫性変化（つまり破壊され，融合した肺胞）に相当します．肺野全体に占める LAA の割合（LAA％）は肺機能と相関があり，LAA％が高いほど予後不良といわれています[1]．

図 3D 〜 F で肺野に小さな低吸収域が多発します．このひとつひとつが LAA の所見です．この領域は基本的に肺機能を有していませんので，LAA が占める割合が高いほど呼吸機能が低く，予後不良であることは容易に想像がつくと思います．また気管支壁の肥厚にも注目しましょう．気管支の慢性炎症を示す所見です．

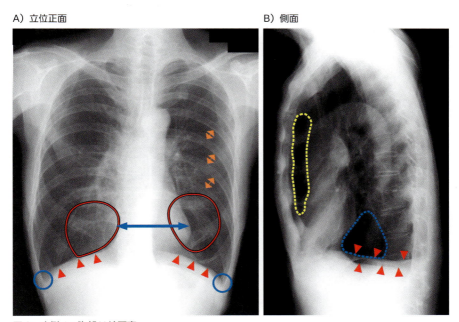

図 2 症例 1：胸部 X 線写真
A) 肺野透過性亢進，▶：横隔膜低位・平坦化，○：肋骨横隔膜角（CP angle）の鈍化，↔：心胸郭比減少（滴状心），○：肺野末梢血管影の狭小化，↔：肋骨間隔の拡大
B) ▭：胸骨後腔の拡大，┄┄：心臓後腔の拡大，▶：横隔膜平坦化

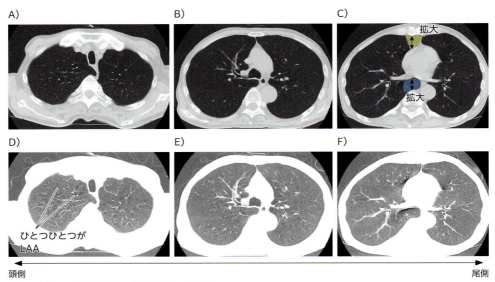

図3 症例1：胸部単純CT（肺野条件，横断像）
通常の肺野条件（A～C），ウィンドウ幅を広げた画像（D～F），C) 🟨：胸骨後腔の拡大，🟦：心臓後腔の拡大
LAA：low attenuation area

症例2　60歳代，男性

長年にわたる呼吸苦，咳．喫煙歴あり（50本/日，40年）．COPDの診断で経過観察中，発熱と喀痰，呼吸苦の増悪により救急外来を受診．胸部X線およびCTを施行した（図4，5）

　胸部X線写真では，両側上肺野が透過性亢進域として観察されます（図4 ◎）．CTでも高度の気腫性変化がみられます（図5）．そのほかの胸部X線所見はどうでしょうか？ 右下肺野に浸潤影があり（図4 〇），CTで右下葉の急性期肺炎と診断しました．さらに胸部X線をよく見ると，両側第2弓の突出（肺動脈本幹の拡大，図4 ➡，▶，▶）と肺動脈末梢部の狭小

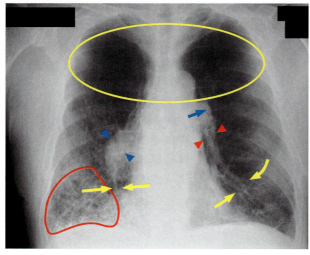

図4 症例2：胸部X線写真（坐位正面，ポータブル）

◎：両側上肺野の透過性亢進，▶：右肺動脈本幹の拡大，
〇：右下肺野の濃度上昇域，▶：左肺動脈本幹の拡大，
➡：左第2弓の突出，⇨：肺動脈末梢の狭小化

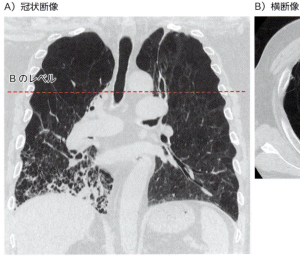

図5 症例2：胸部単純CT（肺野条件）

化がみられます（図4 ➡）．高度肺気腫に合併した肺高血圧症を疑う所見です．

最後に，肺気腫，肺囊胞，空洞の鑑別について確認しておきましょう．

肺気腫，肺囊胞，空洞の鑑別
- ●基本的に辺縁の性状により分類する
  ・肺気腫：黒い領域が白い線で覆われていない（壁が見えない）
  ・肺囊胞：黒い領域が薄い白い線（1 mm以下）で覆われている
  ・空洞：黒い領域が厚い白い線（1 mm以上）で覆われている

- ☑ 肺気腫とCOPDは異なる概念
  肺気腫は肺胞破壊による「肺病変」，COPDは息を吐き出しにくい「病気」
- ☑ COPD（肺気腫）を疑う10の胸部X線所見を理解する

3 縦隔気腫・皮下気腫

縦隔は左右の胸膜腔の間に存在する領域で，心臓，大血管（大動脈，肺動脈，大静脈），食道，気道，胸腺，自律神経系とその間隙を占める結合織およびリンパ組織により構成されています．正常では空気が存在しない縦隔に，何らかの原因で空気が入り込んだ状態が**縦隔気腫**で，皮下組織内部に空気が入り込んだ状態が**皮下気腫**です．

縦隔への空気の流入は，咽喉頭（頸部），気管〜気管支（肺門部），食道，肺実質，後腹膜腔

から空気が漏出することで起きるため，縦隔気腫と診断した場合には，これらの部位に病変がないか確認します．また，縦隔気腫に皮下気腫や気胸を合併することも多いため，同時に注意深く読影しましょう．

縦隔気腫の主な分類と原因

1. 外傷性縦隔気腫：外傷による気管や気管支，食道の損傷が原因
   ・交通事故
   ・医療事故
   ・異物誤飲・誤嚥
2. 症候性縦隔気腫：肺や気管・気管支，食道などの病気，気道・胸腔内圧上昇が原因
   ・激しい咳嗽の原因となる喘息，COPD，間質性肺炎，呼吸器感染症など
   ・食道癌，食道穿孔（放射線など何らかの治療後を含む）
   ・気胸
   ・後腹膜臓器の術後，消化管穿孔
3. 術後縦隔気腫：縦隔臓器や縦隔腫瘍，後腹膜の術後，口腔内治療後
4. 特発性縦隔気腫：関連する病気や外傷がなく突然発生したもの

縦隔気腫の症例を提示します．

症例3　60歳代，男性

急性発症の胸痛，心窩部痛で救急搬送．胸部X線写真を撮影した（図6）

縦隔気腫の診断のポイントは，縦隔内部に異常空気像を検出することです．正常でも空気が存在する気管，気管支，食道以外に空気がみられる場合には異常と判断します．同時に胸部や頸部などの皮下組織にも気腫がないか確認します．

発症時の胸部X線写真（図6A）では，気管周囲や下行大動脈および心臓左縁を縁取りするような低吸収域（空気）がみられ（図6A ▶, ➡），両側頸部や腋窩の皮下組織にも同様の所見を認めます（図6A ▷, ▶）．また，左肺野全体の透過性低下や左横隔膜の不明瞭化があり（図6A ▭），左胸水貯留も疑われます．縦隔気腫および皮下気腫を疑い，胸部〜骨盤部単純CTを施行しました（図7）．大量の縦隔気腫を認め，両側頸部から前胸部皮下にも広範な気腫を認めます．その後の検査（食道透視）で食道破裂が証明され，特発性食道破裂による縦隔気腫，皮下気腫と診断しました．

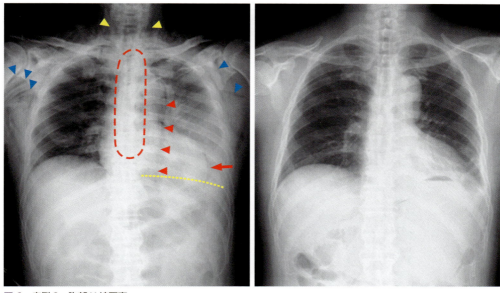

図 6 症例 3：胸部 X 線写真
A）左肺野全体の透過性低下，▷：頸部の空気，▶：腋窩の空気（淡く黒い線状の構造），▶：下行大動脈周囲の空気（縦方向に広がる黒い領域），⭕：縦隔内の空気，➡：心臓左縁の空気，╍╍：左横隔膜のシルエットアウト
＊B でみられない A 内の黒い線は気管内を除いて全て異常な空気

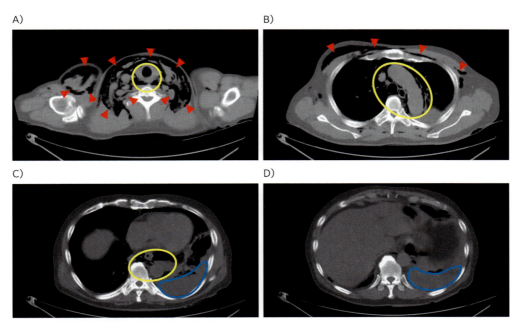

図 7 症例 3：胸部単純 CT（縦隔条件，横断像）
A → D：頭側→尾側，A，B）▶：皮下気腫，A～C）⭕：縦隔気腫，C，D）⭕：左胸水

症例 4　10 歳代後半，男性

急性発症の胸痛で救急搬送．胸部 X 線写真を撮影した（図 8）

まず図 8A の写真を見て，縦隔気腫は見つけられるでしょうか．なかなか難しいですよね．

A）発症時　　　　　　　　B）発症 2 年前　　　　　　C）空気を強調した画像（発症時）

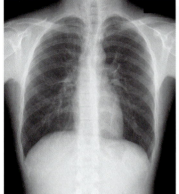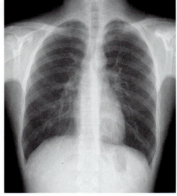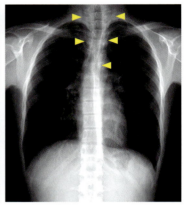

図 8　症例 4：胸部 X 線写真（立位正面像）

縦隔の異常空気像を検出するテクニックとして，過去の正常画像と比較したり（図 8B），コントラストを変えて空気を黒く強調する条件で見たりする（図 8C ▷）と病変を検出しやすくなります．

異常空気像は不明瞭ながら縦隔気腫を疑い，確認のため胸部単純 CT を施行しました（図 9）．胸部 CT では，頸部から縦隔にかけて広範な気腫を認め，図 8 の胸部 X 線写真での所見と合致します．

その後，各種検査を施行しましたが，原因は同定できず，特発性縦隔気腫と診断しました．

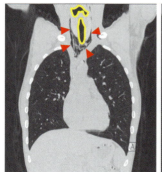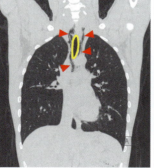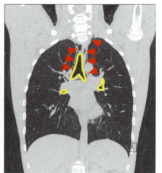

図 9　症例 4：胸部単純 CT（肺野条件，冠状断像）
A → C：腹側→背側，◯：正常な喉頭や気管による空気，▶：縦隔気腔

- 縦隔気腫：気管，気管支，食道以外に空気像がないか確認する
- 過去画像との比較も有用

4 食道病変

　胸部X線写真で検出できる「黒い病変」として，食道病変もあげられます．特に食道腫瘍や食道裂孔ヘルニア，アカラシアなどで食道が拡張し，内腔に大量のairが存在する場合に検出が可能となることがあります．

症例5　60歳代，女性

長年にわたる喉のつかえ感，胸焼けを主訴に受診．胸部X線写真を撮影した（図10）．

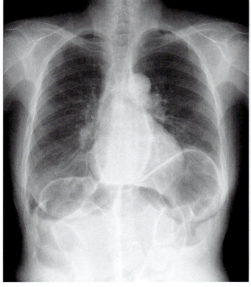
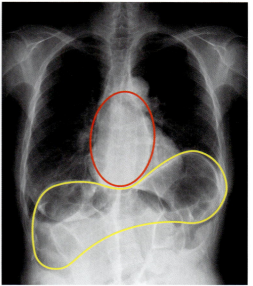

A）通常の条件　　B）空気を強調した条件

図10　症例5：胸部X線写真
B）○：拡張した食道を示す空気，○：腸管ガス

　縦隔に大きな紡錘状の空気像がみられます．これは著明に拡張した食道内腔に溜まった空気であると考えられます．また腹部ではガスによる腸管の拡張と横隔膜の挙上も認められたため，確認目的で胸部造影CTを施行しました（図11）．

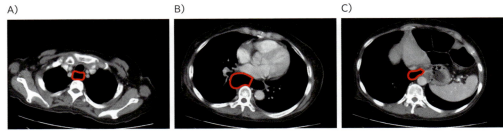

図11　症例5：胸部造影CT（縦隔条件，横断像）
A→C：頭側→尾側，○：拡大した食道内腔

　CTでも食道の著明な拡張と，内腔に大量のair貯留が確認できますが，胃食道接合部腫瘍や食道裂孔ヘルニアは確認できませんでした．アカラシアや全身性強皮症による食道拡張の可能性も考えられ，各種検査を施行した結果，抗セントロメア抗体陽性と判明し，最終的に全身性強皮症の診断となりました．

　本症例のように，胸部X線写真から全身疾患の可能性を推定できることもあります．

　食道病変については，胸部X線側面像も有用です．

- ☑ 縦隔の異常空気像があれば，食道裂孔ヘルニアやアカラシアの可能性あり
- ☑ 食道病変の検出には側面像も有用

5　腹腔内 free air

　腹腔内 free air（遊離ガス）の検出にも胸部X線写真が有用です．

症例6　50歳代，女性

3日前に胆石症に対する腹腔鏡下胆嚢摘出術が施行．経過観察のため胸腹部X線写真（立位正面）を撮影した（図12）

　胸部X線写真では，両側の横隔膜下に異常空気像（図12A ▶）を認めます（術後変化の範囲内）．同時に施行された腹部X線写真でも両側横隔膜下の空気像が同定できますが（図12B ▶），胸部X線写真（図12A）の方がより明瞭です．

　腹部の病変なのに，腹部X線写真よりも胸部X線写真の方が free air を検出しやすいのは不思議な感じがしますが，胸部X線写真は空気が見えやすい条件に設定してあるために異常な空気像を検出しやすいのです．

A）胸部 X 線写真（立位正面） B）腹部 X 線写真（立位正面）

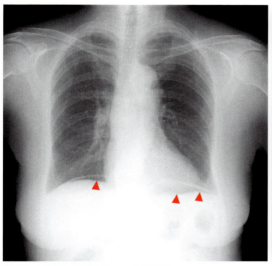 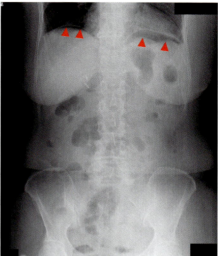

図12 症例6：腹腔内 free air の検出
▶：free air を示す空気

free air はどこの空気？

free air の定義は，腹腔内に存在する遊離ガスです．教科書によっては胸腔内や後腹膜腔のガスを free air と記載しているものもありますが，本来の定義を頭に入れ，適切に使いましょう．

- ☑ free air は，立位腹部 X 線よりも，立位胸部 X 線のほうが検出しやすい
- ☑ free air は腹腔内の異常空気像（胸腔内や後腹膜腔の空気は free air ではない）

6 乳癌術後の左右差

最後に，少し難易度は高いですが，ぜひ覚えておきたい症例を確認しておきましょう．

症例7　60歳代，女性

人間ドックにて胸部 X 線写真を撮影した（図13）

一見，左下肺野の透過性低下があり，肺炎や胸水貯留を疑ってしまうかもしれません（図13 ▶）．しかしよく見ると，右側乳房が同定できず（図13 ▶），加えて右側胸部から腋窩に

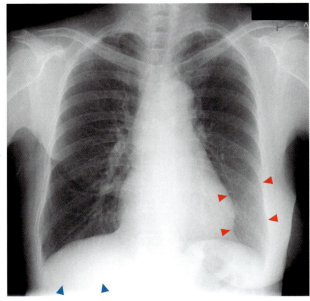

図 13 症例 7：胸部 X 線写真
▶：右側乳房の「線」が見えない，
▶：左下肺野の透過性低下

かけての軟部陰影が少なく，左右差があることがわかります．既往を確認したところ，右乳癌術後（乳房全摘＋腋窩リンパ節郭清）であり，左下肺野の透過性低下ではなく，右胸壁の軟部組織陰影の減少による，右下肺野の透過性亢進であると判明しました．

本症例のように，肺野の透過性に左右差がみられる場合には，どちらが正常なのかを十分に検討しましょう．

- ☑ 肺野濃度が高い方が病変とは限らない
- ☑ 乳腺や胸壁の軟部組織に左右差がないか常に確認する

■ 文献
1) 平井豊博：画像診断．「特集 COPD：診断と治療の進歩」日内会誌，101：1549-1554，2012

各論

第3章 胸水の見方

1 胸水の概説

1. 胸水とは

　胸水とは，壁側胸膜と臓側胸膜により囲まれた胸腔内に貯留する液体と定義されます(図1)．肺水腫のように「肺内」に溜まった液体とは異なり，「肺外」に貯留する液体を示します．正常な状態でも胸腔内には5〜10 mL程度の生理的胸水が存在し，呼吸運動の際に肺と胸膜との摩擦を軽減させる潤滑油の役割を果たします．それ以上に，胸腔内に過剰な量の液体が溜まる状態が病的な"胸水貯留"です．

　胸水貯留により，息切れ，咳，呼吸困難，胸痛などの呼吸器症状が生じます．胸水量がさらに増加すると，肺実質の圧排による受動無気肺や縦隔構造の偏位が生じ，ときに重度の呼吸困難や低酸素血症を呈することがあります．

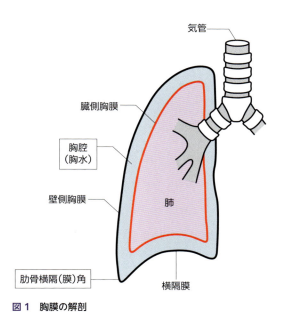

図1　胸膜の解剖

2. 胸水の産生と吸収

　胸水の産生と吸収に関して，これまで多くの教科書には「胸水は臓側胸膜から産生され，ほとんどが壁側胸膜のリンパ系を介して吸収される．臓側胸膜による産生が壁側胸膜による吸収

を上回り，吸収しきれない胸水が胸膜腔に貯留する」と記載されてきました．

　しかし最近では，「胸水の産生と吸収は主に壁側胸膜で行われ，臓側胸膜や腹腔経由の関与はない．しかし肺静脈圧の上昇や肺炎などにより血管の透過性が亢進した場合には，臓側胸膜を介して胸腔内に胸水が流入する」との説もあります[1]．

3. 胸水の分類

❶ 性状による分類

　胸水は大きく漏出性胸水と滲出性胸水に分類されます．

　漏出性胸水は静水圧の上昇や膠質浸透圧の低下により生じ，主にうっ血性心不全や肝硬変，腎不全などの全身性疾患でみられます．一方で，滲出性胸水は毛細血管透過性亢進により生じ，主に癌性胸膜炎や肺炎，胸膜炎など，胸膜や胸膜と近接する肺病変で多くみられます．

　漏出性胸水と滲出性胸水の鑑別には Light の基準（表1）が用いられます．

　表2に性状ごとの胸水の原因疾患を示します．必ずしもこの分類に当てはまるとは限らず，教科書によって，分類や疾患名が異なる場合がある点に注意が必要です．

表1　Light の基準

以下の3つの基準のうち，1つ以上満たせば滲出性胸水，いずれも満たさない場合には漏出性胸水と判断（感度98％，特異度83％）
①　胸水総タンパク／血清比 > 0.5 ②　胸水 LDH ／血清比 > 0.6 ③　胸水 LDH > 血清 LDH 正常値上限の 2/3

文献2を参考に作成

表2　漏出性胸水と滲出性胸水の主な疾患

	漏出性胸水	滲出性胸水
頻度が高い	・うっ血性心不全（左心不全） ・低アルブミン血症 ・肝硬変 ・腹膜透析	・肺炎随伴性胸水 ・癌性胸膜炎 ・肺結核
やや頻度が低い	・肺動脈血栓塞栓症，肺梗塞 ・大動脈解離 ・ネフローゼ症候群 ・糸球体腎炎 ・甲状腺機能低下症（粘液水腫）	・肺動脈血栓塞栓症，肺梗塞 ・大動脈解離 ・関節リウマチ ・急性膵炎 ・心筋梗塞後（Dressler 症候群） ・膠原病関連胸水 ・膿瘍（横隔膜下，肝臓，脾臓） ・尿毒症
稀	・Meigs 症候群 ・収縮性心膜炎 ・上大静脈症候群 ・OHSS（卵巣過剰刺激症候群）	・Meigs 症候群 ・乳び胸 ・薬剤性 ・真菌感染症 ・IgG4 関連疾患 ・放射線治療後 ・食道破裂

OHSS：ovarian hyperstimulation syndrome

❷ 胸水貯留の原因による分類

胸水貯留は，胸水の産生過剰もしくは吸収障害により生じます．

胸水の産生と吸収は，①毛細血管透過性，②静水圧，③リンパ管圧，④膠質浸透圧に依存します．正常ではこれらが平衡状態にありますが，①，②，③が亢進，もしくは④が低下し，これらのバランスが崩れると胸水が増加します．胸水貯留がみられる場合には，その原因となる病態を評価することが重要です．表3に胸水貯留の主な原因と病態を示します．

表3　胸水貯留の主な原因と病態

病態	主な疾患
① 胸膜における毛細血管透過性亢進	胸膜炎，肺炎
② 大循環における静水圧上昇	うっ血性心不全
③ 胸膜におけるリンパ管圧上昇	悪性腫瘍・癌性リンパ管症，サルコイドーシス
④ 血漿の膠質浸透圧低下	低アルブミン血症

- ☑ 胸水とは胸腔内に貯留した液体（「肺外」にある液体）である
- ☑ 胸水は漏出性もしくは滲出性に分類される
- ☑ 胸水貯留がみられたら，産生過剰もしくは吸収障害をきたす病態を考える

2　胸水貯留を疑うX線所見

胸部X線写真の役割は，主に胸水の検出，胸水量や分布の評価となります．

研修医の皆さんに「胸水貯留を疑うX線所見は何ですか？」と質問すると，多くの場合「肋骨横隔（膜）角（costphrenic angle：CP angle）の鈍化です」と回答します．確かに正解ですが，ほかにも胸水貯留を示す画像所見は多数あります．反対に，胸水貯留以外にCP angleが鈍化する病態もあり，必ずしも**胸水貯留 = CP angle 鈍化**ではありません．

胸部X線写真で胸水貯留を疑う主な画像所見は7つあります（表4）．

表4　胸部X線写真で胸水貯留を疑う7つの所見

1. 肋骨横隔（膜）角（CP angle）の鈍化
2. 壁側胸膜と臓側胸膜との間隔拡大
3. 横隔膜挙上（特に左側は肺底部と胃泡上端との距離拡大）
4. 下行大動脈，横隔膜の「線」消失～不明瞭化
5. 肺血管陰影の消失～不明瞭化
6. 肺野濃度上昇
7. 葉間胸膜の肥厚，腫瘤形成（vanishing tumor）

気胸の場合（各論第1章「黒く見える病変の見方① 気胸」参照）は，胸腔内に漏出した空気をX線写真上の直接所見として検出できますが，胸水の場合は肺野濃度上昇や既存構造の

「線」消失といった**間接所見**から胸水の存在を推定することになります（CT では胸水を直接所見として観察できる）．

また胸水の分布は体位によって変化し，画像所見に影響を与えるため，胸水を評価する際には**撮影条件（体位）の確認が特に重要**です．

図 2 は左胸水貯留を示す典型的な胸部 X 線写真（立位正面像）です．左中下肺野主体に濃度上昇域を認め（**図 2** ◎），左横隔膜の挙上と CP angle の鈍化（**図 2** ー）を伴い，大量の左胸水貯留が推察されます．このような典型例での診断は容易ですね．しかし，実際には胸水の診断に苦慮することも少なくありません．そこで，本章では**表 4** にまとめた「胸部 X 線写真で胸水貯留を疑う 7 つの所見」について，詳しく解説します．

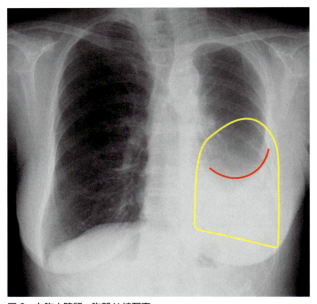

図2 左胸水貯留：胸部 X 線写真
◎：左肺野の濃度上昇，ー：左横隔膜挙上，CP angle 鈍化

- ☑ 必ずしも胸水貯留＝ CP angle 鈍化ではないことに注意
- ☑ 胸水貯留を疑う X 線所見は 7 つ

X線写真での胸水貯留は2つのパターン

X線写真での胸水貯留のパターンは大きく以下の2つに分けられます（図3）．

① meniscus pattern（effusion meniscus）

立位正面像で胸水貯留はCP angle鈍化として検出され，胸水は胸膜に沿って外側上方にかけて先細り状になります（図3A）．この貯留の形態が，正常な半月板（meniscus）のように見えるため，meniscus patternと呼ばれ，英語の教科書ではよく用いられる表現です．図4は膝関節MRIにおける，正常な内側半月板です．形態がよく似ていますね．

② subpulmonary（infrapulmonary）pattern

CP angleが鋭のまま（もしくは軽度の鈍化），横隔膜が挙上しているだけに見えるパターンもあり（図3B），これをsubpulmonary（infrapulmonary）pattern〔肺下胸水（subpulmonary effusion）〕と呼びます．①に比べて見落としやすい胸水です．

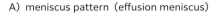
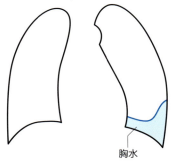
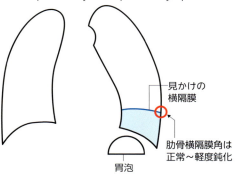

図3　胸水貯留の2つのタイプ

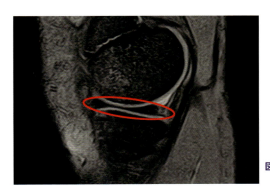

図4　膝関節MRI（GRE法：gradient echo法，矢状断）における正常な左膝内側半月板○

1. CP angle 鈍化

　CP angle は，胸部 X 線写真で肺底外側部における胸膜の折り返し部分を指します．正常では鋭角ですが，胸水が貯留すると弧状に鈍化します．

　ここで，質問です．立位正面で撮影された胸部 X 線写真では，どの程度の量の胸水が貯留すると，CP angle 鈍化として検出できるのでしょうか？

　答えは，約 200 〜 300 mL です（教科書によって 150 〜 500 mL 程度と幅があります）．
「CP angle 鈍化がみられる場合は，意外と多くの胸水が貯留した状態なのだな」と思われた方もいるのではないでしょうか．
　では胸水が出現した場合，まずどこから貯留するでしょうか？ 図5 をご覧ください．立位では重力の影響があるので，胸水は胸腔内で最も低い位置にある肺底部から溜まりはじめます（図5A）．この段階では，側面像で描出できることがあっても，正面像では肺底部の胸水と横隔膜や腹部臓器が重なるため，検出できません．
　胸水がさらに増加すると，胸水は外側の CP angle から上方にはみ出し，正面像でも同定できるようになります（CP angle の鈍化，図5B）．このときの量が約 200 〜 300 mL です．さらに増量すると典型的な画像（前述の meniscus pattern）となります（図5C）．

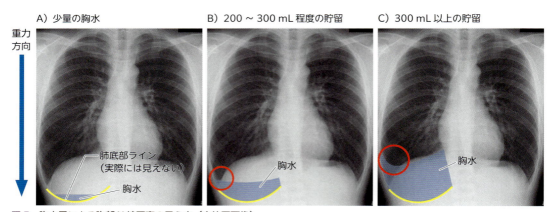

図5　胸水量による胸部 X 線写真の見え方（立位正面像）
B，C) ○：CP angle 鈍化

　先程，CP angle 鈍化は必ずしも胸水貯留とイコールではないと解説しましたが，どのような機序で CP angle が鈍化するのかを考えてみましょう．

胸水貯留以外に，CP angle が鈍化する原因としては以下があげられます．

CP angle 鈍化の原因
・無気肺　　・吸気不十分　　・横隔膜平坦化（COPD による過拡張）
・胸膜癒着　・腫瘍

胸水の有無と CP angle の変化は，大きく 6 つのパターンに分類されます（図 6）．

図 6A は CP angle 鋭のパターンです．正常（**図 6A 上**）のほか，少量の胸水が貯留しても CP angle が鋭のままのことがあります（**図 6A 下**）．

図 6B は CP angle 鈍かつ胸水貯留ありのパターンです．胸水貯留があり，その結果 CP angle が鈍化するのは一般的に皆さんがイメージしている病態ですね（**図 6B 上**）．胸水貯留があり，受動無気肺や肺炎などで CP angle が鈍化するパターンなどもあります（**図 6B 下**）．

図 6C は胸水貯留がないにもかかわらず，CP angle が鈍化するパターンです．肺底部に無気肺や線維化，肺炎など X 線透過性が低い構造が存在し，CP angle が鈍化するパターン（**図 6C 上**）や肺気腫や囊胞による過拡張，横隔膜平坦化により CP angle が鈍化するパターン（**図 6C 下**）があります．

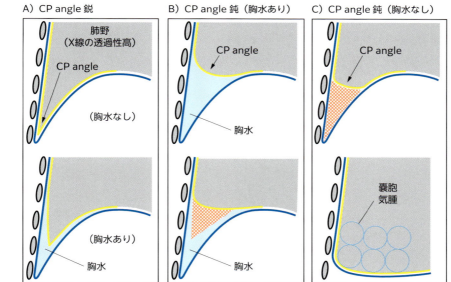

図 6　胸水の有無と CP angle 変化のパターン

右胸水（血気胸）貯留の症例を提示します（図7）．胸部X線写真では，横隔膜挙上や壁側・臓側胸膜間の拡大がみられ，胸水（血胸，図7 ↔）を示します．しかし，CP angleは鋭のままです．

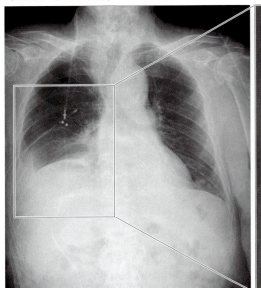 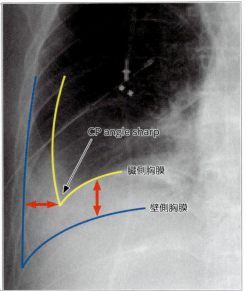

A）胸部X線写真（坐位，ポータブル）　　B）拡大

図7　CP angleが鋭であるが，胸水ありの症例：右血気胸

　図8は別の症例です．胸部X線写真では右CP angleの鈍化がみられ（図8A），胸水貯留の可能性がありますが，CTでは胸水貯留を認めません（図8B，C）．右肺底部に浸潤影を認め，CP angle鈍化は，肺炎による透過性低下を反映した所見であることがわかります．

A) 胸部X線写真（立位正面像）

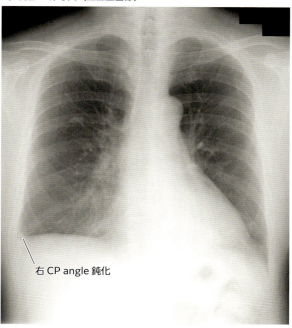

右 CP angle 鈍化

B) CT（縦隔条件, 冠状断像）

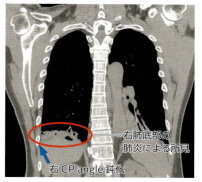

右肺底部の肺炎による所見
右 CP angle 鈍化

C) CT（縦隔条件, 横断像）

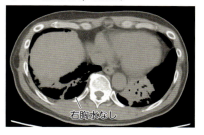

右胸水なし

図8 CP angle が鈍化であるが，胸水なしの症例：右下葉肺炎

- 立位正面像の胸部 X 線写真では，少量の胸水を検出できない
- CP angle 鈍化は，200〜300 mL 程度の胸水が貯留してはじめて認められる
- CP angle 鈍化の原因は，胸水貯留以外にもさまざまある
- 胸水ありでも CP angle 鈍化とはならず，胸水なしでも CP angle 鈍化となることがある

―― column ――

デクビタス撮影

　X線写真で少量の胸水（や気胸）を検出する方法として，デクビタス撮影があります．
　胸水貯留が疑われる側を下にした（気胸の場合は上）側臥位をとることにより，重力により下側部に水が移動し，少量でも検出可能です．正面から撮影し，下側に胸水が液面形成するかを確認します．20 mL 程度の胸水があれば検出可能です．CT の普及により，デクビタス撮影を行う機会はかなり減りましたが，坐位をとることができない患者さんには特に有効です．これを覚えておけば CT がすぐに撮影できないシチュエーションなどで役に立つことがあるかもしれません．ただし患者さんの体勢が不安定になりやすいため，転倒には十分注意しましょう．

2. 壁側胸膜と臓側胸膜の間隔拡大

正常では壁側と臓側胸膜は密着していますが，胸水量が増えると両者が離開します．その際，胸部X線写真では胸壁（壁側胸膜）の内側に臓側胸膜の「線」が同定できるようになります（図9B ▷，C —）．仮にCP angleが鋭の場合でも，胸水貯留を疑うことができます．

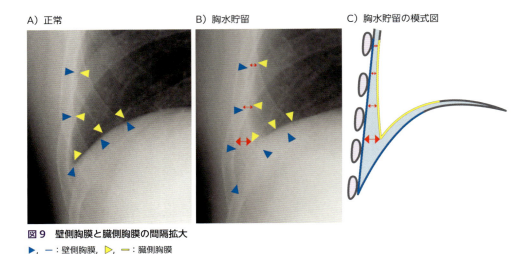

図9　壁側胸膜と臓側胸膜の間隔拡大
▶，—：壁側胸膜，▷，—：臓側胸膜

立位の場合，胸水は必ずしも肺底部だけに貯留するわけではありません．毛細管現象を知っていますか？ 細い管を液体のなかに立てると，外部からエネルギーを与えられることなく，管の中に液体が上がっていく現象のことです．

一般的に胸水は重力により下方に溜まりますが，胸腔内は真空状態にあるため，少量の胸水が毛細管現象により肺尖部に向かい吸い上げられます．そのため，胸水量が多いと，肺尖部から側方にかけて，壁側胸膜と臓側胸膜の間隔が拡大（もしくは肥厚）して見えることがあります．

☑ 壁側胸膜と臓側胸膜の間隔拡大は胸水貯留を疑うポイント

3. 横隔膜挙上

横隔膜挙上も胸水貯留を疑う重要な所見です．特に左側では肺底部と胃泡上端との距離に着目します．

立位正面像での左肺底部と胃泡との距離は，正常者では88%が10 mm以下であると報告されています[3]（図10A）．正常の胸部X線写真では，距離が10 mmもないことがわかります（図10B —）．10 mmを超えたら胸水貯留の可能性を考えます（20 mm以上では明らかな異常と判断できます）．

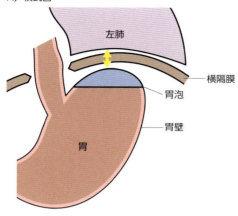
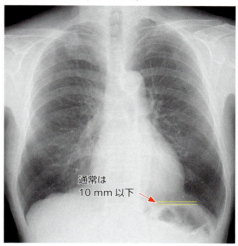

図10　左肺底部と胃泡との距離
A) ⇔：左肺底部と胃泡との距離は通常 10 mm 以下

　右横隔膜挙上を確認するのは，胃泡のような目印となる構造がないため，左側に比べてやや困難です．丹念に肋骨のレベル（位置）を確認し，横隔膜の位置が正常であるかどうかを確認する必要があります（通常，右横隔膜上縁は第10〜11後肋間に位置します）．

　このことを踏まえて，**図11**の胸部X線写真を見てみましょう．心不全の症例ですが，推定される胸水量は，A〜Dのうちどれですか？

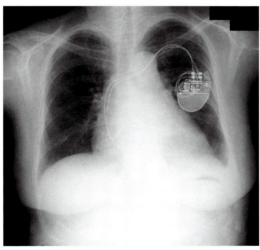

A. なし
B. 少量
C. 中等量
D. 大量

図11　心不全症例：胸部X線写真

　セミナーで研修医に質問すると多くの場合，「ペースメーカー留置後で心拡大があり，心不全を疑います．両側ともにCP angleはsharpであり，胸水はない，もしくはあっても少量と考えます．よって正解はA（もしくはB）です」と回答します．

A）発症時　　　　　　　　　　　　　B）3年前

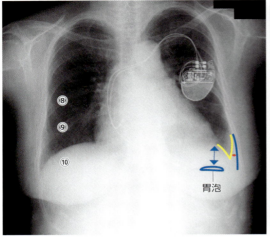
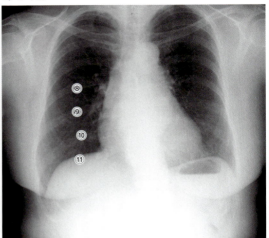

C）A の拡大

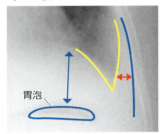

図12　心不全症例：胸部X線写真（立位正面像）

しかし，正解はCの中等量です．

同じ患者さんの3年前の胸部X線写真（図12B）と比較してみましょう．発症時（図12A）では左肺底部と胃泡上端との距離拡大が明らかです（図12A ↔）．左CP angleの鈍化は明らかではありませんが，壁側胸膜と臓側胸膜の間隔も拡大（図12A ↔）しています．

右側でも胸水貯留を疑う所見がありますが，気づきましたか？　右横隔膜上縁の位置を確認すると，3年前は右第10～11後肋間にありましたが，今回は右第9～10後肋間にあり，胸水貯留により1肋間分だけ右横隔膜が挙上しています．

このように**過去画像と比較することは，胸水貯留の診断にきわめて重要**です．

一般的に"大量"な胸水の場合，胸部X線写真の立位正面像では少なくとも肺尖部から肺底部の中間点を超えるとされているため，今回の症例は大量胸水には該当しません（p.184参照）．

- ☑ **横隔膜挙上は胸水貯留の重要なサイン**
- ☑ **特に左肺底部と胃泡との距離に注目**
- ☑ **右側では横隔膜のレベルを丹念に確認**

4. 下行大動脈，横隔膜の「線」消失〜不明瞭化

下行大動脈や横隔膜の「線」消失も胸水貯留を疑う所見です．実際に遭遇する機会が多いにもかかわらず，よく見逃される所見ですので，しっかりと学習しましょう．

症例1　90歳代，女性

呼吸苦，全身浮腫で救急外来受診

胸部X線写真を提示します（図13）．研修医に「この画像で胸水貯留は **A〜D** のどれでしょうか？」と質問すると，よく聞かれる回答は「心拡大が目立ち，心不全を疑います．全体的に肺野の透過性が低下し，左横隔膜の挙上がみられるので，少量の胸水はありそうで，**B**（もしくは **C**）です」というものです．

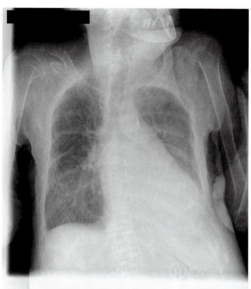

A. なし
B. 少量
C. 中等量
D. 大量

図13　症例1：胸部X線写真（臥位，ポータブル）

正解は **D**：大量の胸水貯留を疑います．

この患者さんは比較画像がないため，同年代のほかの正常患者さんの画像と比較してみましょう（図14B）．総論第5章「シルエットサイン」で解説したように，まずは既存構造が正常に見えるかどうか確認します．本症例では拡大した心臓に重なって，下行大動脈と左横隔膜からなるL字状の「線」のほぼ全域が消失もしくは不明瞭化（「Lの消失」，**図14A** ---）しており，下行大動脈や左横隔膜と広範囲に接する胸水もしくは軟部陰影が存在することを示します．胸部X線写真では胸水であるとの断定は困難ですが，心不全も疑われるので，まずは大量胸水＋無気肺を考えたいところです．

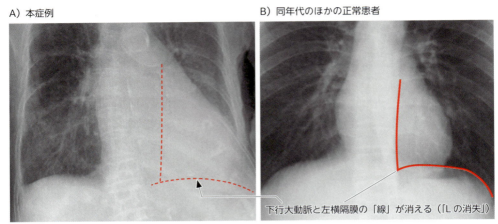

図14 胸部X線写真（拡大）正常患者との比較

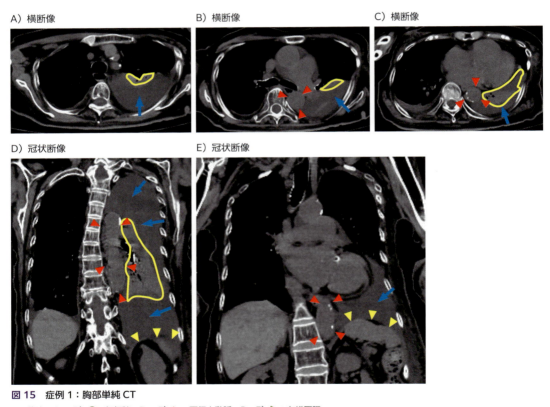

図15 症例1：胸部単純CT
→：胸水, A～D) ◯：無気肺, B～E) ▶：下行大動脈, D, E) ▷：左横隔膜

確認のため胸部単純CTを施行しました（図15）.
　胸部単純CTでは大量の左胸水が貯留し，広範な無気肺が生じており，下行大動脈左縁や左横隔膜には広く胸水や無気肺が接しています．これらにより組織間コントラストが低下し，X線写真では下行大動脈や左横隔膜の「線」が消失していたというわけです（シルエットサイン陽性）．

- 胸水の診断には，下行大動脈および左横隔膜のL字の「線」を常に確認
- 「Lの消失」は大量の左胸水貯留を疑うサイン

5. 肺血管陰影の消失や不明瞭化

「肺血管陰影の消失や不明瞭化」も胸水貯留を疑う所見の1つですが，「Lの消失」同様，あまり知られていません．

先ほどの**症例1**と正常胸部X線写真（別患者）を拡大して，再度提示します（図16）．心拡大や「Lの消失」以外に，何か気づきませんか？正常では心臓と重なる領域に左下葉動静脈が同定できますが（**図16B**），本症例では消失しています（**図16A**）．この所見もシルエットサインの原理を応用したものです（図17）．

正常では，肺血管の周囲には肺野（空気）が存在し，血管とのコントラストが大きいため，血管の辺縁を"線"として同定することができます．ところが胸水や無気肺が血管周囲に存在することで，肺血管とのコントラストが消失〜減弱し，結果的に血管陰影が消失〜不明瞭化します（シルエットサイン陽性）．

正確には胸水貯留だけでなく肺炎や無気肺などの可能性もありますが，胸水貯留を疑う画像的根拠の1つとなります．特に心臓や縦隔と重なる領域については，普段から肺血管陰影がきちんと見えるかを確認する習慣を身につけましょう．

A) 症例1：胸部X線写真

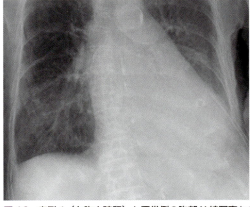

B) 正常：胸部X線写真

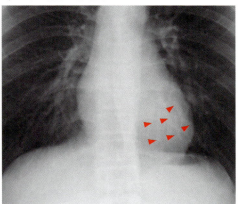

図16　症例1（左胸水貯留）と正常例の胸部X線写真との比較（拡大）
B）▶：左下葉動脈
Bでは見えている左下葉動脈がAでは見えない

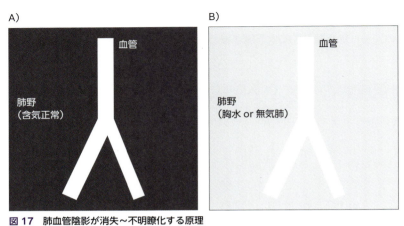

図17 肺血管陰影が消失〜不明瞭化する原理
A）血管影は明瞭．B）血管影は不明瞭

- 血管陰影の消失は胸水貯留を疑うサイン
- 特に心臓・縦隔と重なる領域は注意深く肺血管陰影の確認を行う

6. 肺野濃度上昇（透過性低下）

「肺野濃度上昇」は必ずしも肺炎や無気肺によるものではなく，胸水貯留によっても生じることがあります．

症例2　80歳代，男性

心不全の既往あり．再発疑いにてER受診．胸部X線写真を撮影（図18）

症例2は，同一日（ほぼ同時刻）に施行された2枚の胸部X線写真です（図18A：臥位，ポータブル，図18B：坐位，ポータブル）．上肺野に注目してみましょう．坐位撮影（図18B）と比べ，臥位撮影（図18A）では左肺野は右肺野よりも淡く濃度が上昇し，左右差があります．

同日に施行したCT画像を提示します（図19）．大量の左胸水を認めますが（図19B），右側の胸水量は少量です（図19A）．胸部X線写真の正面像では，X線の通過する領域におけるX線の透過性の差が明らかです．この胸水量の差が画像所見の違いとして反映されるのです．

撮影時の体位の違いと画像に及ぼす影響について，もう少し詳しく考えてみましょう（図20）．CTと臥位撮影は"寝た状態"で，立位撮影（坐位撮影）は"起きた状態"で撮影するので，胸水の分布が異なります．

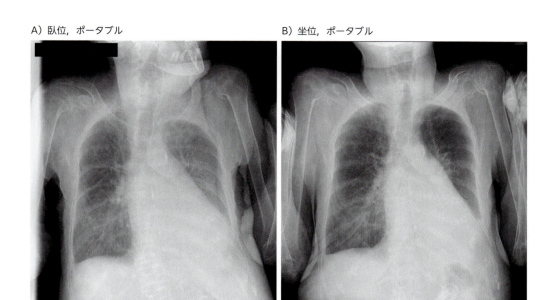

図18 症例2：胸部X線写真（ポータブル）臥位と坐位撮影での胸水の違い

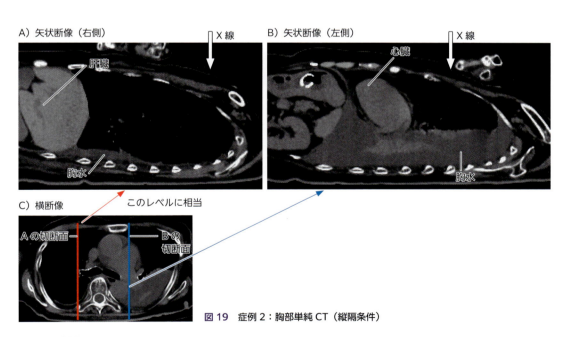

図19 症例2：胸部単純CT（縦隔条件）

❶ 臥位

臥位（図20A）では，胸水は胸郭の背側部を頭尾方向に広がります．胸水量が増えるほどX線吸収・減弱が進み，肺野濃度が上昇します（白くなる）が，頭尾方向でのX線吸収には大きな差が生じないため，正面からの撮影では，おおむね均等に濃度が上昇します．よほど大量の胸水でない限り肺野の空気が残存するので，無気肺ほど真っ白にはなりません．しかし左右を比較すると胸水量によるX線透過性に差があるため，濃度差が生じます．

❷ 立位

一方，立位（図20B）では胸水は重力によって，胸腔内の底部から貯留します．中等量程度までの胸水量ならば，胸水のない（少ない）上肺と多い下肺との間にX線透過性の差が生じます．このため頭尾方向での濃淡の差が大きくなります．

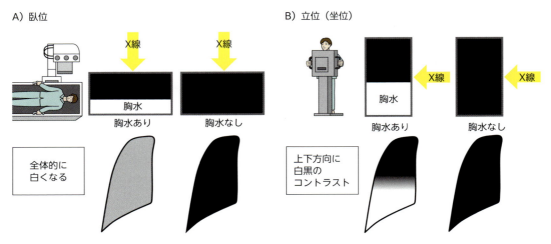

図20 臥位と立位における胸水分布とX線像

このように，臥位撮影の場合は胸水の有無や量を評価するのはなかなか難しく，特に注意が必要です．

ちなみにこの知識は外傷にも応用可能です．

症例3　80歳代，男性

主訴は右肩打撲後の胸痛

肩関節骨折の確認目的に，両側肩関節X線写真（臥位正面）を撮影しました（図21）．撮影時の体位や線量を含めた撮影条件は左右で同一です．両側ともに上腕骨骨折はみられませんが，ほかに所見はないでしょうか？

右肺野の透過性が全体的に低下し，肺野の透過性に左右差があります．臥位撮影であることから，大量の右胸水が貯留している可能性も考えられます．

即時に胸部CT（図22）が施行され，多発右肋骨骨折と大量の右血胸の診断となりました．

肩関節骨折を確認するためのX線写真ですが，撮影範囲に胸壁や頸部，鎖骨上の軟部組織，肺野，縦隔の一部も含まれており，写真の全体像を把握することが重要だと改めて感じさせられます．

A）右肩　　　　　　　　　　B）左肩

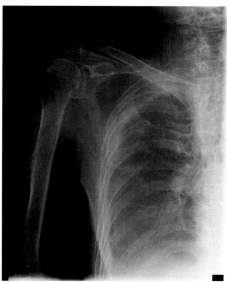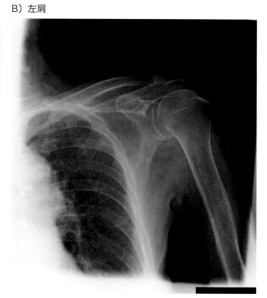

図21　症例3：両側肩関節のX線写真（臥位正面）

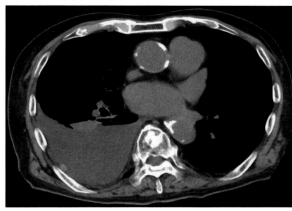

図22　症例3：胸部単純CT（縦隔条件，横断像）

- ☑ 体位（立位 or 臥位）により胸水分布が変化するため，特に臥位撮影では胸水量の評価の際に注意が必要
- ☑ 臥位撮影における肺野全体の濃度上昇は，胸水貯留を考慮する：常に左右差や上下肺野の濃度差を確認

各論　第3章　胸水の見方

7. 葉間胸膜の肥厚，腫瘤形成（vanishing tumor）

症例4　80歳代，男性

洞不全症候群で永久心臓ペースメーカー留置後，呼吸苦と全身浮腫を主訴に受診

胸部X線立位正面像を撮影しました（図23）．

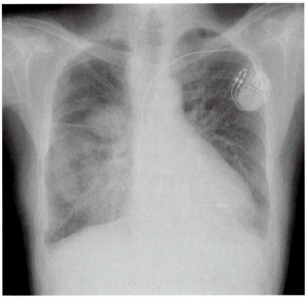

図23　症例4：胸部X線写真

異常所見としては以下があげられます．

- 心拡大
- 上肺静脈の拡張，下肺静脈との血管径差の消失
- 両側CP angle鈍化
- 両側肺野の透過性低下
- 下行大動脈と左横隔膜の不明瞭化
- 心臓と重なる左下肺血管の不明瞭化
- 皮下組織の肥厚（浮腫）
- 右小葉間裂（minor fissure）の肥厚
- 右中肺野縦隔側の腫瘤影（vanishing tumor疑い）

同日に施行した胸部 CT（図 24B）では，肥厚した右小葉間裂に連続する腫瘤影が見られます．境界明瞭，内部構造は均一で，あまり悪性腫瘍らしくありません．

　臨床的に心不全徴候が明らかなため，心不全および肺水腫と診断し，利尿薬などの治療を施行しました．治療 1 週間後の X 線写真（立位正面像）では，これらの異常所見が著明に改善しています（図 25）．特に右肺野の腫瘤影は完全に消失しており，vanishing tumor と診断しました（図 24）．

　このように，葉間胸膜の肥厚や腫瘤形成も，胸水貯留を疑う重要なポイントです．その機序について解説していきます．

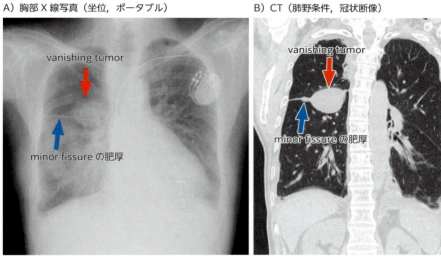

図 24　症例 4：肥厚した minor fissure と vanishing tumor

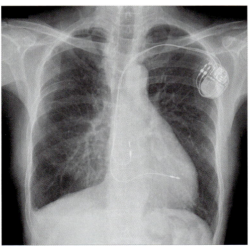

図 25　症例 4：治療後の胸部 X 線写真

● 葉間胸膜の肥厚・腫瘤形成の機序

　葉間胸膜は胸膜が2枚重なった構造で，厚さは約0.5 mm程度と胸部X線検査の分解能下限程度の厚さです．正常の立位正面像では，右中肺野に小葉間裂（minor fissure）を示す横走する細い線が同定できます．しかし，心不全や炎症などにより葉間胸膜間に胸水が貯留，または胸膜自体が肥厚するとX線写真で明瞭化します．minor fissureがはっきりと見えた場合に「異常」と判断できます．

　また葉間胸水が腫瘤状になることがあり，多くは心不全に合併して治療が奏功すると短期間で消失することから，vanishing tumor（消える腫瘍）とも呼ばれます（真の腫瘍性病変ではありませんが，慣用的に「tumor」と表現されます）．境界明瞭で類円形を示し，葉間胸膜と連続し，気管支血管束や胸膜などの引き連れを伴わないため，X線写真でも診断が可能ですが，腫瘍との鑑別を要する場合には胸部CTを施行します．

- 葉間胸膜肥厚，vanishing tumorは胸水貯留を疑う所見
- 心不全の合併がないかを評価

3　胸水の評価

　前項では胸水貯留を疑う胸部X線でどのように胸水を検出するかについて解説しましたが，本項では胸水を検出した後のさらなる評価について解説します．基本的にCTでの評価となりますが，この機会に学習しましょう．画像診断的なポイントは以下の5つです．

1. 胸水量
2. 片側性か両側性か
3. 被包化の有無
4. 胸膜肥厚／腫瘤の有無
5. 肺炎，腫瘍性病変，無気肺の有無

胸部X線では主に1，2，5を評価します．

1. 胸水量

　一般的に，胸水量が多いほど，悪性腫瘍に随伴する胸水の可能性が高くなります．また胸水量が多いほど，病状の進行が疑われます．

　胸部X線写真で胸水量を正確に測定することはできないため，分類は多いか少ないかという大雑把なものになります．胸郭の2/3以上を占める場合に「大量」，1/3以上で「中等量」と定義する文献が多いようですが，1/2以上を大量胸水とするとの報告もあり，胸部X線写真における胸水量の基準として確立したものはありません（個人的には胸郭の1/2以上を占める場合を大量胸水の基準としています）．

また，一般的な胸部X線所見と胸水量の目安として，下記も参考にしてください[4].

・肋骨横隔膜の鈍化：200〜300 mL
・片側胸腔の半分：1,000〜2,000 mL
・片側全体：2,000〜3,000 mL

これらは施設ごとの基準もあると思いますので，呼吸器内科や放射線科の医師に聞きながら，自分のなかで基準を設けましょう．

胸部X線写真での胸水量
- 大量：胸郭上下径の 1/2 以上（or 2/3 以上）
- 中等量：胸郭上下径の 1/2 まで（or 1/3 以上）

2. 片側性か両側性か

胸水貯留が片側性の場合と両側性の場合では，鑑別診断が大きく変わります．一般的に，肺炎や腫瘍性病変など局所的な疾患の場合は片側性，心不全や低タンパク血症などの全身疾患に伴う場合は両側性のことが多いです．主な鑑別疾患を提示します（図26）.

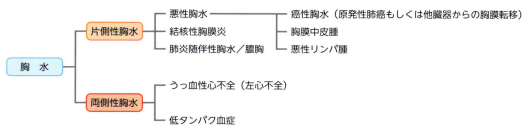
図26 片側性・両側性胸水の主な鑑別診断

- 両側性胸水は全身疾患，片側性胸水は炎症や腫瘍の可能性

3. 被包化の有無

被包化胸水は一般的には炎症性に肥厚した胸膜によって覆われた胸水のことを示します．X線写真上，腫瘤状に見えることがあり，X線写真上腫瘍性病変との鑑別が重要となります．
右慢性膿胸のX線画像を提示します（図27）．右下肺野外側の胸壁に沿った腫瘤状影がみ

られます（図27 ▶）．陰影の辺縁部の立ち上がりが胸壁に対してなだらかな所見を**胸膜外徴候**（extrapleural sign）と呼びます．胸膜外徴候が陽性の場合，**肺実質外の病変**を示します（図28A）．膿胸のほか，被包化胸水，胸壁もしくは胸膜由来の腫瘍が鑑別にあがります．

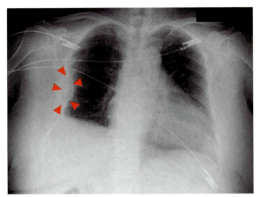

図27　胸部X線写真（坐位，ポータブル）
▶：腫瘤状影

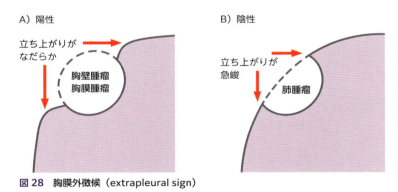

図28　胸膜外徴候（extrapleural sign）

　一方，胸壁から腫瘤への陰影の立ち上がりが急峻となる場合（胸膜外徴候陰性）は，肺実質由来の病変である可能性が高いことを示唆します（図28B）．

● **split pleura sign**

　CTでは肥厚した壁側胸膜と臓側胸膜により被包化され，胸水がラグビーボールのように見えることがあり，この所見を split pleura sign と呼びます（図29）．splitは"裂ける"を意味し，2枚の胸膜（壁側と臓側胸膜）が胸水により離れることを意味します．split pleura sign 陽性の場合には，膿胸である可能性が高くなるといわれています．

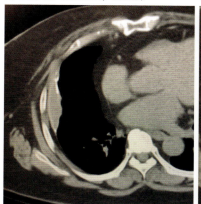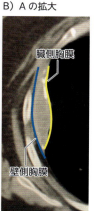

A）胸部 CT（縦隔条件，横断像）　　B）A の拡大

図29　split pleura sign

4. 胸膜肥厚／腫瘤の有無

　胸膜肥厚や腫瘤を認める場合，表5 のような疾患が鑑別にあげられます．ただし X 線写真では，胸膜肥厚と胸水の鑑別は困難であり，基本的に CT での評価となります．

表5　胸膜肥厚／腫瘤／石灰化の鑑別診断

胸膜肥厚	肺を包む胸膜が肥厚した状態 ・胸膜炎，肺感染症など
胸膜の腫瘤	原発性：胸膜由来の腫瘍 ・良性腫瘍（胸膜中皮腫） ・悪性腫瘍（悪性胸膜中皮腫）
	転移性：肺癌などからの転移性胸膜腫瘍が大部分 ・悪性リンパ腫 ＊凹凸不整や結節状の肥厚，10 mm 以上の肥厚は悪性腫瘍が示唆される
胸膜の石灰化	肺を包む胸膜にカルシウムが沈着した状態 ・陳旧性胸膜炎，肺結核，塵肺症など

5. 肺炎，腫瘤性病変，無気肺の有無

　もちろん，胸水の原因となる病態について，検索するのも画像検査の重要な役割です．腫瘤性病変の見方については，**各論第 4 章「肺癌の見方」**で解説しますが，ここでは胸水と無気肺の鑑別について解説します．

　胸部 X 線写真上，胸水は無気肺同様に肺野濃度上昇域として観察されるため，ときに両者の鑑別は困難ですが，**ポイントは気管の偏位**にあります．大量の胸水が貯留する場合は胸水の圧迫により気管が健側へ偏位し，無気肺では肺野の収縮により気管が患側に偏位することが鑑別点となります．

❶ 胸水の場合：気管の健側偏位

図30の胸部X線写真では，左胸腔はびまん性に濃度が上昇し，気管を含めた縦隔構造の右側への偏位が生じています．正常肺野濃度域はみられず，真っ白な状態で，いわゆる"whiteout"と呼ばれる所見です．

図31は同患者の胸部造影CTです．大量の左胸水貯留を認め，左肺野の全体が無気肺を呈しています．左肺門部に内部構造不均一で中心壊死を伴う，中等度の造影効果を有する腫瘤性病変を認め，右乳腺や腋窩にも同様の病変が多発します．また，縦隔構造は健側（右側）に偏

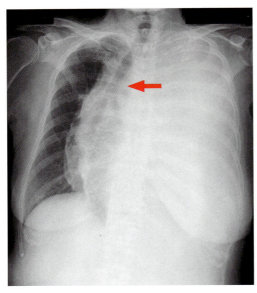

図30　胸部X線写真（坐位，ポータブル）
➡：大量の左胸水貯留により，気管が右側（健側）に大きく偏位している

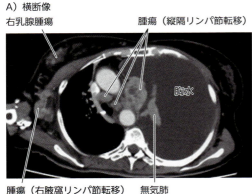

図31　胸部造影CT（縦隔条件）

188　医師1年目からの　100倍わかる！　胸部X線の読み方

位していることが確認できます．最終的に，進行右乳癌，多発リンパ節転移，胸膜播種，大量胸水と診断しました．

❷ 無気肺：気管の患側偏位

発症時の胸部X線写真では，右上肺野の濃度上昇がみられ，気管を含めた縦隔構造の右側偏位や右横隔膜挙上が生じています（図32B）．10年前の正常なX線写真と比較すると病変が明らかです（図32A）．

胸部CT（図33）では，少量の右胸水を認めますが，右上肺野の陰影は胸水とは異なる軟部陰影が主体です．

A）10年前

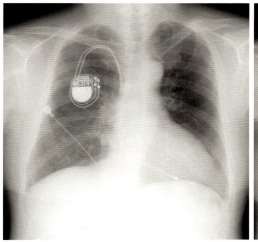

B）発症時

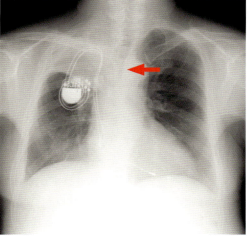

図32　胸部X線写真
➡：右無気肺により，気管が右側（患側）に大きく偏位している

A）肺野条件，冠状断像

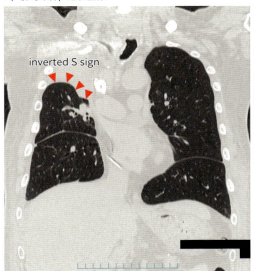

B）縦隔条件，横断像

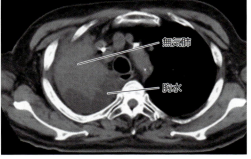

図33　胸部単純CT

最終的に，右肺門部肺癌＋閉塞性肺炎と診断しました．

冠状断像では，右上葉肺門部肺癌と閉塞性無気肺による inverted S sign が観察されます（**図33A ▶**）．

このように胸水貯留と無気肺，腫瘍性病変は合併することも多いですが，どの病態が主体で気管偏位が起きているのか，常に考えて読影していきましょう．

ここだけは Check! 大量胸水貯留と無気肺との鑑別：気管の偏位に注目
- ☑ 大量胸水貯留：気管は健側に偏位
- ☑ 無気肺：気管は患側に偏位

---

column

CP angle は dull ?

皆さんは CP angle の "鈍化" を英語で何と表現しますか？

ほとんどの研修医は "dull" と回答します．実際に多くの日本語の教科書にもそのように記載されています．しかし，国際学会に参加した際に英語を母国語とする多くの医師に尋ねたところ，全ての医師が「CP angle が "dull" という表現は聞いたことがなく，英語として不適切である」と回答しました．

実際に英語の教科書を紐解くと，「CP angle 鈍化」を意味する用語として，鈍的外傷（blunt trauma）でも使用される "blunt" が使われており（例：blunting of the costphrenic angle），"dull" をみかけることはありません．日本人的な感覚では "dull" の方がしっくりくる気もしますが，しかたがありません．正しい英語表現を心がけましょう．

ちなみに反対の「鋭」は "sharp" と表現します．こちらは理解しやすいですね．

■ 文献
1）「呼吸器外科テキスト［Web 動画付］改訂第 2 版」（日本呼吸器外科学会，呼吸器外科専門医合同委員会/編），南江堂，2021
2）Light RW：Clinical practice. Pleural effusion. N Engl J Med, 346：1971-1977, 2002（PMID：12075059）
3）「Chest Roentgenology, 1st Edition」（Felson B, ed), W.B. Saunders, 1973
4）「レジデントのための呼吸器診療最適解」（中島　啓/著），医学書院，2020

各論

第4章 肺癌の見方

胸部X線写真における最も重要な検査目的の1つが「肺癌の診断」です．とはいえ，胸部X線写真はCTと比較して，感度・特異度ともに低く，特に質的診断には限界があります．そのため，これまで述べてきたように「肺癌を疑う病変の検出」，つまりいかに病変の見落としを防ぐかが重要となります．

本章では，肺癌の基本事項を述べたあと，どのように病変を検出するかに重点を置いた胸部X線写真の読影法について解説します．肺癌CT診断にも必要不可欠ですので，この機会にしっかり学習しましょう．

1 肺癌について

1. 肺癌とは

肺癌は，肺胞や気管支の上皮細胞由来の悪性腫瘍の総称です．

癌細胞は周囲組織を壊しながら増殖・進展し，進行すると血管やリンパ管に浸潤，血流やリンパ流にのって転移が生じることがあります．転移しやすい臓器としては，リンパ節のほか，肺，胸膜，脳，肝臓，副腎，骨があげられます．

肺癌は日本人の癌死亡者数の第1位で，男女別の死亡者数でも男性では第1位（約5万4,000人），女性では第2位（約2万3,000人）を占めるなど，日常診療でよく遭遇する疾患[1]であり，日常診療において肺癌診断は非常に重要です．

2. 肺癌の臨床症状と危険因子

肺癌の臨床症状は，咳嗽，喀痰，血痰，呼吸困難，胸痛などの呼吸器症状や発熱，体重減少，嗄声などがあげられますが，必ずしも肺癌に特異的なものではありません．また転移した部位による特有の症状が生じることもあります．

喫煙は肺癌罹患の危険因子の1つで，非喫煙者に比べて喫煙者が肺癌になるリスクは男性で4.4倍，女性で2.8倍に，また喫煙開始年齢が若いほど，喫煙量が多いほど肺癌リスクは高くなるといわれています．その他の肺癌危険因子としては，間質性肺炎，慢性閉塞性肺疾患，アスベスト症などの吸入性肺疾患，肺結核などがあげられます．

3. 肺癌の検出と診断

これらの症状や危険因子を有する症例に対しては，肺癌を検出するための検査が必要ですが，通常胸部X線が第一選択となります．

各論 第4章 肺癌の見方

191

胸部 X 線における肺癌の検出感度は 59.6 〜 73.5%，特異度 91.3 〜 94.1% と報告されています[2]．

一方で，CT における肺癌の検出感度 93.3 〜 94.4%，特異度 72.6 〜 73.4% と胸部 X 線よりも高く，胸部 CT は肺癌検出の診断法として最も有力な検査に位置づけられています．特に早期肺癌においては，CT 検査が非常に有用です．

肺癌の診断は胸部 X 線写真，胸部 CT 以外にも，喀痰細胞診や腫瘍マーカー，FDG-PET などを組合わせ，最終診断は病理学的検査により行われます．

4. 肺癌の分類

組織型，発生部位による分類があります．

❶ 組織型による分類

肺癌の組織型は多彩ですが，癌組織の性状により大きく「小細胞癌」と「非小細胞癌」に分けられます．両者で治療方針が大きく異なります．

「非小細胞癌」はさらに腺癌，扁平上皮癌，大細胞癌に分けられます．

最も多い病型は腺癌，続いて扁平上皮癌です．

❷ 発生部位による分類

「肺野型（末梢型）」と「肺門型（中心型）」に分けられます．

肺野型は肺野の末梢側に生じ，早期には無症候であることが多いですが，進行すると肺炎を併発し，胸痛や咳などの症状が生じます．

肺門型は気管や主気管支といった中枢側に発生し，早期より血痰，咳などの症状が出やすく，末梢気道閉塞による閉塞性肺炎や無気肺を生じやすいのが特徴です．

腺癌，大細胞癌は末梢型，小細胞癌は肺門型が多く，扁平上皮癌は肺野型と肺門型があります．病変部位は，病理組織型の推定に参考となります．

5. 肺癌の病期分類

病期（ステージ）は癌の進行の程度を示すもので，肺癌の大きさ，進展範囲，リンパ節や他臓器への転移の有無により I 〜 IV 期に分類します[3]．肺癌の治療方針は，主に組織型と病期により決まりますが，通常は CT を用いてステージングが行われます．

I 期：原発巣は肺内に限局，リンパ節や他の臓器に転移を認めない
II 期：原発巣は大きいがリンパ節転移はない，または同側の肺門リンパ節に転移を認める
III 期：原発巣が隣接臓器に浸潤もしくは縦隔リンパ節転移を認めるが，遠隔転移は認めない
IV 期：遠隔転移を認める，胸水内に癌細胞がある

2 肺癌の画像所見

1. 肺癌の胸部X線所見

典型的な肺癌の胸部X線写真（図1A）を提示します．本症例のように，分葉状の形態で辺縁不整な（結節〜）腫瘤影が肺癌の一般的なイメージではないでしょうか．

一方で肺癌は，胸部X線写真上すりガラス影〜浸潤影を呈し肺炎に見えたり，線状〜索状影，空洞影，斑状影といったあまり悪性腫瘍らしくない陰影や，小葉間隔壁肥厚，気管支血管束肥厚，胸膜肥厚・結節，腫大リンパ節など多彩な所見を呈することが知られています．つまり，**肺癌は胸部X線上すべての画像所見パターンをとりうるのです．胸部X線写真で何らかの濃度上昇域がみられる場合には，常に肺癌の可能性を考慮**しましょう．

また，胸部X線写真では「異常なし」と判断した後に，CTで肺癌を疑う所見が見つかりハッとすることもあります．すべての画像所見パターンには「正常」も含まれることを理解しましょう．

胸部X線写真（図1A）とCT（図1B）とを比較してみましょう．

CTではX線写真よりも病変の形態や辺縁性状，周囲組織との関連性がより詳細に観察できることがわかりますが，X線写真はX線が透過する領域における各構造の合成像であるため，必ずしもCTのように病変の真の姿を反映するわけではありません．

基本的に，胸部X線写真で病変の拾い上げと大まかな性状評価を，CTで詳細評価を行うと考えましょう．

A）胸部X線写真　　　　　　　　　B）胸部CT（肺野条件，横断像）

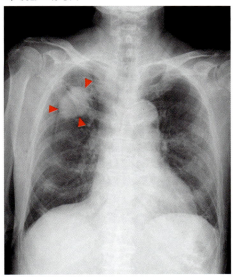
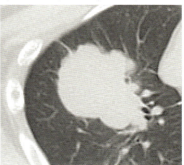

図1　右上肺野の典型的な肺癌

> **ここだけは・Check!**
> - ☑ 肺癌診療における胸部X線写真の読影で重要なことは
> - ☑ 肺癌の胸部X線所見は，すべての異常パターンをとりうる
> - ☑ 胸部X線写真で検出できない肺癌もある
> - ☑ 胸部X線写真で濃度上昇域がある場合，常に肺癌の可能性を考慮する
> - ☑ 胸部X線写真では検出可能な病変の拾い上げに専念し，質的診断にはこだわりすぎない
> - ☑ 肺癌の随伴所見にも注意する

以下，主にCTでの評価項目です．

2. 結節（腫瘤）影の評価

結節（腫瘤）影については，以下の5項目について評価します．

> ① 大きさ・形態
> ② 内部性状
> ③ 辺縁性状
> ④ 周囲構造
> ⑤ 経時的変化

❶ 大きさ・形態

通常，病変の最大長径を計測します．

一般的に病変が大きいほど悪性の可能性が高く，特に長径30 mmを超える場合（腫瘤影）には悪性腫瘍を考えます．長径5〜30 mmまでの大きさ（結節影）ならば，腫瘍・炎症との鑑別を要し，鑑別疾患も多岐にわたります．

形態的には，不整形，外側方向に凸状であれば「悪性」，円形〜類円形，内側に凹状であれば「良性」寄りに考えます．

❷ 内部性状

陰影内部の濃度，石灰化，空洞，気管支透亮像（air bronchogram）に注目します．

胸部X線写真で濃度が高く（白っぽい），遠目でも病変が指摘できる場合，石灰化結節，肉芽腫，骨腫など良性病変である可能性が高いです．逆にはっきり白く見えない，ふわっとした陰影の場合には，肺癌の可能性があります．濃度の評価基準として，大動脈弓部と比較する方法があります（大動脈弓部より淡い陰影は悪性寄りに考える）．

石灰化はカルシウムの沈着によるもので，慢性炎症を反映します．通常明瞭な高吸収域となり，検出は比較的容易です．石灰化の分布が中心性，層状，リング状，ポップコーン状であれば良性，非対称性や偏在性の場合は悪性の可能性があります．

石灰化を伴う肺結節・腫瘤には，過誤腫，結核・非結核性抗酸菌症など良性疾患が多いですが，稀に石灰化を伴う悪性腫瘍（骨肉腫や軟骨肉腫，乳癌や粘液産生型腺癌の胃・大腸癌の肺

転移など）もあります．

　空洞がみられる場合，病変内部の中心壊死と気管支との交通が示唆され，まずは肺結核や真菌感染症，肺化膿症，敗血症性肺塞栓症などを考えます．ただし，原発性肺癌（扁平上皮癌）や転移性肺癌でも空洞が生じることがあります．

　胸部X線写真で陰影内部にair bronchogramがみられる場合には，肺炎を疑います．

　ただしCTでは，特に肺腺癌で病変内部に気管支透亮像がみられることがあります．

❸ 辺縁性状（図2）

　病変が周囲構造とどのような関係にあるのかを評価することは，質的診断において重要です．辺縁の性状評価は，**「境界」**と**「辺縁」**に注目します．

　境界と辺縁について混同している研修医も多いので，用語を整理します．

・**「境界」**は病変部と周囲正常肺野との境を示す用語で，**「線」**のイメージです．境界は明瞭もしくは不明瞭に分類され，尖った鉛筆で病変の輪郭を追えるような場合に，境界明瞭と表現します

・**「辺縁」**は病変部と正常組織の境界領域を意味し，**「面」**のイメージです．辺縁は整（平滑）もしくは不整に分類され，辺縁が凹凸（後述のノッチ）もしくは棘状（後述のスピキュラ）であれば不整と表現します

　境界が明瞭で辺縁平滑なら圧迫性発育を呈する病変を示し，良性腫瘍の可能性が高いですが，悪性腫瘍（転移性肺癌，カルチノイドなど）も鑑別にあげられます．

　境界不明瞭で辺縁不整であれば浸潤性増殖型の腫瘍（悪性腫瘍の可能性が高い）や，炎症，出血・滲出物を伴う病変が考えられます．

境界	明瞭	明瞭	不明瞭	不明瞭
辺縁	整	不整	不整	不整
	良性			悪性

図2　境界と辺縁性状による分類

> **＊参考　すりガラス結節の場合**
>
> 　すりガラス結節では上記の充実性結節とは逆に，境界が明瞭であれば原発性肺癌（特に腺癌），不明瞭であれば炎症性疾患の可能性が高くなります．
>
> 　これは癌の場合，小葉間隔壁といった既存構造により病変の進展が塞き止められ，境界明瞭となるのに対し，炎症では小葉間隔壁を超えて進展するため，境界がぼやけるためです（グラデーション効果）．一部でも辺縁が明瞭な箇所があれば，肺癌（腺癌）を強く疑います．
>
> 　HR-CTを読影する際に参考にしてください．

1）ノッチ（notch）

　ノッチとは，病変辺縁部の切れ込み（陥凹）を示す所見です（図3A）．

　悪性腫瘍では，腫瘍細胞は無秩序に分裂・増殖をくり返し，腫瘍内部の細胞密度や増殖速度は均等ではありません．圧迫増殖型の腫瘍が増大する際に，周囲に気管支や血管など肺野よりも硬い構造がある場合には増殖しにくく，逆に肺野だけであれば増殖しやすく，この差がノッチ形成に関与すると言われています．

2）スピキュラ（spicula）

　スピキュラとは，辺縁から周囲に突出する棘状〜線状影（毛羽立ち状）です（図3B）．

　悪性腫瘍が増殖する際，リンパ管に沿って進展することがあり，リンパ管が腫瘍細胞浸潤により肥厚した状態を反映する所見と考えられています．

　原発性肺癌（腺癌）でよくみられる所見ですが，扁平上皮癌（中心瘢痕型）や転移性肺癌（特に大腸癌，乳癌），器質化肺炎や肉芽腫などの炎症性疾患でも観察されることがあり，必ずしも悪性腫瘍に特異的な所見ではありません．

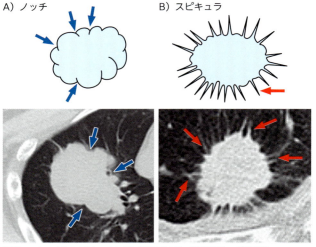

図3　ノッチとスピキュラ（胸部単純CT，肺野条件，横断像）

❹ 周囲構造

血管収束像，胸膜陥入像も，悪性腫瘍を疑う画像所見です（図4）．

一般的な悪性腫瘍では，腫瘍細胞数の増加と腫瘍容積の増大が近似し，病変の進行＝腫瘍径増大の関係となります．しかし肺癌は，腫瘍の増大に伴い末梢気管支が閉塞，肺胞虚脱や膠原線維の増生により肺野容積が減少・収縮することで，一時的に腫瘍容積が減少することがあります．つまり増大と縮小をくり返しながら徐々に腫瘍径が増大していくという点で，他の癌腫とは異なります．

病変部分の容積が減少する過程で，周囲に存在する正常構造が引っ張られ，腫瘍内部に巻きこまれ，結果的に腫瘍と連続します．

周囲血管が病変に向かい集中する所見を**血管収束像**（vascular convergence，図4，5），周囲臓側胸膜が引き込まれる所見を**胸膜陥入像**（pleural indentation，図4，5）と呼びます．

胸膜陥入像とスピキュラとの鑑別は，腫瘍周囲の線状影が胸膜に達していれば胸膜陥入像（臓側胸膜そのものを見ているわけですから，胸膜と連続するのは当たり前ですよね），胸膜に達しておらずかつ多数の細かな線状影であればスピキュラです．また病変周囲の肺炎像や散布性陰影にも注目します．

病変周囲の散布影（小葉中心性分布）がみられる場合，経気道性の感染症（炎症）を疑います．

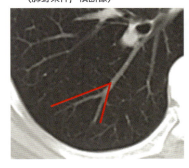
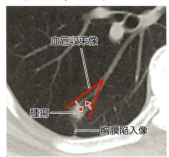

図4 血管収束像，胸膜陥入像のCT
A）3年前のCTでは異常なし．B）右下葉S6領域に径10 mm大の結節影（原発性肺癌：腺癌）を認める．発症前と比較して，腫瘍近傍を走行する2本の肺動脈のなす角度が小さくなり，かつ胸膜陥入像が生じていることに注目．腫瘍の増大により肺動脈や臓側胸膜の引き込みが生じていることによる所見

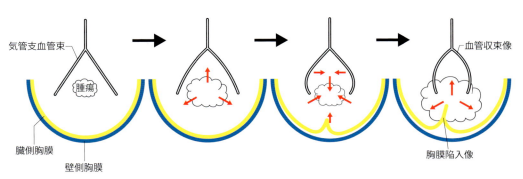

図5 血管収束像，胸膜陥入像のシェーマとこれらが生じる理由
腫瘍が増大と縮小を繰り返すことで，病変近傍の気管支血管や臓側胸膜が徐々に引き込まれていく

❺ 経時的変化

過去の胸部X線写真がある場合，必ず比較・検討しましょう（「**過去画像は宝の山**」）．

経時的な病変サイズの変化が評価でき，質的診断に寄与することがあります．

腫瘍倍加速度（tumor doubling time）をご存じですか？病変が2倍の体積になるまでにかかる時間のことで，一般的に癌腫の腫瘍倍加速度は30〜120日程度といわれています．この時間が短いほど，癌の増殖速度が早い，つまり悪性度が高いことを示します．

また癌細胞1つの直径はおおよそ10ミクロン（0.01 mm）で，ひとつの癌細胞が誕生し，細胞分裂をくり返し画像で検出できるくらいの大きさになるまでには，最大で数年程度かかるとされています．

病変の形状やサイズが数日〜数週間程度の短期間で大きく変化する場合には，肺炎など活動性炎症を反映している可能性が高く，長期間不変もしくはあまり変化がない場合には，古い炎症性変化もしくは腫瘍であっても良性腫瘍の可能性が高いといえます．

注意が必要なのは徐々に増大するような病変で，その場合原発性肺癌を考慮します．

前回画像とだけ比較すると，サイズの変化に気づきにくいことがありますので，可能であればもっと古い画像（数年前に行った初回検査など）とも比較しましょう．月単位でははっきりしなくとも，年単位であれば増大傾向に気がつくことがあります．

- ☑ 肺結節（腫瘤）影は5つのポイントを評価する（大きさ・形態，内部性状，辺縁性状，周囲構造，経時的変化）
- ☑ ノッチ，スピキュラ，血管収束像，胸膜陥入像は悪性を疑う（ただし良性疾患でもみられることがある）

3 胸部X線写真で見落としやすい肺癌

胸部X線写真で肺癌を見落とさないためには，見落としやすい肺癌がどのような特徴があるのかを知ることが重要です．

まずは以下の8つの特徴を理解しましょう．

1. 淡い病変
2. 小さい病変
3. 既存構造と重なる病変
4. 肺尖部病変
5. 肺門部病変
6. 肺炎・無気肺を合併する病変
7. 目立つ病変・構造と併存する病変

8. 陳旧性炎症後変化にみえる病変

ここで見落としを防ぐ読影法について紹介します．

・既存構造を丹念に確認する（特に正常構造がきちんと正常に見えるか）
・肺野に左右差がないか確認する
・心臓や横隔膜で隠れた領域に，相対的な白い領域がないか確認する
・過去画像と比較して変化がないか確認する

ことを心がけましょう．

さらに1つの病変を見つけても，決して安心しないようにしましょう．病変は1つだけとは限りません．大きな病変があると，そちらに目を奪われ，肺癌を疑う小さいもしくは淡い濃度の病変に目が行き届かない場合があります．第2，第3の病変がないか，丹念に読影することが重要です．

● 肺野病変の左右差を見るテクニック（図6）

本などで胸部X線写真の全体像を隠します．その後，平行にしたまま下にずらしていき，肺尖部から肺底部まで少しずつ順番に，左右を確認していきます．関心領域（図6 ）を絞って見ることがポイントで，狭い領域に視線を集中することで，微妙な左右差に気づきやすくなり，見落としを減らすことができます．

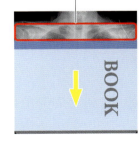
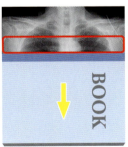
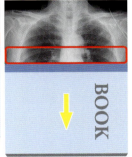
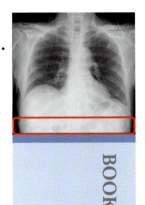

図6　X線写真で肺野病変の左右差を見るテクニック

1. 淡い病変

症例1　50歳代，男性

人間ドックで胸部X線撮影と胸部CTを施行（図7）．無症状

　CTでは左上葉に長径22 mm大のすりガラス影（pure ground glass nodule：pure GGN）を認めます（図7B ○）．淡い陰影で肺炎のようにも見えますが正常肺野との境界は明瞭で，悪性腫瘍の可能性が考えられます．一方で，同日に施行した胸部X線写真（図7A）では病変を全く検出できません．

　本症例は高分化型腺癌を疑い，本人の希望もありVATS（video-assisted thoracic surgery：ビデオ補助胸腔鏡手術）が施行され，腺癌との確定診断が得られました．

　本症例のようにpure GGNを検出できないことは，見落としというよりも胸部X線写真の診断能の限界といえます．

A) 胸部X線写真（立位正面像）

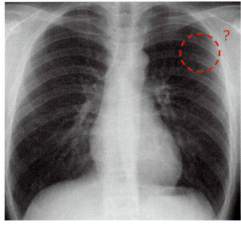

B) 胸部CT（肺野条件，横断像）

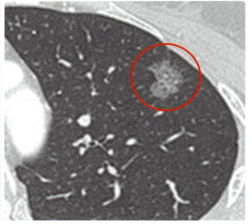

図7　症例1：左上葉のすりガラス影

2. 小さい病変

　胸部X線写真で検出できる肺癌のサイズの下限は10 mm程度といわれています．小さい病変は見落としやすいため，注意が必要です．

症例2　80歳代，男性

腹痛を主訴に救急搬送され，総胆管結石嵌頓による胆管炎と診断された．入院時スクリーニングとして，胸部X線写真を撮影（坐位，ポータブル，図8）

　肺野病変は明らかでなく，心拡大や胸水貯留はみられず，一見大きな問題はないように見えます．しかしよく見ると，左上肺野に左第2前肋骨と重なる10 mm大の限局性濃度上昇域（図8 ○）がみられます．

　小さいわりに若干濃度が高く，肋骨の幅を超えていないため骨腫を疑いましたが，画像を拡大して観察すると辺縁が不整に見えたため（図9 ○），精査目的に胸部CTを施行しました（図10）．

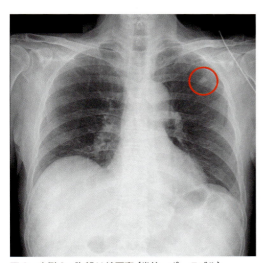

図8　症例2：胸部X線写真（坐位，ポータブル）

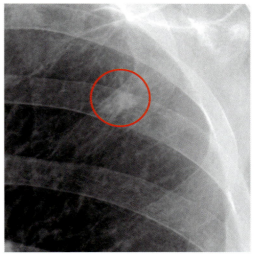

図9　症例2：胸部X線写真：拡大

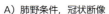

A）肺野条件，冠状断像

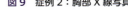

B）肺野条件，横断像

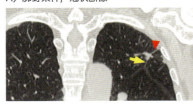

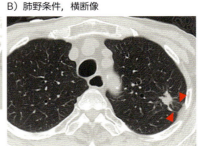

図10　症例2：胸部CT
▶：胸膜陥入像，A）⇨：葉間胸膜の引きつれ

CTでは左上葉に，径10 mm大の結節影を認めます．境界は一部不明瞭分葉状・不整形の陰影で冠状断像では胸膜嵌入像や葉間胸膜の引きつれがみられることから，原発性肺癌を疑いました．手術が施行され，肺腺癌の診断となりました．

3. 既存構造と重なる病変

胸部X線写真の正面像で，肺野全体のうち，どのくらいが縦隔や横隔膜など（肋骨を除く）の既存構造と重なっているかご存知ですか？

書籍によって記載が若干異なりますが，おおよそ3〜4割程度といわれています．つまり読影の際に肺野の黒い部分を見るだけであれば，実際には肺野の6割程度しか観察していないことになります（図11）．

特に心臓，横隔膜，骨と重なる領域については丹念に読影しましょう．

A）胸部X線写真

B）Aの解説

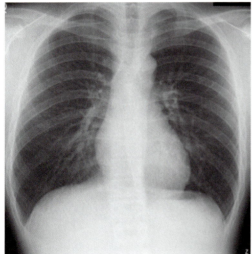
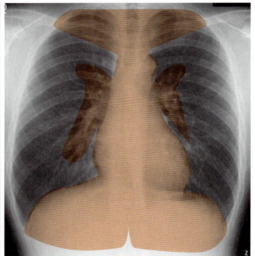

図11　胸部X線写真正面像で，肺野が既存構造と重なる領域（■）
肺野と既存構造の重なる領域は肺野全体の約4割．鎖骨，肋骨，肺尖部，縦隔，肺門部血管，右心陰影，左心陰影，左右横隔膜との重なりに注意する

❶ 心臓と重なる病変

症例3　80歳代，男性

心房細動で加療中．呼吸苦の増悪があり受診され，胸部X線写真を撮影した（図12）

胸部X線写真では，心拡大と左横隔膜の不明瞭化，CP angle 鈍化，左肺門部陰影の増大を認めます（図12A）．左下葉肺炎を疑いましたが，左下肺野をよく見ると心臓左縁と重なる相

対的な高吸収域があることがわかります．さらに病変部を拡大し，narrow window で見ると腫瘤影が確認できます（**図 12B** ▶）．下行大動脈の一部でシルエットサインが陽性です．

精査目的に胸部 CT を施行しました（**図 13**）．左下葉 S6 〜 10 領域の肺門側に，下行大動脈と接する長径 45 mm 大の腫瘤が見られ（**図 13B** ◯），左肺門部リンパ節も腫大しています（**図 13A** ◯）．左下葉肺癌と肺門部リンパ節転移と診断しました．

A）胸部 X 線写真（立位正面）　　　　　　B）病変部の拡大像

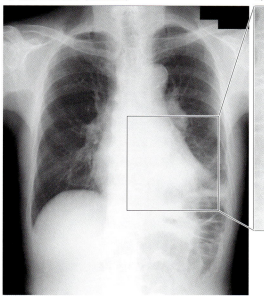
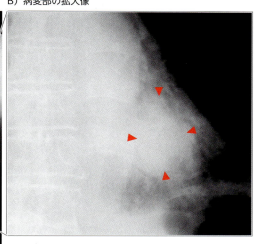

図 12　症例 3：胸部 X 線写真と拡大図
B）▶：腫瘤影

A）胸部造影 CT（縦隔条件，横断像）　　　B）胸部造影 CT（縦隔条件，横断像）

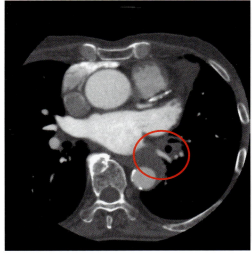
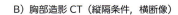

図 13　症例 3：胸部造影 CT
A）◯：左肺門部リンパ節転移，B）◯：左下葉の原発性肺癌

| 症例 4 | 80 歳代，女性 |

心房細動の既往あり（カテーテルアブレーション後），急性発症の動悸および前胸部の重苦しさを主訴に救急を受診，胸部 X 線写真を撮影した（図 14）

胸部 X 線写真で肺野病変は明らかでありませんが，やはり心臓と重なる領域を丹念に観察すると，心臓左縁と重なる肺野濃度上昇域が見られます（図 14A）．3 年前の胸部 X 線写真では正常です（図 14B）．病変部を拡大，narrow window で見ると辺縁不整な腫瘤影で（図 15A ▶），下行大動脈や左横隔膜とのシルエットサインは陰性です．肺癌を疑い，精査目的に胸部 CT を施行しました．

A）来院時

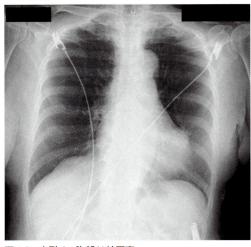

B）3 年前

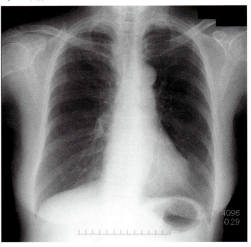

図 14　症例 4：胸部 X 線写真

A）胸部 X 線写真（拡大）

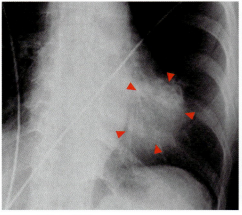

B）胸部 CT（肺野条件，横断像）

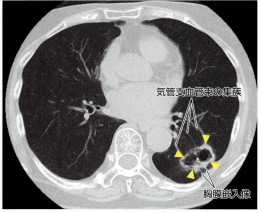

図 15　症例 4：解説
A）▶：辺縁不整な腫瘤影，B）▷：空洞性腫瘤

CTでは左下葉に長径40 mm大の空洞性腫瘤を認めます（図15B ▷）．境界不明瞭，辺縁不整で，空洞壁の厚みは不均一，胸膜陥入像や血管の収束像を伴います．周囲肺野には散布影や肺炎を疑う所見なく，原発性肺癌を疑いました．手術が施行され，最終的に原発性肺癌（扁平上皮癌）の診断となりました．

❷ 横隔膜と重なる病変

症例5　80歳代，男性

急性発症の嘔吐を主訴に救急搬送．入院時に胸部X線撮影を施行した（図16）

胸部X線写真では肺野に問題はなさそうですが，右横隔膜あたりを丹念に見てみましょう．よく見ると右横隔膜の下に径30 mmを超える腫瘤影が疑われます（図16A ▶）．2年前のX線写真では病変を同定できません（図16B）．

病変部を拡大し，narrow windowで見ると，右横隔膜に重なった腫瘍影が明瞭となります（図17A ▶）．CTが施行され，右下葉S10領域胸膜直下に長径35 mm大の腫瘤性病変がみられ（図17B，C），原発性肺癌（扁平上皮癌）と診断しました．このように，特に高齢者では偶発的に肺癌が見つかることがありますので，症状がないからといって油断は禁物です．

A）来院時（坐位，ポータブル）

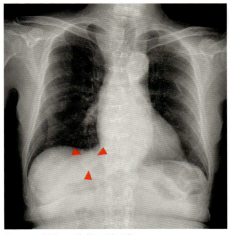

B）2年前（立位正面）

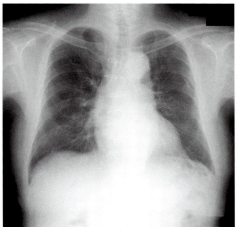

図16　症例5：胸部X線写真
A）▶：腫瘤影

A）胸部 X 線写真（拡大，narrow window）　　B）胸部 CT（肺野条件，横断像）

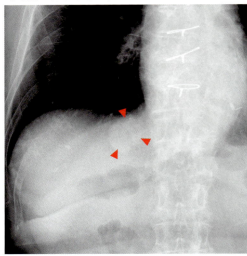
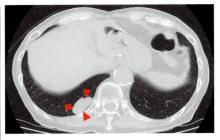

C）胸部 CT（肺野条件，矢状断像）

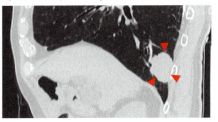

図 17　症例 5：右下葉の原発性肺癌

❸ 骨と重なる病変

　CT では骨の重なりや肺野病変との関係は立体的に読影が可能ですが，2 次元の胸部 X 線写真では重なって見えてしまいますよね．そのため，骨は 1 本より 2 本，2 本より 3 本と重なる分だけ白く見えます．それ以上の高濃度域がみられる，もしくは骨からはみ出ている領域がある場合は，何らかの病変が存在する可能性があります．

> **症例 6**　70 歳代，男性
>
> 不整脈に対する心臓ペースメーカー植え込み後．定期検査として胸部 X 線写真を撮影した（図 18）

　図 18A を見て，病変に気づきますか？

　心臓ペースメーカー植え込み後の状態で，右上中肺野にジェネレーターと 2 本のリードが見えます．リードの外側に 10 mm 程度の淡い結節影を認めます（図 18B ➡）．肋骨の重なりを考慮しても，そのほかの部分よりも高濃度で，かつ肋骨の皮質を超えて進展していることがわかります．小さく淡い病変ですが，肺腫瘍の可能性が考えられます．

　病変がありそうな領域の肋骨輪郭に線を引いて（図 18B ▬），骨の輪郭を丹念に追いかけて見ると，肋骨の辺縁からはみ出す結節陰影が白く浮き上がって見えます（図 18C ■）．これが腫瘤の範囲です．骨の辺縁部を追うことは，骨皮質の断裂，骨腫瘍の検出にも有用です．

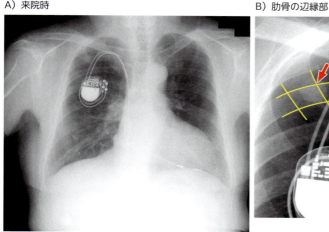
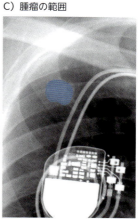

図18 症例6：胸部X線写真
肋骨や鎖骨との重なりを意識した読影を心懸けよう
B) ➡：淡い結節影，━：肋骨輪郭，C) ■：結節陰影

4. 肺尖部病変

症例7　70歳代，男性

COPDで通院歴あり．主訴は数カ月前からの咳と左肩痛で，左腕神経障害あり．胸部X線写真を撮影した（図19）

　胸部X線写真（図19A）では，右下葉を主体に透過性が亢進し，両側横隔膜の下垂やCP angleの平坦化，滴状心を認め，COPDを反映する所見ですが，実は本症例でも腫瘍を疑う所見があります．

　左肺尖部に注目しましょう．左鎖骨や上位肋骨と重なりわかりづらいですが，長径40 mm程度の空洞性病変を認めます（図19A▶）．さらに肋骨を注意深く見ると，1年前の写真（図19B）では正常であった左第1肋骨腹側の一部が不明瞭化しています（図19A）．

　肺癌を疑い，造影CTを施行しました（図20A～C）．CTでは，左肺尖部に長径45 mm大の空洞性腫瘤を認めます（図20A，B○）．空洞壁は厚く不均一で，肺尖部の胸壁に広く接しています．左第1肋骨の骨皮質の一部に溶骨性変化が生じており，胸壁または肋骨への浸潤を示します（図20C➡）．正常の右第1肋骨（図20C➡）と比較すると所見が明瞭です．原発性肺癌（Pancoast腫瘍）を疑う所見で，気管支鏡と経気管支肺生検（trans-bronchial lung biopsy：TBLB）が行われ，原発性肺癌（扁平上皮癌）の診断となりました．

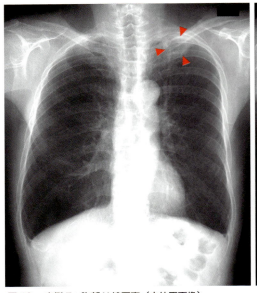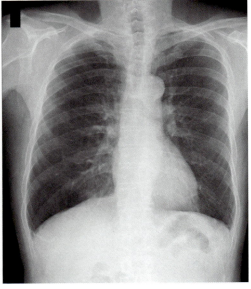

図19 症例7:胸部X線写真(立位正面像)
A)▶:左肺尖部の空洞性病変

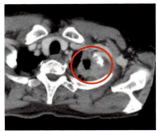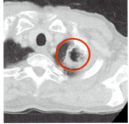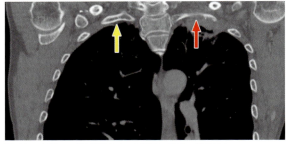

図20 症例7:胸部造影CT(縦隔・肺野・骨条件)
A,B)○:空洞性腫瘤,C)➡:胸壁または左第1肋骨への浸潤,⇨:正常の右第1肋骨

● **apical cap**

　肺尖部における胸膜の厚みのことで，正常は 5 mm 以下です（図 21 ▶）．それ以上に肥厚した場合は病的状態と考えますが，大部分は陳旧性肺結核などの古い炎症によるものです．厚みに左右差がある，経時的に厚みが増している，近接する骨に溶骨性変化や骨破壊などの骨病変を合併しているような場合には，悪性腫瘍の可能性を考慮します．

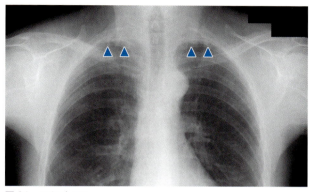

図 21　apical cap
両側肺尖部の軽度胸膜肥厚を認める（▶）．数年来変化なく，陳旧性肺結核による所見と考えられる

肺尖部で確認すべきポイント
・apical cap の異常な肥厚や左右差の有無
・肺尖部肺野の濃度差の有無
・気管の走行，変形・狭窄の有無
・鎖骨や肋骨の異常

---

column

なぜ肺尖部は別に分類？

　胸部 X 線の正面像では肺野を上肺野，中肺野，下肺野の 3 領域に分割します（総論第 1 章「X 線写真の基本原理と正常解剖」参照）．上肺野のうち，鎖骨（本書では鎖骨下縁を基準）より頭側の領域を「肺尖部」と呼びますが，なぜ肺尖部は別に分類されるのでしょうか？

　それは肺尖部が病変を検出しにくく，見逃しの多い危険な領域だからです．肋骨・鎖骨や肋軟骨の石灰化が重なり，撮影条件（体位）によって肺尖部の容積が変化したり，上大静脈・腕頭動脈などの血管構造が存在するため病変の検出が難しく，読影の際には注意が必要です．

　見えにくいからなおさら，「肺尖部を意識してしっかりと観察する」ことを心がけましょう．

5. 肺門部と重なる病変

各論第 11 章「肺門部病変の見方」参照

6. 肺炎・無気肺を合併する病変

症例 8　70 歳代，男性

主訴は左胸痛と呼吸苦．近医受診，胸部 X 線写真を施行（図 22A），左下葉肺炎，胸膜炎疑いにて紹介となった

　他院受診時の胸部 X 線写真（図 22A）を読影してみましょう．比較対象として 1 年前に当院で施行された胸部 X 線写真（図 22B）を提示します．その時点では大きな異常はありません．
　左横隔膜挙上，下行大動脈や左横隔膜の「線」消失（L の消失），心臓に重なる肺血管の消失がみられ，大量の左胸水貯留を疑います．左胸壁に沿って濃度上昇があり，肺尖部まで胸水が進展（毛細管現象）していることが推察されます．また左下葉の無気肺を伴いますが，腫瘤状ではありません．左下葉肺炎（もしくは無気肺）と左胸水貯留で問題なさそうです．
　よく見ると縦隔陰影の拡大と気管分岐部の開大，気管の右側偏位もみられ，腫瘍性病変の可能性もありうると判断し，体幹部造影 CT（図 23）を追加しました．

A）他院受診時　　　　　　　　　　　　　　B）1 年前

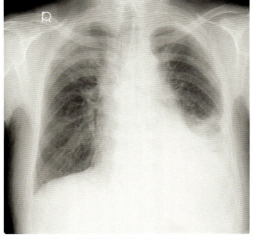 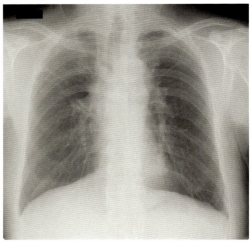

図 22　症例 8：胸部 X 線写真（立位正面）

A）縦隔条件，冠状断像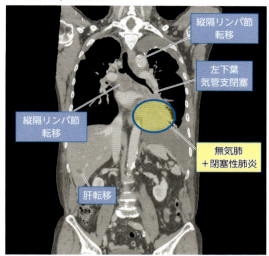

B）肺野条件，冠状断像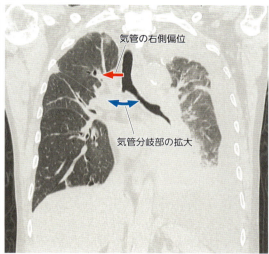

C）左肺門部腫瘍（縦隔条件，横断像）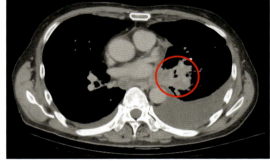

D）左下葉無気肺（縦隔条件，横断像）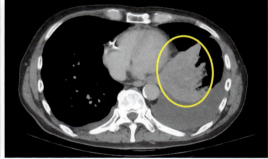

図23　症例8：体幹部造影CT
C）○：左下葉の原発性肺癌，D）○：左下葉気管支閉塞による無気肺＋閉塞性肺炎

　CTでは左下葉肺門部主体に内部構造不均一かつ中心壊死を伴う軟部腫瘤を認め，下葉気管支閉塞と左下葉の無気肺と末梢に肺炎，大量の左胸水貯留を伴います．

　また多発リンパ節転移（縦隔や両側肺門部，左鎖骨上窩領域）や多発肝転移も認め，最終的には進行肺癌（病理は小細胞癌）の診断となりました．気管の右側偏位や気管分岐部の拡大は，縦隔リンパ節転移による圧排が原因でした．

　短期間での急速な病変の進行は，病理学的に悪性度のきわめて高い腫瘍であったことが原因と考えられます．

7. 目立つ病変・構造と併在する病変

症例9 80歳代, 男性

陳旧性結核性胸膜炎の既往にて通院中. 胸部違和感を主訴に外来受診, 胸部X線写真を撮影した（図24）

右中下肺野に広範にわたる著明な高吸収域（図24A ➡）と, 胸膜の厚い石灰化を認めます（図24A ➡）. 右横隔膜挙上を伴っていることから（図24A ⇨）, 既知の陳旧性胸膜炎による変化と考えられます. この所見については, 1年前の胸部X線写真（図24B）と比較しても大きな変化はありません.

そのほかに所見はないでしょうか？

病変部を拡大した胸部X線写真（図25A）を見てみましょう. 左第2弓から外側に膨隆する腫瘤性病変がみられ（図25A ○）, 前回明瞭であったAP window（図24B ○）が消失します. 下行大動脈とのシルエットサインは陰性です.

精査のため, 胸部単純CTが施行されました（図25B, C）. 左肺門部から上葉に進展する軟部腫瘤を認めます. 大動脈下部リンパ節（#5）転移, 葉間胸膜に沿った進展, 左胸水貯留を認めます. 気管支鏡およびTBLBにより, 原発性肺癌（腺癌）の診断が確定しました.

A）来院時（坐位, ポータブル）   B）1年前（立位正面）

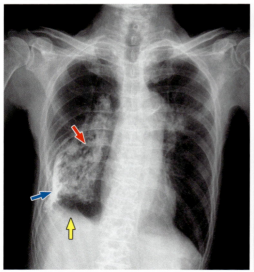 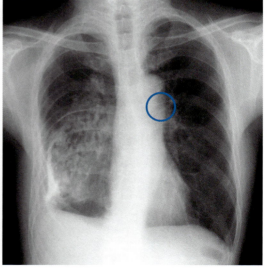

図24 症例9：胸部X線写真
A）➡：高吸収域, ➡：石灰化, ⇨：右横隔膜挙上, B）○：AP window

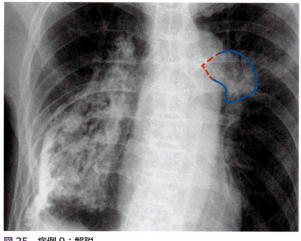
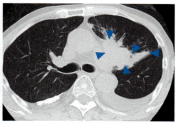
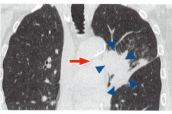

図25 症例9：解説
A) ◯：腫瘤影，---：AP window の消失，B，C) ▶：原発性肺癌，C) →：消失した AP window

　どうしても高吸収である陳旧性胸膜炎後変化（本症例では胸膜肥厚と厚い石灰化が高吸収となる原因）に目が向きがちですが，このような症例こそ既存構造が正常に見えるか，過去画像と比較して変化がないかを丹念に確認し，淡く目立たない病変を見逃さないようにしましょう．
　また，前述の**症例6**についても，近傍にペースメーカーなどの目立つ金属が存在する場合，どうしてもそちらに目を奪われて，本来検出すべき病変を見逃してしまいがちですので，常に基本に忠実な読影を心がけましょう．

8. 陳旧性炎症後変化にみえる病変

　見逃しやすい肺癌とは若干異なりますが，非典型的な所見を呈する肺癌にも注意が必要です．

症例10　80歳代，女性

既往歴：高血圧，大腸癌術後
呼吸苦を主訴に救急外来受診．胸部X線写真（坐位，ポータブル）を撮影

　胸部X線写真では，心拡大以外には大きな病変はなさそうに見えます（**図26**）．
　ほか，食道裂孔ヘルニア，甲状腺右葉腫瘤による気管の左側偏位，右横隔膜挙上とCP angleの鈍化もみられます（CT画像提示なし）．
　しかし，肺野病変を見る際には，必ず左右差がないかどうかを丹念に確認します．
　よく見ると，左肺門部から頭側に向かう索状影がみられ，左上肺野の濃度が対側よりもわずかに高いことに気づきます．
　原発性肺癌や転移性肺癌としては典型的な所見ではなく，陳旧性肺炎を疑いましたが，確認のため胸部CTを施行しました（**図27**）．

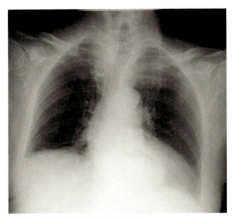

図26 症例10：胸部X線写真

A）胸部X線写真（拡大像）　B）CT（肺野条件，冠状断像）　C）CT（肺野条件，横断像）

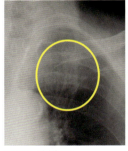 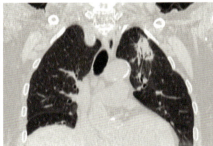 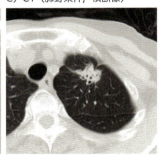

図27 症例10

A）🟡：左上肺野に索状影あり

　CTでは左上葉に長径30 mm程度の斑状影を認めます．不整形の陰影，陰影内部の気管支拡張や胸膜陥入像を伴っており，悪性腫瘍の可能性が高いと判断しました．CTガイド下生検を施行，原発性肺癌（肺腺癌）の診断となりました．

　本症例のように，一見陳旧性炎症後変化のように見える病変であっても，常に肺癌の可能性を考慮しましょう．

- ☑ 胸部X線写真で見落としやすい肺癌は多岐にわたる
- ☑ 8つのポイントを理解したうえで読影する

4　肺癌のX線診断における重要なサイン

　ここまでは肺癌の画像所見および胸部X線写真で見落としやすい肺癌について解説しましたが，肺癌の胸部X線診断に重要な5つのサインについて解説します．

① inverted S sign（Golden S sign）
② juxtaphrenic peak sign（diaphragmatic tenting sign, Kattan sign）
③ cervicothoracic sign
④ extrapleural sign
⑤ incomplete border sign

1. inverted S sign（Golden S sign）

図28 を見てみましょう．右肺門部肺癌により上葉気管支が閉塞し，末梢の無気肺が生じています．右肺門部の腫瘍部分は外側方向に凸状に膨隆する一方で，無気肺に陥った肺野は収縮するため凹状になります．この陰影の外側縁が連続して逆S字型となる所見を inverted S

A）胸部 X 線写真

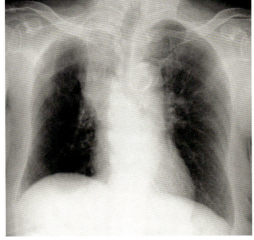

B）A の解説

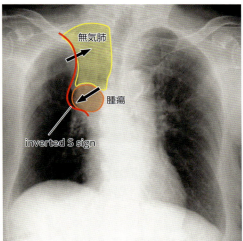

C）胸部造影 CT（縦隔条件，冠状断像）

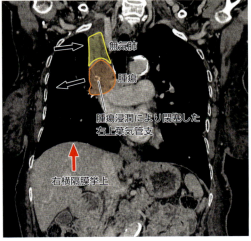

図28　右上中肺野肺門側の inverted S sign：
　　　肺門部肺癌＋上葉無気肺

sign（もしくは Golden S sign）と呼びます（図28B ➡）．これは肺門部肺癌，特に扁平上皮癌や小細胞癌に多くみられ，気管の右側偏位や右横隔膜挙上を伴うこともあります．

2. juxtaphrenic peak sign （diaphragmatic tenting sign, Kattan sign）

上中葉の無気肺や肺切除後，陳旧性結核などにより大きな肺容積減少が生じる場合，横隔膜が頭側に向かってテント状に引っ張られて挙上することがあり，これを juxtaphrenic peak sign（または diaphragmatic tenting sign, Kattan sign, 図29）と呼びます．肺癌でも生じることがあります．

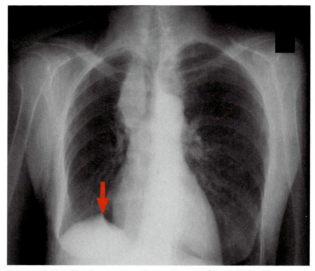

図29 右肺底部のjuxtaphrenic peak sign（右上葉切除後）
➡：右肺底部にテント状の構造を認め，右肺癌術後（上葉切除術）のjuxtaphrenic peak signを示す

右上葉切除後の70％，左上葉切除後の50％でみられ，inferior accessory fissure（下副葉間裂，Twining 線）の収縮／牽引により生じるといわれています．

3. cervicothoracic sign（頸胸徴候）

肺尖部腫瘍や頸部腫瘍の局在評価に有用なサインです．

胸部X線写真正面像において，**腫瘤の辺縁が鎖骨より下方では明瞭であるが，鎖骨より上方では不明瞭となる場合に cervicothoracic sign 陽性**と判断します．腫瘤が前縦隔（気管より前方）に位置することを示唆します．鎖骨より上部では気管の前方に肺野が存在しない（軟部組織で囲まれるためコントラストが消失）ため，シルエットアウトするのがその理由です．

一方，鎖骨の上下ともに腫瘤の辺縁が明瞭な場合は **cervicothoracic sign 陰性**で，腫瘤が気管よりも後方（後・中縦隔）に存在することを示唆します．

胸部X線写真での評価が難しいサインですが，シルエットサインの原理を応用したものであり，ぜひとも学習しましょう．

❶ cervicothoracic sign 陽性

症例 11　80 歳代，女性

悪性リンパ腫で経過観察中，右頸部腫脹が進行．胸部 X 線を撮影した（図 30）

　　鎖骨より下方では病変の輪郭を追えますが（図 30 左 ━），鎖骨より上方では不明瞭（図 30 左 ╌）のため，cervicothoracic sign 陽性です．造影 CT では，右頸部腫瘍が気管の腹側に位置することがわかります（図 31 ▶）．

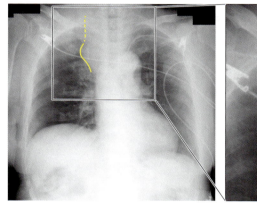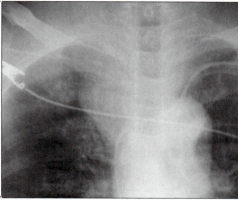

図 30　症例 11：胸部 X 線写真（坐位正面）
鎖骨より下方では病変の輪郭を追えるが（━），鎖骨より上方では不明瞭（╌）

A）冠状断像

B）横断像

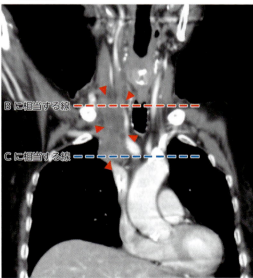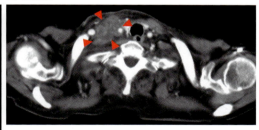

C）横断像

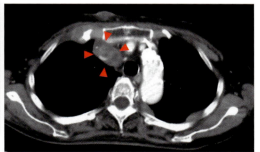

図 31　症例 11：胸部造影 CT（縦隔条件）
▶：右頸部腫瘤，B）鎖骨より上方では腫瘍の周囲に肺野は存在しない．C）鎖骨より下方では腫瘍の周囲に正常肺野が存在する

❷ cervicothoracic sign 陰性

症例 12	70 歳代，女性

右頸部腫瘤（病理診断は未確定）．胸部 X 線を撮影した（図 32）

鎖骨の上・下方ともに，腫瘤外縁の輪郭が確認できるため，cervicothoracic sign 陰性です（図 32 右➞）．

胸部単純 CT（図 33）では，右頸部腫瘍が気管の背側に位置することがわかります．

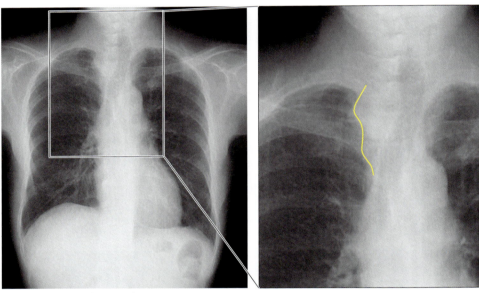

図 32　症例 12：胸部 X 線写真
➞：腫瘤外縁の輪郭が確認できる

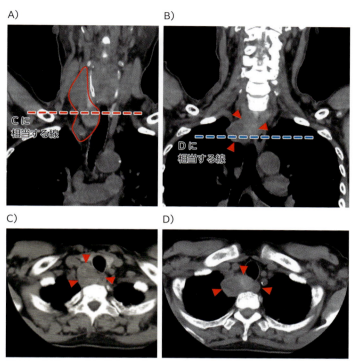

図33 症例12:胸部単純CT(縦隔条件)
上段:冠状断像,下段:横断像
鎖骨上下ともに,腫瘍周囲の辺縁部に正常肺野が接する.▶:腫瘍,鎖骨より上部でも,腫瘍の一部に肺野が接する

4. extrapleural sign

症例13　60歳代,男性

HCC加療歴あり.数日前から右側胸部痛が出現.精査目的に胸部X線,CTを施行

　胸部X線写真では,右側胸部の胸壁近傍に腫瘤性病変(図34➡)を認めます.病変部の立ち上がりはなだらかであり,extrapleural sign陽性です.
　extrapleural signは,胸壁近傍に病変が存在する場合,それが肺内由来なのか肺外由来なのかを判断するのに有用なサインで,**病変陰影の立ち上がりがなだらかである場合に「陽性」と判断し,肺外病変である**ことを意味します.
　CT(図34B,C)では右第7肋骨を破壊,骨外性に進展する軟部腫瘤がみられ,胸部X線所見と一致します.HCCからの転移性骨腫瘍と診断しました.

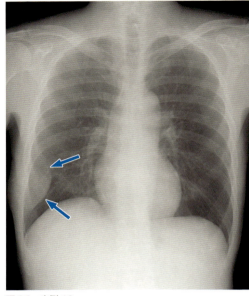
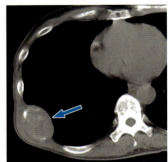
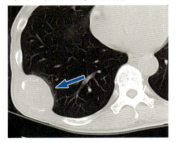

図34 症例13
➡：腫瘤性病変

5. incomplete border sign（不完全辺縁徴候）

　病変とX線透過性が近似する構造が接する場合，その境界が不鮮明になる現象のことです．病変が肺内にある場合，通常全体が肺野により囲まれ，病変全体の輪郭を追うことができます．一方，肺外にある場合，境界の一部が肺野以外の構造と接するため，不明瞭となることがあり，その場合サイン陽性と判断し，肺外病変を疑う根拠となります．皮膚病変や胸膜病変でもみられます．

症例14　80歳代，女性

心臓術後の胸部X線（臥位，ポータブル）で，左下肺野に径12 mm大の小結節がみられる（図35➡）

　腫瘍との鑑別が問題となりますが，本症例では乳頭を考えます．
　結節の内側と外側部分の境界に注目します．よく見ると外側では境界が明瞭であるのに対し，内側部分では若干不鮮明となっています．いわゆるincomplete border signの所見です．乳頭部分のCT横断像で見ると，外側では乳頭の境界に接線が引けるなど「線」を構成する3要素を満たしますが，内側部分は皮膚に埋没・平坦化し，「線」を構成する条件を満たしません．

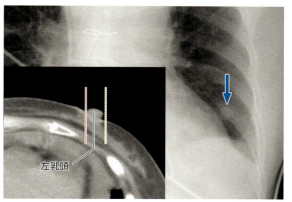

胸部CT（縦隔条件，横断像）　　胸部X線写真（臥位，ポータブル）　　乳頭のイメージ

図35　症例14：乳頭（nipple）
➡：小結節，----：内側縁の接線，----：外側縁の接線

その結果，内側と外側で辺縁の見え方に相違が生じるのです．書籍によっては，「乳頭周囲にairが存在するから」と記載されていることがありますが，意味は同じです．

必ずしも全ての症例でこのパターンにあてはまるわけではありませんが，原理を知っていれば読影の際の参考となるはずです．

- **胸部X線で覚えておきたい5つのサイン**
  ① inverted S sign（Golden S sign），② juxtaphrenic peak sign，
  ③ cervicothoracic sign，④ extrapleural sign，⑤ incomplete border sign

5　肺癌？肺炎？　鑑別法

図1のような典型的な症例であれば，胸部X線で肺癌と診断することは可能です．しかし，実際には胸部X線写真での肺炎・肺癌の鑑別は困難なことが多く，腫瘍の可能性が除外できない場合には躊躇せずCTを施行しましょう．特に肺癌に閉塞性肺炎や無気肺を合併するような症例では，CTでも鑑別困難なことが多いです．

それでも，前述の腫瘍倍加速度の考え方が参考になる場合がありますのでご紹介します．

症例15　70歳代，男性

食道癌術後（胸骨後再建），肺気腫の既往．血痰，胸痛を主訴に救急外来受診．胸部X線写真を撮影した（図36）

来院時の胸部X線写真では，右下肺野縦隔側に約50mm大の腫瘤性病変を認めます（**図36A** ⇨）．心右縁とのシルエットサインは陰性です．食道癌術後であることから，まずは転移性肺腫瘍を疑いましたので，続いて胸部単純CTを施行しました．

　CTでは右中葉に最大長径40 mm大の腫瘤性病変を認めます．病変周囲にすりガラス影，気管支血管束の集族や胸膜陥入を伴っており，原発性肺癌の可能性も考えられますが，血液検査では炎症反応上昇を認め，肺炎（肺化膿症）も鑑別にあげられます．

　本症例は3カ月前に胸部単純写真（**図36B**）を撮影していましたが，全く胸部異常陰影を認めません．3カ月の期間で病変が出現，ここまで増大することは，腫瘍倍加時間の観点からも悪性腫瘍としては合わず，急性期炎症による所見の可能性が高いと判断しました．

　その後抗菌薬治療が開始され，経過観察CT（**図37B**）では病変が著明に縮小しました．

A) 発症時　　　　　　　　　　　　B) 3カ月前

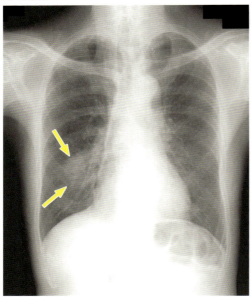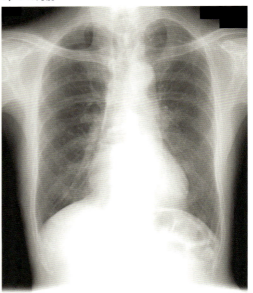

図36　症例15：胸部X線写真（立位正面像）
A) ⇨：腫瘤性病変

A) 発症時　　　　　　　　B) 経過観察

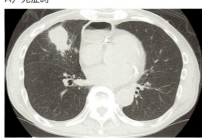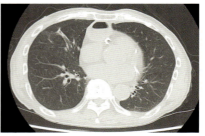

図37　症例15：胸部単純CT（肺野条件，横断像）

| 症例 16 | 70 歳代，男性 |

不整脈に対する心臓ペースメーカー植え込み後．定期検査として胸部 X 線写真を撮影した

前述の**症例 6** を再度提示します．

肺癌発症前後で画像検索が行われておりましたので，時間を追って並べてみました．

図 38B の初回検出時を基準とし，**図 38A** は病変なし（1 年前），**図 38C** は半年後，**図 38D** は 1 年後，**図 38E** は 2 年後の胸部 X 線写真です．病変は徐々に増大し，明瞭化していることがわかります．1 年後（**図 38D**）には右上葉腫瘤のほか，右肺門部にも腫瘤が出現し，末梢肺野濃度上昇がみられます．閉塞性肺炎が疑われる所見です．2 年後（**図 38E**）には右上葉の無気肺が生じ，前述の inverted S sign（**図 38F** ---）を呈しています．

図 38E 撮影後に胸部 CT が施行され，肺癌（肺腺癌＋右肺門部リンパ節転移＋右上葉無気肺）の診断となりました．

本症のように，経時的に緩徐な増大傾向がみられる病変については，原発性肺癌の可能性を考慮します．

A）病変なし（1 年前） B）初回検出時 C）半年後 D）1 年後 E）2 年後

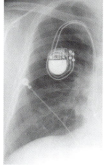 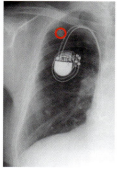 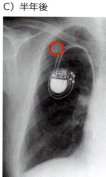 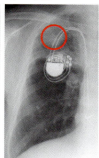 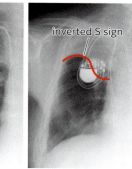

F)

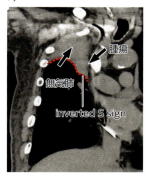

図 38　症例 16：胸部 X 線写真の経時的変化

- ☑ 胸部 X 線写真での腫瘍・肺炎鑑別は難しい
- ☑ 病変の増大速度にも注目（腫瘍倍加速度を考慮する）

6 肺結節と見誤りやすい所見

　胸部 X 線写真で，肺結節と見誤りやすい画像所見について理解することは非常に重要です．本項では，肺結節と見誤りやすい代表的な所見を提示します．

1. 骨島（bone island，図 39）

　胸部 X 線写真では，右中肺野に第 4 肋骨と重なる淡い結節影を認めます．
　胸部 CT では，右第 4 肋骨（前肋骨）の骨島と診断しました．
　骨島は，肋骨の内部に限局する内骨腫と考えられ，X 線写真では限局性の骨硬化像として観察されます．椎体骨や骨盤骨などにも生じます．

A）胸部 X 線写真（立位正面）　　B）胸部単純 CT（肺野条件，横断像）

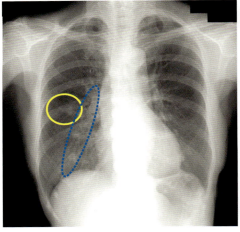 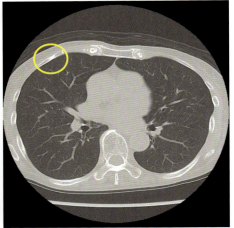

図 39　骨島
◯：右第 4 肋骨骨島，A）◌：肋軟骨石灰化

2. 肋軟骨骨化（図 40）

　胸部 X 線写真では，左上肺野に濃度の高い結節影を認めます．
　胸部 CT では，左第 1 肋骨の肋軟骨石灰化と診断しました．
　加齢性変化であり，腫瘍性病変ではありません．

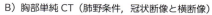

A) 胸部 X 線写真（立位正面）　　B) 胸部単純 CT（肺野条件，冠状断像と横断像）

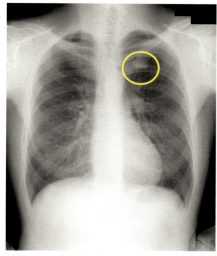
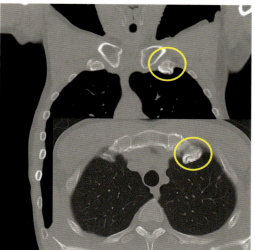

図 40　第 1 肋軟骨骨化
◯：左第 1 肋骨の肋軟骨石灰化

3. 胸椎骨棘（図 41）

　胸部 X 線写真では，左下肺野縦隔側に濃度の高い結節影を認めます．
　胸部 CT では，第 10・11 胸椎椎体左縁の骨棘と診断しました．

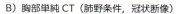

A) 胸部 X 線写真（立位正面）　　B) 胸部単純 CT（肺野条件，冠状断像）

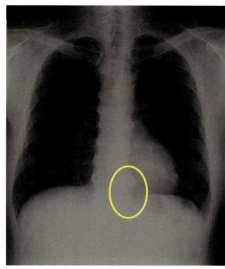
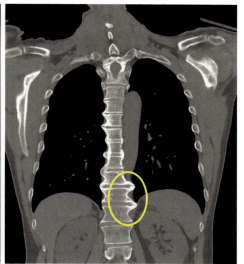

図 41　胸椎骨棘
A) ◯：結節影，B) ◯：第 10・11 胸椎椎体左縁の骨棘

225

4. 乳腺腫瘍（図42）

　胸部X線写真では，左下肺野に淡い結節影を認めます．
　左乳腺腫瘍を疑いマンモグラフィを撮影．粗大な石灰化結節を認め，線維腺腫と診断しました（胸部CTは未施行）．

A）胸部X線写真（立位正面）

B）マンモグラフィ〔左乳房MLO（内外斜位方向）撮影〕

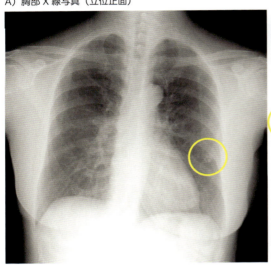
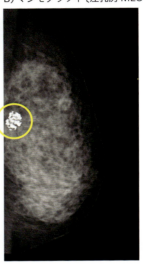

図42　乳腺腫瘍
A）◯：左下肺野の結節影，B）◯：左乳腺腫瘍（線維腺腫）

5. 皮膚腫瘍（図43）

　胸部X線写真では，左下肺野に結節影を認めます．病変を拡大すると，外側縁は比較的明

A）胸部X線写真（立位正面）と病変部拡大

B）胸部単純CT（縦隔条件，横断像）

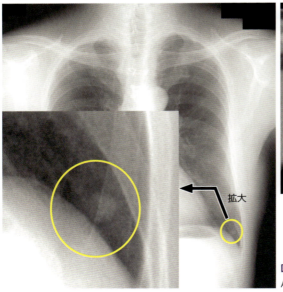
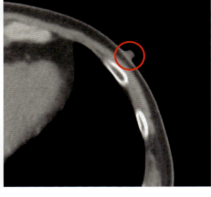

拡大

図43　皮膚腫瘍
A）◯：左下肺野結節，B）◯：皮膚腫瘍

瞭ですが，内側縁はやや不明瞭です．いわゆる incomplete border sign で，女性の患者さんですが乳頭よりやや下方に位置し，肺外病変の可能性が高いと判断しました．

胸部 CT では皮膚腫瘍がみられ，胸部 X 線所見と一致しました．

6. 奇静脈葉（図 44）

胸部 X 線写真では，右上葉の縦隔側に，頭尾方向の線状構造と結節影〔図 44 ➡：hair line（奇静脈葉間裂），⇨：tear drop（奇静脈）〕を認めます．奇静脈葉（azygos lobe）を疑う所見です．CT が施行され，診断が確定しました．

奇静脈葉は肺野分葉異常の 1 種（正常変異）で，奇静脈が肺を横切り肺尖部の肺実質に深く埋もれてしまい，肺尖部の胸膜が引き込まれることにより生じます．

X 線写真の線状影は壁側および臓側胸膜（合計 4 枚），結節影は奇静脈から構成されます．

A）胸部 X 線写真（立位正面）

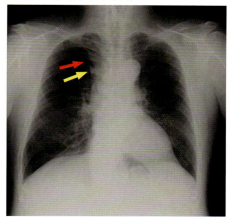

B）胸部単純 CT（肺野条件，横断像）：頭側

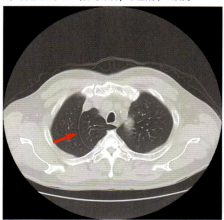

C）胸部単純 CT（肺野条件，横断像）：尾側

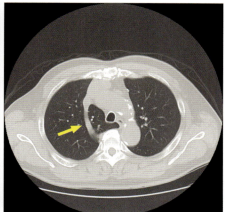

図 44　奇静脈葉
➡：hair line, ⇨：tear drop

7. 肺分画症（図45〜47）

　本症の診断はかなり難しいですが，narrow windowで見ると，心臓左縁と重なる結節影がみられます（図45A ◎）．下葉肺動脈や肺静脈の走行とは異なりますので，何らかの肺病変を疑います．

　造影CTでは，下行大動脈と連続する拡張した血管影であることがわかります（図46，47 ○）．

　肺分画症と診断しました．

　肺分画症とは，正常気管支や肺動脈と交通のない，正常肺から分離した分画肺が存在する先天性奇形です．左下葉に好発します．

　胸部X線写真では，左肺底部の結節影として観察されることがあります．

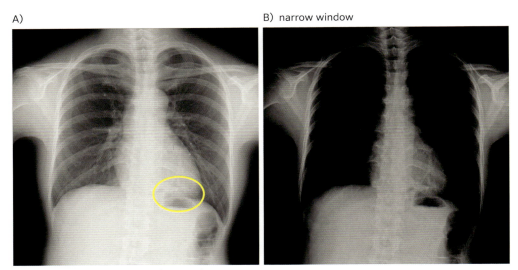

図45　肺分画症：胸部X線写真（立位正面）
A) ◎：左下肺野結節

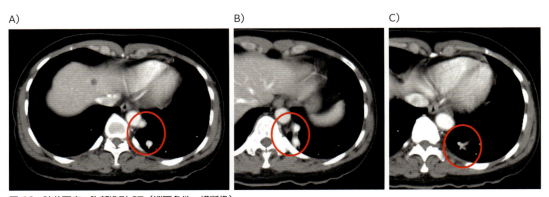

図46　肺分画症：胸部造影CT（縦隔条件，横断像）
○：肺分画症（左下葉）

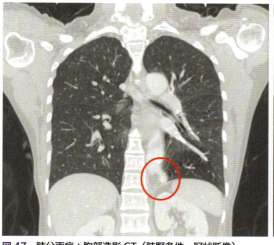
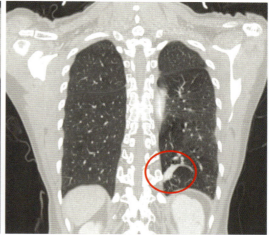

図 47　肺分画症：胸部造影 CT（肺野条件，冠状断像）
○：肺分画症（左下葉）

8．乳頭

前述（症例 14）．

☑ **肺結節と見誤りやすい所見を理解する（骨島，第 1 肋軟骨骨化，胸椎骨棘，乳腺腫瘍，皮膚腫瘍，奇静脈葉，肺分画症，乳頭）**

7　肺癌の検出は胸部 X 線写真だけではない

　矛盾して聞こえるかもしれませんが，肺癌が検出されるのは，必ずしも胸部 X 線写真だけとは限りません．

　図 48 は頸部外傷の際に撮影された頸椎 X 線写真です．頸椎に大きな異常はありませんが，そのほかに異常はないでしょうか？ 正面像で上中肺野まで撮影範囲に含まれており，右上肺野縦隔側に腫瘤性病変がみられます（図 48B ▶）．胸部 CT（図 49）が施行され，右上葉肺門部に腫瘤性病変（図 49 ○）を認めます．最終的に肺癌の診断となりました．

　X 線写真は意外に広い範囲が写っているものです．見たい部位だけ見るのではなく，広い視野をもってすべての構造を見る習慣を身につけることが重要です．

　特に頸椎や腹部の検査では，肺野の一部が写るので要注意です．

229

A）側面像　　　　　　　　　　　B）正面像

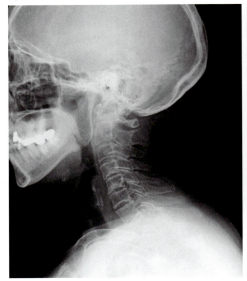
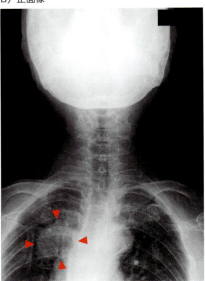

図48　頸椎X線写真
B）▶：腫瘤性病変

A）肺野条件，横断像　　　　　　B）肺野条件，冠状断像

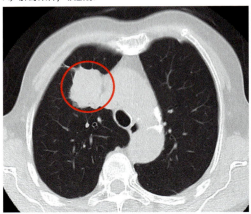
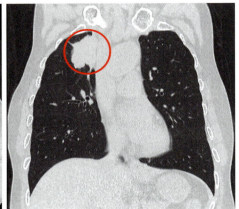

図49　同患者（図48）の胸部CT
○：腫瘤性病変

- 胸部以外のX線写真で見つかる肺癌もある
- 特に頸椎や腹部のX線検査では，肺野の一部が写り込むことに注意

■ 文献

1) 厚生労働省：令和4年（2022）人口動態統計月報年計（概数）の概況 死因簡単分類別にみた性別死亡数・死亡率（人口10万対）．2022
   https://www.mhlw.go.jp/toukei/saikin/hw/jinkou/kakutei22/dl/11_h7.pdf（2024年9月閲覧）
2) 日本肺癌学会：肺癌診療ガイドライン―悪性胸膜中皮腫・胸腺腫瘍含む 2023年版
   https://www.haigan.gr.jp/guideline/2023/index.html（2024年9月閲覧）
3) 「TNM悪性腫瘍の分類 第8版 日本語版」（Brierley JD, 他 / 編著, UICC日本委員会TNM委員会 / 訳），金原出版, 2017

各論

第5章 肺炎の見方①

　「肺炎」と一口に言っても，感染性肺炎や薬剤性肺炎，間質性肺炎，好酸球性肺炎などさまざまな病態を含みますが，本章では**感染性肺炎**について解説します．

　胸部X線写真における肺炎の異常所見の拾い上げと診断は，肺癌に並ぶ重要な検査目的の1つです．肺炎は一般的に発熱や呼吸器症状，血液検査から疑う疾患で，画像検査の目的はあくまで「病変の検出」です．しかし，高齢者や免疫不全患者などで非典型的な臨床所見を呈する場合，画像検査は肺炎の診断に欠かせない検査になります．特に，X線検査はポータブル撮影が可能で，比較的簡便に撮影できるため経過観察にも有用です．本章では，感染性肺炎の胸部X線画像の見方について，整理していきます．

1　肺炎の分類

　肺炎は主に**炎症の主体**〔肺胞性（大葉性）肺炎，気管支肺炎〕や**病原体**（細菌性肺炎，非定型肺炎，ウイルス性肺炎，肺真菌症），**罹患場所**（市中肺炎，院内肺炎，高齢者介護施設発症肺炎）により分類され，そのほか，**誤嚥性肺炎**や**人工呼吸器関連肺炎**（ventilator-associated pneumonia：**VAP**）などがあります．

　肺炎の治療の大原則は病原体を特定し，適切な治療薬を選択・使用することです．しかし一般的な肺炎では，**エンピリックセラピー**（病原体の判明までに想定される病原体に対して先んじて治療を行うこと）を行う場合が多く，X線写真の所見により肺炎の分類と病原体の推測を行うことで，ある程度ターゲットが絞られるため早期治癒につながります．

肺胞性肺炎と気管支肺炎

　気管支肺炎は炎症の強い領域が気管支やその周囲にとどまり，**肺胞性肺炎**はさらに奥の肺胞に及ぶ肺炎で，臨床症状や画像所見が異なってきます．

　図1A～Cを見ながら，まず肺胞性肺炎の機序について考えてみましょう．原因菌が肺胞内に到達し急速に増殖することで，肺胞や肺胞壁では免疫反応による炎症をきたします．肺胞内には粘稠度が低い滲出液が充満し，肺胞末梢や**Kohn孔**などの側副換気路から隣接する肺胞へどんどん広がっていきます（**図1A，B**）．強い炎症反応とガス交換の低下が起こり，突然の発熱や酸素飽和度の低下などが臨床症状の中心となります．

　一方，終末細気管支または呼吸細気管支の炎症を主体とした気管支肺炎では，炎症が細気管支から周囲小葉に生じ，炎症細胞や原因菌，増加した気道分泌物を含む粘稠度の高い滲出液が限局性に分布します（**図1C**）．発症当初は咳嗽や黄色痰が臨床症状の中心となり，続いて発熱をきたします．

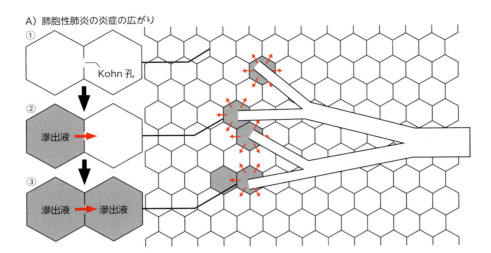

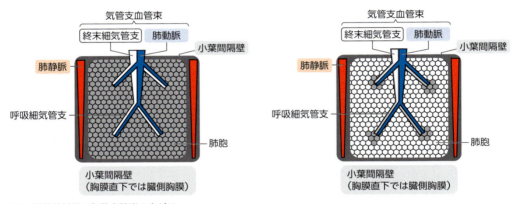

図1 肺胞性肺炎と気管支肺炎の広がり
■：炎症の主座，A）肺胞末梢やKohn孔を介して隣の肺胞に滲出液が広がっていく

- 肺炎は，炎症の主体や病原体，罹患場所などで分類される
- 肺胞性肺炎は肺胞が炎症の主体（隣の肺胞へ非区域性に広がる）
- 気管支肺炎は終末細気管支または呼吸細気管支を主体とした炎症（気管支やその周囲の小葉に限局し，区域性に分布する）

2 肺炎の画像所見

1. 肺炎の胸部 X 線所見

まず**症例 1** で典型的な肺炎の胸部 X 線所見を確認しましょう．

症例 1　90 歳代，男性

発熱と酸素飽和度低下を認め救急搬送．既往歴は肺気腫，肺癌（放射線化学療法後），糖尿病，腎機能障害．臨床的に肺炎を疑い，胸部 X 線写真を撮影（図 2）

　発症時の胸部 X 線写真にみられる左中肺野の浸潤影（**図 2A** ➡）は 3 カ月前も同様に認められ（**図 2B** ➡），肺癌の治療後瘢痕が疑われます．発症時はこの陰影以外に，左上中肺野を中心に両肺で浸潤影やすりガラス影が，肺門から末梢に広がっています．また CP angle は鋭ですが，胃泡と横隔膜間が広く，右横隔膜も挙上して見え，胸水貯留を疑います（**各論第 3 章「胸水の見方」参照**）．血液検査では白血球数（好中球）と CRP の高値を認めるため，細菌感染による肺炎を疑います．

　このように肺炎は胸部 X 線写真において，浸潤影やすりガラス影，結節影として観察されることが多いです．一方で，空洞影や不整形の斑状影，索状影，粟粒影，間質性肺炎と見紛う所見など，さまざまな陰影となる場合もあります．

　肺炎の胸部 X 線写真の読影で重要なポイントは次の通りです．

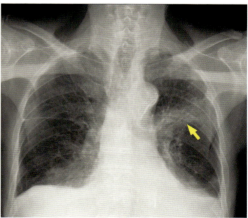

A）発症時　　　　　　　　　　　B）3 カ月前

図 2　症例 1：胸部 X 線写真
➡：肺癌の治療後瘢痕，A）右肺野全体にすりガラス影，○：新たな浸潤影，↕：胃泡と横隔膜の間隔，➡：右横隔膜の挙上

肺炎の胸部 X 線読影で重要なポイント
・胸部 X 線写真で濃度上昇域を認めた際は，常に肺炎を鑑別としてあげる
・左右差や上下肺野優位など，分布にも注目する
・病原菌の検索にこだわりすぎない（ただし結核の可能性がある場合は注意！）
・胸部 X 線写真では病変を検出できない場合や「正常」にしか見えない場合がある

さらに肺炎に随伴する所見もあわせて注意しましょう．

肺炎に随伴する所見
・肺膿瘍　・胸膜肥厚や胸水貯留，膿胸　・肺門部，縦隔リンパ節の反応性腫大
・無気肺　・空洞 など

☑ 胸部 X 線写真で濃度上昇域がある場合，常に肺炎の可能性を考える
☑ 肺炎の随伴所見とあわせ，陰影の検出に全力を注ぐ

2. 肺胞性肺炎と気管支肺炎の X 線・CT 所見

　前述した肺胞性肺炎と気管支肺炎について，X 線と CT の特徴的な所見をあわせて解説していきます．
　肺胞性肺炎は，X 線写真では肺胞内の液体の広がりを反映し，末梢肺野に非区域性分布する連続した浸潤影をきたします．ただし，浸潤影は胸膜を越えて連続はせず，液体があるものの含気は残っている周辺肺ではすりガラス影を伴います．組織破壊や容積減少はなく，むしろ肺の容積は拡大します．CT では汎小葉性分布をきたす代表的な疾患で, air bronchogram（後述）を認めることが多いです．
　気管支肺炎は，X 線写真では斑状影や区域性のすりガラス影，結節影をきたします．通常 CT では air bronchogram を認めません．気管支の狭窄閉塞のため，ときに容積減少を認めます．
　初期の肺胞性肺炎と気管支肺炎の鑑別は X 線写真では難しく，気管支肺炎に特徴的な気管支の壁肥厚や小葉中心性の分布は，CT（特に HRCT）でより明瞭となります．しかし，画像検査で気管支肺炎と肺胞性肺炎を厳密に分類することに大きな意味があるとはいえません．なぜなら気管支肺炎から肺胞性肺炎に至ることや，肺胞性・気管支肺炎が合併することはよく経験され，臨床的にも細菌とウイルスの混合感染や複数の細菌群による肺炎が多いからです．X 線写真で肺炎を疑った際には，「気管支肺炎と肺胞性肺炎の，どちらの陰影が主体か」を見ることに留めるので充分と考えています．
　表 1 に大まかな肺胞性肺炎と気管支肺炎をきたす病原体を示します．混合感染を除き，肺胞性肺炎の画像所見のみを示す病原体は多くありません．

表1 肺胞性肺炎と気管支肺炎をきたす病原体

肺胞性肺炎	気管支肺炎
・細菌性肺炎（肺炎球菌,肺炎桿菌,クレブシエラ,MRSA） ・非定型肺炎〔レジオネラ肺炎,クラミドフィラ（クラミジア）肺炎〕	・細菌性肺炎（黄色ブドウ球菌,インフルエンザ桿菌） ・ウイルス性肺炎 ・非定型肺炎 など大部分の病原体

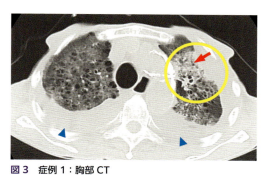

図3　症例1：胸部 CT
すりガラス影は肺全体にみられ，肺気腫の低吸収域も多発している．○：浸潤影，→：air bronchogram，▶：胸水

症例1の胸部X線写真（図2）を再度みてみましょう．

　胸部X線写真の左中肺野の陰影（図2○）に一致して，CTでは左上葉に浸潤影を認め，air bronchogram を伴っています（図3）．背景肺には肺胞の破壊を反映した小さな低吸収域が多発し，肺気腫を疑い，その低吸収域の間の既存肺にすりガラス影が非区域性に広がっているため肺胞性肺炎を疑う所見です．また右優位の胸水貯留を伴います．本症例は喀痰検査からMRSAが検出され，MRSA肺炎と診断されました．

症例2　30歳代，女性

元来健康であったが，2週間前から感冒様症状と咳嗽が続き，胸部X線写真を撮影

　胸部X線写真（図4A）では下肺野優位に淡いすりガラス影を認めますが，浸潤影やair bronchogram は認めず，肺胞性肺炎としては非典型的な所見です．胸部CT（図4B, C）では気管支壁肥厚を認め，小葉中心性の結節影，粒状影を認める典型的な気管支肺炎を示しています．結節影は等間隔に認められ，正常肺が間に介在していることから小葉中心性分布を疑います．咽頭スワブでの迅速診断法にて，マイコプラズマ肺炎と診断されました．

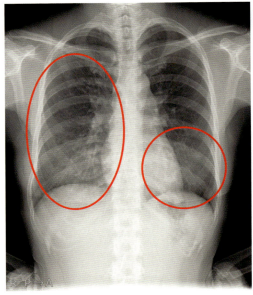
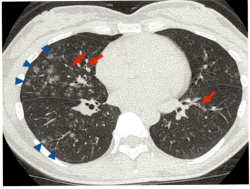
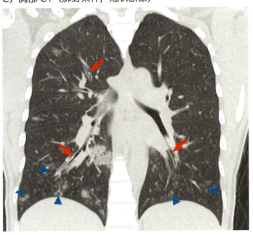

A）胸部X線写真　　B）胸部CT（肺野条件，横断像）　　C）胸部CT（肺野条件，冠状断像）

図4　症例2
A）○：淡いすりガラス影，B，C）➡：気管支壁肥厚，▶：小葉中心性の結節影，粒状影

Check! 胸部X線・CTにおける肺胞性肺炎と気管支肺炎の特徴

- **肺胞性肺炎**：X線写真では連続性の浸潤影，非区域性分布が特徴で，胸膜は越えず，ときに肺容積が拡大する．CTでは汎小葉性分布，air bronchogramを認める
- **気管支肺炎**：X線写真では区域性のすりガラス影，斑状影，結節影をきたし，ときに肺容積減少を認める．CTで気管支の壁肥厚や小葉中心性の分布を示し，air bronchogramは認めない

3. 肺炎のCT検査の意義

　感染性肺炎を疑う場合，基本的にX線検査は行いますよね．では，CT検査はどんなときに撮影を検討するべきでしょうか．

　CT画像はX線写真と比べ正常構造との重なりがなく，解剖学的な情報や正確な分布の評価に適しています．また，すりガラス影などのX線写真では指摘できない所見を検出できる点

も有用です．一方で，肺癌などのほかの肺疾患と比べると，肺炎のCTによる情報の追加は少ないかもしれません．被ばくの観点からも，基礎疾患のない若年患者，特に女性に関してCTの適応は十分に考慮したうえで施行しましょう．

肺炎診断におけるCTの適応について，ガイドライン[1]の情報を参考に記載します．

- 臨床的に肺炎を疑うが，X線写真で陰影を指摘できない症例
- X線写真で空洞やびまん性陰影など，肺炎として非典型的な所見の症例

結核性肺炎やニューモシスチス肺炎，院内発症の肺炎などではX線写真で検出が難しかったり非典型的な所見の場合があったりするため，CT画像が有用です．

- 特徴的なCT所見を呈する感染症を疑う場合

マイコプラズマ肺炎やアレルギー性気管支肺アスペルギルス症（allergic bronchopulmonary aspergillosis：ABPA），結核，非結核性抗酸菌症などでは，X線写真で非典型的でもCTでは特徴的な所見がみられることがあるため，CTが病原体の特定につながります．

- 治療による改善が乏しい場合
- 膿胸や肺膿瘍など肺炎に付随する所見，悪性腫瘍合併を疑う場合
- 非感染性疾患の鑑別が必要な場合（薬剤性肺炎や好酸球性肺炎，器質化肺炎，肺水腫など）

X線写真では肺炎の陰影に重なった腫瘍や合併症の診断，非感染性疾患との鑑別は困難です．適切な治療薬を処方したり，治療期間を確保しているにもかかわらず肺炎の改善が乏しい場合は，これらの鑑別や可能性を考慮する必要があり，CTが有用であると考えられます．

表2に感染性肺炎と鑑別が必要な非感染性疾患を示します．CTを考慮する参考にしてください．

表2　感染性肺炎と鑑別が必要な非感染性疾患

浸潤影が主体		すりガラス影が主体	
・特発性器質化肺炎（COP）	・慢性好酸菌性肺炎	・急性間質性肺炎	・急性好酸菌性肺炎
・浸潤粘液腺癌（IMA）	・悪性リンパ腫	・肺水腫	・びまん性肺胞出血
・放射性肺臓炎	・肺水腫	・薬剤性肺炎	

COP：cryptogenic organizing pneumonia，IMA：invasive mucinous adenocarcinoma

肺炎の診断におけるCTの適応

- ☑ 臨床的に肺炎を疑うが，X線写真で陰影を指摘できない，または非典型的な所見の場合
- ☑ 特徴的なCT所見を呈する感染症を疑う場合
- ☑ 治療への反応が乏しく，肺炎の付随所見や悪性腫瘍合併，非感染性疾患を否定できない場合

4. 肺炎の活動性の評価

　画像検査で肺炎を疑う際に，その陰影の活動性を評価することは重要なポイントの1つです．くり返す肺炎や不顕性感染（感染していながら臨床的に感染症状を示さない），背景疾患などにより，肺野にさまざまな瘢痕を認める患者さんは多いため，陰影が現在の症状の原因となっているのか，つまり**活動性肺炎と陳旧性肺炎の鑑別**をする必要があります．

　表3に活動性の評価に有用な画像所見をあげています．過去画像との比較はもちろん，**陰影を示す肺野容積の増減が鑑別に有用**といわれています．陳旧性肺炎や軽快過程の肺炎の一部は，器質化（異物や壊死組織を肉芽が囲み吸収していく）の進行に伴い，肺胞の虚脱と線維性組織への置換をきたし，収縮性変化と肺野容積の減少が生じます．

表3　画像検査における感染性肺炎の新旧の鑑別

活動性，炎症増悪疑い	陳旧性，炎症軽快疑い
・過去画像と比べ増悪　・散布影　・膨張性の浸潤影 ・周囲のすりガラス影　・胸水合併	・過去画像と比べ軽快　・粗大な石灰化 ・収縮性変化

- ☑ 肺炎の画像診断において，肺炎の活動性の評価は重要
- ☑ 肺野容積の増減が活動性肺炎と陳旧性肺炎の鑑別に有用

5. 感染性肺炎でみられるサイン

❶ air bronchogram

　肺胞性肺炎にみられるサインで，浸潤影（**図5A** ◯）のなかに認める気管支の透亮像（黒く抜けて見える）のことです（**図5B** ➡）．気管支病変がなく，周囲の肺胞に滲出液などが貯留して真っ白になることで，通常の気管支が貫通して見える状態です．肺炎だけでなく，肺胞上皮置換型優位の腺癌や浸潤性粘液性腺癌，器質化肺炎などでも認めることがあります．

❷ bulging fissure sign

　肺胞性肺炎にみられるサインで，多量の滲出液が肺胞に充満し肺容積が増加することで，葉間胸膜が浸潤影により圧排され，膨隆して見える状態です（**図6** ➡）．X線写真でも認めることはありますが，主にCTで指摘されます．無気肺も均一な浸潤影を呈しますが，葉間胸膜が牽引，陥凹して見える点が肺炎との鑑別点となります．

❸ swiss cheese appearance

　肺気腫に肺炎が合併した場合，肺胞が破壊された気腫部分には滲出液が貯留できないため，浸潤影のなかが虫食い状，または囊胞が多発して見えます（**図7**）．この所見をswiss cheese appearanceといいます．X線写真では不均一な陰影で囊胞構造まではっきりしないことも多く，蜂巣肺や間質性肺炎などとの鑑別を要します．全肺の陰影の分布や肺気腫の確認のため，CTを活用しましょう．

A）胸部X線写真（総論第3章図15A）　　B）胸部CT（肺野条件，総論第3章図15B）

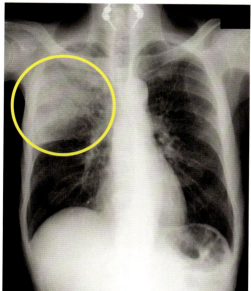
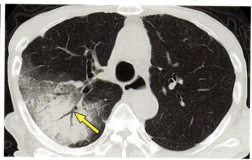

図5 air bronchogram（肺胞性肺炎）
A）〇：浸潤影，B）⇨：浸潤影内の気管支透亮像

A）胸部CT（肺野条件，横断像）　　B）CTのスカウト画像（冠状断像）

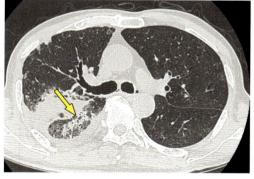
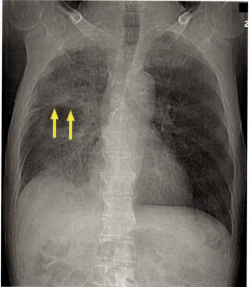

図6 bulging fissure sign（肺炎球菌性肺炎）
⇨：浸潤影に接する葉間胸膜が膨隆

A）胸部X線写真

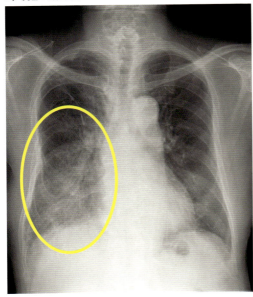

B）胸部CT（横断像）

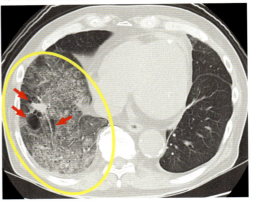

C）胸部CT（冠状断像）

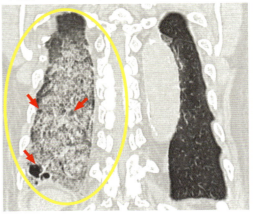

図7　swiss cheese appearance（レジオネラ肺炎）
◯：不均一な陰影，B，C）➡：嚢状構造

> **ここだけはCheck!　感染性肺炎でみられるサイン**
> ☑ **air bronchogram**：肺胞性肺炎で認められる，浸潤影のなかの気管支透亮像
> ☑ **bulging fissure sign**：肺胞性肺炎にみられる，多量の滲出液が肺胞に充満し肺容積が増加することで，葉間胸膜が浸潤影により圧排され，膨隆して見える状態
> ☑ **swiss cheese appearance**：肺気腫に肺炎が合併した場合にみられる，浸潤影のなかが虫食い状，または嚢胞が多発して見える状態

■ 文献
1）「成人市中肺炎の画像診断ガイドライン2007年版」（日本医学放射線学会，日本放射線科専門医会・医会／編），2007
https://www.radiology.jp/content/files/407.pdf（2024年9月閲覧）

各論

第6章 肺炎の見方②

1 病原体ごとの特徴的な所見

　病原体によっては，X線写真やCT画像で特徴的な所見を示すものがあります．本章では，X線写真・CTでみられる肺炎の病原体の特徴的な所見について，ぜひ覚えてほしいものに絞り，説明します．

1. 誤嚥性肺炎

　口腔内レンサ球菌や腸内細菌，緑膿菌などの口腔内常在嫌気性菌を含む唾液，飲食物の誤嚥により引き起こされる気管支肺炎のことを誤嚥性肺炎といいます．X線写真では斑状影や区域性の浸潤影をきたし，気管の分岐角度や重力による右背側優位，下肺野優位の分布が典型的です．CTでは気管支に沿って背側優位に分布する粒状結節影やすりガラス影，浸潤影が明らかで，気管支内の軟部陰影が多く認められます．ただし，患者さんの日常生活における体位により肺炎の分布が非典型的となることがあるため，聴取が重要となります．また，脳梗塞の既往や消化管手術歴など誤嚥のリスク因子の把握は，再発予防の観点から重要です．

症例1　80歳代，男性

数日前から食事の摂取不良あり．来院前日から呼吸苦と微熱があり，救急搬送．胸部X線検査で肺炎を疑ったが，確認のためCTも施行（図1）

　X線写真では，右優位の両側下肺野に浸潤影やすりガラス影がみられます（図1A ◯）．両側のCP angleは鈍化し，胸水貯留を疑います（図1A ➡）．CTでは両肺の下葉背側に浸潤影が広がり（図1B ◯），気管支に沿って分布する粒状結節影が明らかです（図1B ▶）．下葉の気管支内腔は同定できず，気管支に軟部陰影が充満しており誤嚥性肺炎に典型的な所見です（図1B ⇨）．

A）胸部 X 線写真

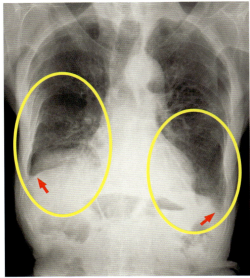

B）胸部 CT（肺野条件，横断像）

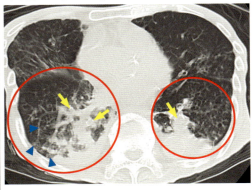

図1　症例1：誤嚥性肺炎
A）◯：浸潤影やすりガラス影，➡：CP angle の鈍化，B）◯：不均一な浸潤影，⇨：気管支内の軟部陰影，▶：気管支に沿った粒状影

2. ウイルス性肺炎

　高齢者ではインフルエンザウイルス，免疫抑制状態ではサイトメガロウイルスなどの感染により，ウイルス性肺炎をきたします．

　ウイルス性肺炎は，気管・気管支を中心とした傷害と，宿主免疫が過剰に応答するサイトカインストームによる血流が多い領域での肺胞上皮の傷害が混在するといわれています．重力によって立位では血流が下肺野に多くなるため，**X 線写真で両側下肺野優位に連続性のすりガラス影や網状影などを呈します**．インフルエンザウイルスは肺炎球菌に代表される細菌と混合感染すると，ARDS（acute respiratory distress syndrome：急性呼吸窮迫症候群）様の広範囲に及ぶ浸潤影を呈することがあり，サイトメガロウイルス肺炎は CT ですりガラス影や結節影が混在することが知られています．

症例2　60歳代，男性

化学療法中．咳や発熱を認め，胸部 X 線検査を施行．X 線写真（図2A）で陰影が不明瞭であったため，CT が追加された（図2B，C）．

　X 線写真では，左下肺野に結節影を認めます（図2A ➡）．両側下肺野に淡いすりガラス影も疑われますが，不明瞭です．CT では両肺に肺門部から非区域性にすりガラス影が広がり（図2B ◯），左肺底部に辺縁にすりガラス影を伴う結節影も認めます（図2C ➡）．サイトメガロウイルス肺炎として矛盾しない所見です．

A）胸部X線写真

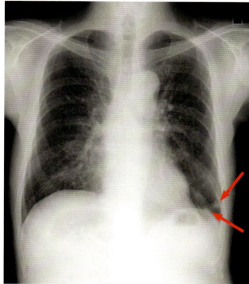

B）胸部CT（横断像）

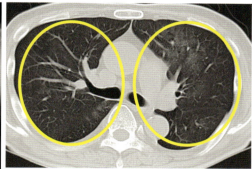

C）胸部CT（横断像）

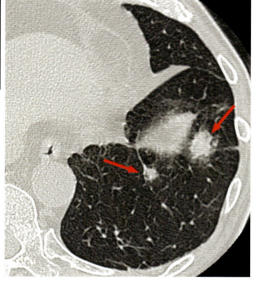

図2　症例2：サイトメガロウイルス肺炎
A）すりガラス影は淡く不明瞭，→：結節影，B）○：すりガラス影，C）→：結節影

● COVID-19による肺炎

　2019年から2024年現在まで猛威を奮っているCOVID-19は，SARSコロナウイルス2（SARS-CoV-2）による感染症です．デルタ株流行期を中心に，肺炎からARDSをきたし，さらに血栓症など呼吸器外の病態を併発して重症化する患者さんもいました．

　画像検査は肺炎の有無や重症度を判断するため使用され，発症からの経過によって画像所見が変化します．サイトカインストームによる肺間質や血管への傷害が病態の主体といわれたデルタ株における肺炎は，画像検査で**胸膜下優位に非区域性のすりガラス影**を呈し，CTでは**crazy-paving pattern**（すりガラス影と網状影の重ね合わせで，メロンの皮の網目様）もみられました．小葉中心性の粒状結節影や空洞影，胸水貯留は肺炎の非典型的な所見です．1〜3週間の経過で浸潤影となり，2週間をピークに**網状影，器質化を反映した索状影の混在や肺容積の減少**がみられました．また，陰影は症状が改善後，感染から数カ月残存することがあります．

| 症例 3 | 50 歳代，女性 |

5日前に夫がCOVID-19陽性と判明したが，当人は陰性であった．来院前日から咽頭痛と関節痛，発熱，消化器症状を認めた．再検査を行いCOVID-19陽性と判明．胸部X線とCTを撮影した（図3）

X線写真では，両側下肺野の末梢にすりガラス影が広がっています（図3A 〇）．CTでは両側下葉の末梢から胸膜直下肺に非区域性にすりガラス影と網状影が重なり（図3B ◎），一部右S9，10胸膜下には限局性の浸潤影を伴います（図3B ➡）．COVID-19による肺炎を疑います．第12病日のCTでは陰影は淡くなっていますが，胸膜に沿うように索状影が出現し（図3C ➡），肺炎は器質化していると考えられます．

A）胸部X線写真

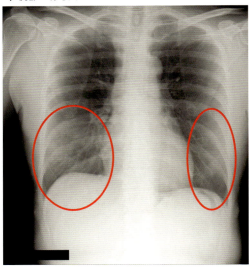

B）発症日の胸部CT（肺野条件，横断像）

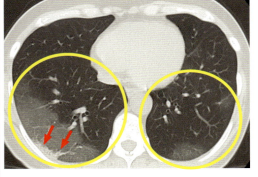

C）第12病日の胸部CT（肺野条件，横断像）

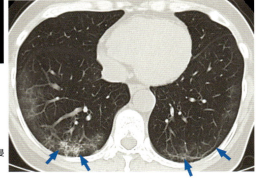

図3 症例3：COVID-19による肺炎
A）〇：すりガラス影，B）◎：すりガラス影と網状影，➡：浸潤影，C）➡：索状影

3. 非定型肺炎

マイコプラズマ肺炎とクラミドフィラ（クラミジア）肺炎を指します．いずれも痰は少なく，頑固に乾性咳嗽が持続することで有名で，気道の線毛上皮が優位に侵され，周囲の肺胞領域へ炎症が広がることが特徴です．

❶ マイコプラズマ肺炎（各論第5章「肺炎の見方①」症例2参照）

集団生活を送る若年世代に飛沫感染する市中肺炎であり，自然治癒が多いですが，重症化すると気管支肺炎をきたします．呼吸細気管支より末梢には感染せず，胸膜下領域は保たれます．X線写真では**気管支に沿った区域性の結節斑状影**，すりガラス影を認めます．気道病変や末梢無気肺に伴い肺容積が減少し，ときに浸潤影を伴います．CTでは**中枢側の気管支壁肥厚，tree-in-bud appearance**を呈し，小葉中心性に境界不明瞭なすりガラス影を認めることもあります．

❷ クラミドフィラ（クラミジア）肺炎

COPDなどの慢性肺疾患や基礎疾患を有する高齢者に多く，線毛をもつ気管支と肺胞の両方で増殖します．X線写真では**気管支に沿った非区域性の斑状影**やすりガラス影を認めます．病変の分布は広く，**複数の部位**に認めることがあります．CTでは気管支壁の肥厚や拡張がより明瞭となります．

> **症例4**　**70歳代，男性**
>
> COPDで通院中．数週間前から微熱と咳嗽があり，胸部X線写真とCTを撮影した（図4）

X線写真では，両側肺門部から末梢に非区域性のすりガラス影と斑状影を認めます（**図4A**）．CTでは気管支の壁肥厚や拡張を認め（**図4B ➡**），非区域性にすりガラス影と索状影がみられます．冠状断像のCTでは上葉にも均等に陰影を認め，上葉に小さな低吸収域が明瞭となり，COPDにクラミドフィラ肺炎を合併した陰影として矛盾しません（**図4C ◎**）．

A）胸部X線写真

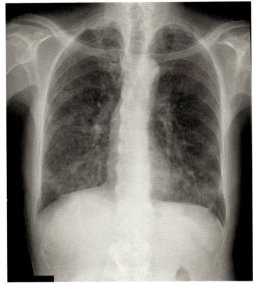

B）胸部CT（肺野条件，横断像）

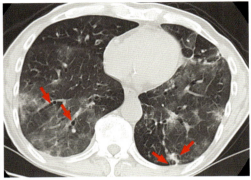

C）胸部CT（肺野条件，冠状断像）

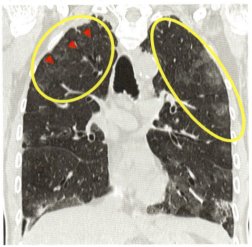

図4　症例4：クラミドフィラ肺炎
A）両側肺門から末梢に非区域性のすりガラス影と斑状影を認める，B）➡：気管支の壁肥厚，気管支の拡張，C）◯：上葉の均等な陰影，▶：上葉の小さな低吸収域

4. 肺真菌症

　　肺クリプトコックス症や肺アスペルギルス症，ニューモシスチス肺炎が代表的です．

❶ 肺クリプトコックス症

　　約半数は健常人に発症し（原発性），残り半数は基礎疾患を有する患者さんに発症する（続発性）疾患で，血清β-D-グルカンが陰性のことが多いとされています．限局性の肉芽腫性病変が主体であり，X線写真では**胸膜直下にやや不整形の結節影や腫瘤影を認め，単発性もしくは同一葉内に多発**します．ときに浸潤影，びまん性の粒状影，すりガラス影，空洞影，胸水を伴うこともあります．

❷ 肺アスペルギルス症

　　アスペルギルスを経気道的に吸入することで引き起こされる疾患で，大きく3つに分類されます．肺胞や気管支だけでなく，既存の気腔内に付着し増殖します．

1）慢性肺アスペルギルス症

肺結核後や肺気腫，気管支拡張症，胸部手術後など，通常の免疫機構が働かないときに，気管と交通した空洞や破壊された肺構造に感染し増殖します．

①単純性肺アスペルギローマ

X線写真では，単一の空洞内に菌球（fungus ball：菌糸や白血球などが塊状となったもの）と呼ばれる腫瘤を認め，時期や体位により移動することがあります．菌球と空洞との間には air crescent sign または meniscus sign と呼ばれる隙間がみられ，CTでより明瞭となります．これらのサインは肺胞の中心部が壊死し，器質化・凝固したことで，正常肺胞との間に空気が入り込むことにより認められ，感染からの回復期を示しています．

症例5　70歳代，女性

陳旧性肺結核と肺気腫で経過観察中．数日前から発熱，血痰や呼吸困難が出現．肺炎の確認のため，胸部X線とCTを撮影した（図5）

X線写真では右下肺野に腫瘤を認め（図5A ○），CTでは菌球を伴う空洞（図5B ◎）と air crescent sign または meniscus sign が明瞭となっています（図5B ➡）．肺気腫が背景に認められます．

A）胸部X線写真

B）胸部CT（肺野条件，横断像）

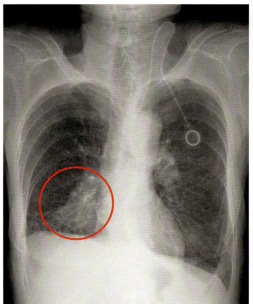 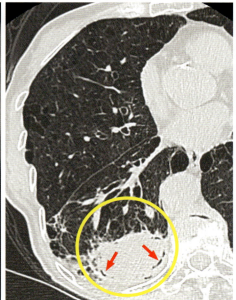

図5　症例5：単純性肺アスペルギローマ
A）○：腫瘤影，B）◎：菌球を伴う空洞，➡：air crescent sign または meniscus sign

②慢性進行性肺アスペルギルス症

　文字通り慢性的に肺野陰影が進行する病態で，X線写真において，主に**上肺野の慢性に進行する浸潤影を示し，しばしば複数の空洞を形成**します．CTでは辺縁にhalo sign，空洞内には菌球や鏡面形成がみられることがあります．経過は遅いですが，年単位の経過で空洞の拡大や虚脱を認め，再発することもあります．

症例6　80歳代，男性

3年前には肺アスペルギルス症に対して他院で治療歴あり．微熱と血痰あり，β-D-グルカンは高値．肺アスペルギルス症の再発を疑い，胸部X線とCTを撮影した（図6）

　慢性進行性肺アスペルギルス症の症例です．X線写真では，右上肺野に複数の空洞を伴う浸潤影を認めます（図6A 〇）．CTは空洞内には菌球がみられ（図6B →），右上葉の容積は減少しています．

A）胸部X線写真

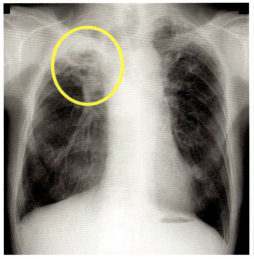

B）胸部CT（肺野条件，冠状断像）

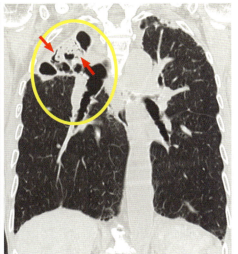

図6　症例6：慢性進行性肺アスペルギルス症
〇：空洞を伴う浸潤影，B）→：菌球

2）侵襲性アスペルギルス症

　頻度は低いものの免疫不全患者が罹患し，**急速に肺炎が悪化**します．アスペルギルスが肺胞から周囲の肺実質，血管へ組織侵襲性に増殖し，X線写真では広範な浸潤影や単発または多発性の結節影，壊死性肺炎により破壊された肺胞を反映する空洞や内部の腫瘤構造を認めることがあります．特異的ではありませんが，CTでは浸潤影や腫瘤周囲での凝固壊死と血管閉塞に伴う梗塞，出血による**halo sign**が有名です．

3）アレルギー性気管支肺アスペルギルス症

　気管支喘息患者に多く発症します．中枢性の気管支拡張が特徴で，粘液栓や末梢無気肺を生じます．X線写真では肺門側から連続する棍棒状陰影や浸潤影を呈し，くり返し移動する点が特徴的です．CTでは重金属やカルシウム沈着を反映し，濃縮された**高吸収粘液栓**を認め，ときに gloved finger sign と呼ばれる所見も認めます．しかし，高吸収粘液栓はほかの真菌感染でも認めます．粘液栓が細気管支レベルに生じると，小葉中心性の結節影を呈します．

症例 7　　70 歳代，男性

気管支喘息の既往があり，3 週間ほど前から咳嗽，微熱あり．肺炎の確認のため胸部 X 線と CT を撮影した（図 7）

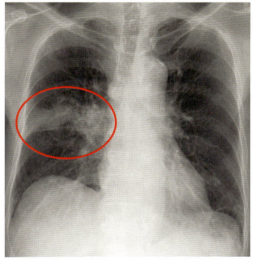

A）胸部 X 線写真

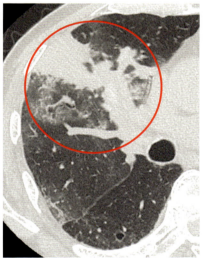

B）胸部 CT（肺野条件，横断像）

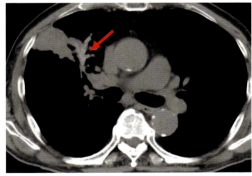

C）胸部 CT（縦隔条件，横断像）

図 7　症例 7：アレルギー性気管支肺アスペルギルス症
A）○：浸潤影，B）○：浸潤影とすりガラス影，
C）→：高吸収粘液栓

X線写真では，右中肺野に肺門部側から連続する帯状の浸潤影を認めます（図7A 〇）．CTでは右上葉の浸潤影や周囲のすりガラス影を認め（図7B 〇），気管支拡張や肺門部側には高吸収の粘液栓を伴います（図7C ➡）．アレルギー性気管支肺アスペルギルス症などの真菌感染を疑います．

❸ ニューモシスチス肺炎

　日和見感染であり，肺胞上皮に感染して肺胞腔内にデブリや菌体の集簇を認めますが，滲出液は少ない疾患です．X線画像では，**両側肺野に左右差がなく，びまん性またはモザイク状にすりガラス影が広がります．胸膜直下は** spare される傾向があり，CT では汎小葉性の分布を示し，crazy-paving pattern を呈することもあります．また，経過とともに囊胞形成や気胸をきたすことがあります．

症例8　70歳代，男性

潰瘍性大腸炎に対してステロイド，免疫調整薬で治療中．微熱と倦怠感あり．β-D-グルカンは著明に高値．真菌感染を中心とした肺炎を疑い，胸部X線とCTを撮影した（図8）

　X線写真では，両側肺野にすりガラス影がほぼ均一に広がり，左右差はありません（図8A）．肺門部側優位に分布し，胸膜直下には陰影を認めません．CT では汎小葉性のすりガラス影を認め，囊胞形成を疑います（図8B 〇）．ニューモシスチス肺炎に典型的な所見です．

A）胸部X線写真

B）胸部CT（肺野条件，冠状断像）

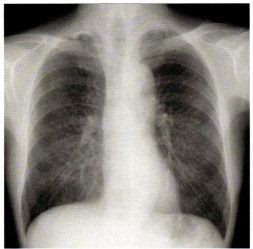 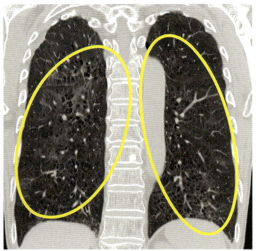

図8　症例8：ニューモシスチス肺炎
A）両側肺野にすりガラス影がほぼ均一に広がっている，B）〇：汎小葉性のすりガラス影

5. 肺抗酸菌症（結核・非結核性抗酸菌症）

原因菌としては結核菌と非結核性抗酸菌，らい菌の3種類があり，いずれもグラム染色など通常の染色法では染まりません．チール・ネルゼン染色など特殊な染色法で同定され，一度染まると酸で脱色されない，つまり「酸に抵抗性」を示す細菌群で，多くの場合肺病変として発症します．

❶ 結核

好気性の結核菌群（*Mycobacterium tuberculosis complex*）による感染症であり，現在は感染症法の二類感染症に分類されます．結核菌に感染した人のうち，10〜15%程度が感染後1〜2年以内に発症しますが，長時間経過した後でも免疫抑制状態になると発症のリスクが高まります．早期診断や適切な隔離，治療のため，画像検査から「結核の可能性」または「結核を否定できない」所見の有無を示すことが重要です．

初感染（一次結核）と二次結核（潜在していた結核菌が"眠り"からさめ，増殖した状態）で画像所見が異なります．

1）初感染（一次結核）

初感染では吸引された結核の飛沫核が末梢から胸膜直下の肺胞に滲出性病巣を形成します．肺胞の中心部が凝固壊死（乾酪壊死）に陥ると，周辺に類上皮腫細胞と巨細胞を認め，肉芽を形成します．さらに結核菌を含むマクロファージは肺門部リンパ節病変を形成し，リンパ行性の進展による胸膜炎も起こり得ます．これらの進展形式は画像所見を考えるうえで重要です．

X線写真では**肺門部・縦隔リンパ節腫大**と**上肺・背側肺優位**で肺野に浸潤影を認め，胸水もしばしば認めます．また，造影CTではリング状に造影される腫大リンパ節を認めます．

2）二次結核

二次結核は**肺尖部から上葉（S1,S2,S1＋2）や下葉（S6）優位**に気道散布性の陰影を示します．この分布は，好気性の結核菌が酸素分圧が高い部位やリンパ流がうっ滞しやすい部位を好むためといわれています．X線写真は肺野全体を1枚で把握できるため，この特徴的な分布や多彩な陰影を同時に確認できます．CTでは **tree-in-bud appearance** が有名で，小結節影や粒状影，樹枝状影を認めます．病理学的には気道内の肉芽腫や乾酪壊死を反映しており，通常の肺炎と比べサイズが小さい割に境界が明瞭で，濃度も濃いといわれます．正常な免疫が機能すれば，2〜3割の患者さんでは病巣内の乾酪壊死が液化し気管支を介して排出されるため，空洞が形成されます．**やや厚い不整な壁構造を伴う空洞**を認めたときは，結核をまず考慮しましょう．結核の空洞性病変は活動性が高く，空洞内で結核菌が増殖し大量の排菌をもたらすため，病巣の他肺野への広がりや他者への感染を防ぐ目的で，早急に対応する必要があります．

粟粒結核

結核菌が血行性（播種性）に散布された状態で，亜急性から慢性に経過します．X線写真では，上中肺野優位の比較的大きさが揃ったびまん性粒状影が特徴的です．注意しないと見逃してしまう程度の淡い粒状影やびまん性のすりガラス影として認識されることもあります．CTでは規則性がないびまん性の分布を示す小結節影，粒状影を認め，**気管支や胸膜上にも粒状影がみられます**．

症例9　80歳代，女性

脳梗塞の既往．来院日の朝より発熱と倦怠感あり．T-SPOT（血液検査の1つで，感染した結核抗原に反応した感作リンパ球から産生されるインターフェロンγを検出する検査）陽性．確認のため胸部X線とCTを撮影した（図9）

X線写真では，右上肺野には空洞を認め（図9A ○），そのほか，上肺野優位で両側肺野に小さい結節影を複数認めます（図9A ▶）．CTでは右肺尖部に不整な厚い壁を伴う空洞を認め（図9B ○），右肺尖部や左S6には小葉中心性の小結節や粒状影によるtree-in-bud appearanceを認め（図9B ➡，C ○），肺結核の鑑別を要します．

A）胸部X線写真

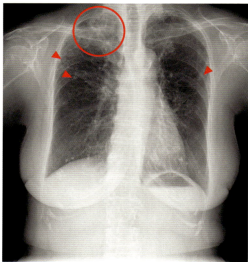

B）胸部CT（肺野条件，横断像）

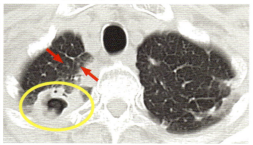

C）胸部CT（肺野条件，横断像）

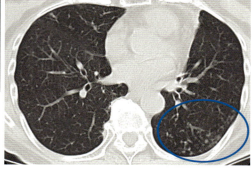

図9　症例9：結核
A）○：空洞影，▶：小さな結節影，B）○：不整な厚い壁を伴う空洞，➡：粒状影，C）○：tree-in-bud appearance

| 症例 10 | 80 歳代，女性 |

もともと血便を主訴に来院し，SpO$_2$ 95%とやや低値であった．入院時の胸部 X 線検査で異常を指摘された（図 10A）．後の胃液と喀痰の塗抹から結核菌陽性と判明．精査のため CT を撮影した（図 10B）

X 線写真では，右肺優位のすりガラス影を認め，よく見ると両肺野には結節影（図 10A →），右下肺野には浸潤影を伴います（図 10A ○）．CT では右 S2,3 に浸潤影を認め（図 10B ○），そのほか，びまん性の分布を示す小結節，粒状影を認めます．臓側胸膜や葉間胸膜上にも粒状影がみられます（図 10C ○）．粟粒結核の鑑別を早急に行う必要があります．

A）胸部 X 線写真

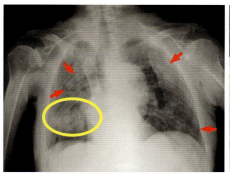

B）胸部 CT（肺野条件，横断像）

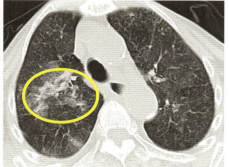

C）胸部 CT（左肺拡大，thin slice）

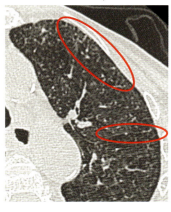

図 10　症例 10：粟粒結核
A）→：結節影，A，B）○：浸潤影，C）○：胸膜上の粒状影

❷ 非結核性抗酸菌症（nontuberculous mycobacteria：NTM）

NTM の原因菌種は，*mycobacterium avium* complex（*M. avium* と *M. intracellulare* の総称：MAC）が 9 割近くを占め[1]，MAC による NTM を MAC 症と呼びます．通常，NTM の原因菌を含むエアロゾルを経気道的に吸引することで引き起こされますが，結核菌とは異なり人から人には感染しません．hot tub lung と呼ばれる，24 時間循環型浴槽の使用と関係した過敏性肺臓炎様の MAC による肺炎も知られています．

MAC症は臨床像から，小結節・気管支拡張型，線維空洞型，孤立結節型，全身播種型，過敏性肺炎型に分けられますが，ほとんどが**小結節・気管支拡張型**を呈します．X線写真で病変は**中葉舌区**に好発し，次いでS2,3など上葉に多く，**中葉舌区症候群**といえばMAC症といえるほど，特徴的な画像を呈します．分泌物貯留やくり返す感染により**気管支は壁肥厚や拡張**を認め，**容積減少**を伴い，**粘液栓**もときにみられます．CTでは結核と同様，tree-in-bud appearance，小葉中心性の小結節や分枝状陰影が有名です．

症例11　50歳代，女性

自覚症状はなく，健診の胸部X線写真で異常を指摘．喀痰検査からMAC症と診断された．胸部X線とCTを撮影した（図11）

　X線写真の正面像では，不明瞭ですが，左中下肺野に淡い結節影があるように見えます（**図11A ○**）．側面像では中葉舌区に一致した浸潤影を認めます（**図11B ○**）．CTでは中葉舌区や左S6にtree-in-bud appearanceを認め（**図11C, D ○**），舌区底部では気管支拡張を伴う浸潤影を伴い（**図11D →**），MAC症を疑います．

A）胸部X線写真（正面像）

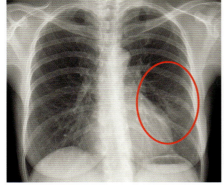

B）胸部X線写真（側面像）

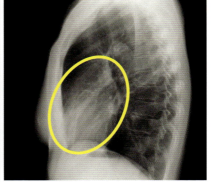

C）胸部CT（肺野条件，横断像）

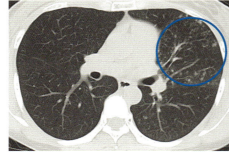

D）胸部CT（肺野条件，横断像）

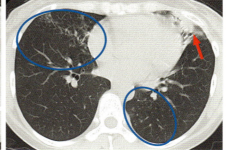

図11　症例11：MAC症
A）○：淡い結節影，B）○：浸潤影，側面像でより中葉舌区病変が明瞭，C, D）○：tree-in-bud appearance，D）→：浸潤影

2 肺炎に付随する所見, 合併症

1. 肺膿瘍

　真菌などにみられる既存の空洞や嚢胞に感染をきたすものではなく, 肺炎による強い炎症で肺組織が破壊され膿瘍をきたす状態で, 気管支から壊死物質が排出され空洞を形成します. X線写真では, **腫瘤影や平滑な壁構造を伴う空洞, ニボー形成**がみられます. CT では内部の液体貯留が明確となります.

症例 12　60 歳代, 男性

直腸癌術後. CV カテーテル感染から MRSA 菌血症をきたし抗菌薬治療中. 発熱が続いている. 胸部 X 線と CT を撮影した (図 12)

　X 線写真では, 右肺野に複数の空洞があり (図 12A ○), 右優位の胸水貯留を伴います (図 12A ▶). CT では右上葉や左 S3 に空洞を認め (図 12B, C ○), 右上葉空洞内には液体を伴います (図 12C ⇨).

A) 胸部 X 線写真

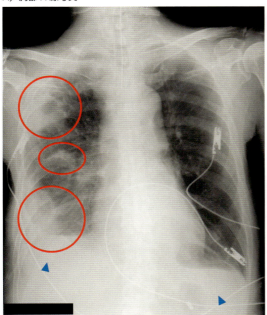

B) 胸部 CT (肺野条件, 横断像)

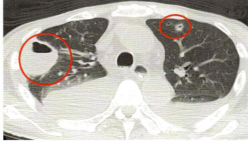

C) 胸部 CT (縦隔条件, 横断像)

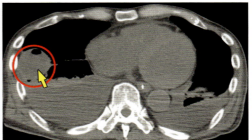

図 12　症例 12：肺膿瘍
○：空洞, A) ▶：胸水, C) ⇨：液体貯留

2. 膿胸

肺膿瘍とは異なり胸腔内に膿が貯留した病態です．抗菌薬投与に加え，基本的にはドレナージが必要な病態で，結核性胸膜炎を鑑別する必要があります．X線写真では**不整形の胸水貯留**を認め，**多房化し前方や縦隔側の腫瘤，葉間胸水**として描出されることもあります．CTでは胸膜の肥厚を伴い，split pleura sign（臓側胸膜と壁側胸膜が同定可能となる）を認めることがあります．

症例 13　　80歳代，女性

発熱や咳，胸の痛み，呼吸困難を認め，救急受診．胸部X線とCTを撮影した（図13）

A）胸部X線写真

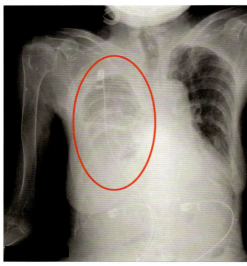

B）胸部CT（肺野条件，横断像）

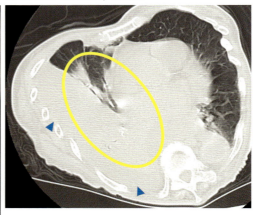

C）胸部CT（縦隔条件，横断像）

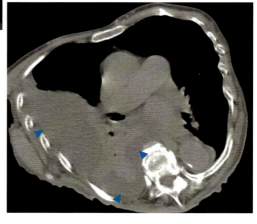

図13　症例13：膿胸
A）○：浸潤影などの濃度上昇，B）○：無気肺，
B，C）▶：胸水

X線写真では右肺野の濃度が全体的に上昇し，特に右肺野を囲むように浸潤影を呈しています（**図 13A ○**）．大量の胸水貯留と，無気肺や肺炎合併を疑います．CT では右肺には凸な不整な形態で，多房化した胸水貯留を認めます（**図 13B, C ▶**）．右中下葉は無気肺を呈しています（**図 13B ◎**）.

■ **文献**

1) Daley CL, et al：Treatment of Nontuberculous Mycobacterial Pulmonary Disease: An Official ATS/ERS/ESCMID/IDSA Clinical Practice Guideline. Clin Infect Dis, 71：905-913, 2020（PMID：32797222）

各論

第7章 肺水腫の見方

1 肺水腫

1. 肺水腫とは

「肺うっ血（pulmonary congestion）」と「肺水腫（pulmonary edema）」は同義語として使用されることがありますが、厳密には異なる病態を示しています。「肺うっ血」と「肺水腫」の違いについて整理してみましょう。

「肺うっ血」とは、肺胞毛細血管領域で肺血管内の血液量が増え、血液の流れが滞った病態を反映するのに対し、「肺水腫」は、**肺血管内の水分が血管外組織（間質もしくは肺胞）へ漏出し、肺内に過剰な水分が貯留した病態**で、「肺に生じた浮腫」ともいえます。いずれも病態を示す用語であり、疾患名ではありません。

肺うっ血や肺水腫はよく車の渋滞に例えられます。正常であれば車の流れはスムーズですが、渋滞により車の流れが滞り、道路に車が溜まった状態が「肺うっ血」（図1B）、さらに渋滞がひどくなり、行き場を失った車が道路の外にまではみ出た状態が「肺水腫」（図1C）のイメージです。

肺水腫が生じると、肺胞における酸素と二酸化炭素のガス交換が障害され（肺胞の作業効率が低下）、低酸素血症を生じます。呼吸困難を呈し、重症化すると死亡することもあります。

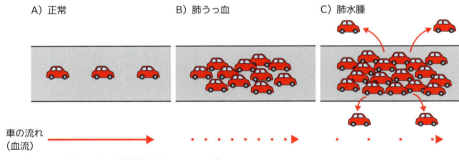

図1　肺うっ血と肺水腫の違いのイメージ

- ☑ 肺水腫と肺うっ血は異なる病態
- ☑ 肺水腫は血管外に過剰な水分が貯留した状態、肺うっ血は血管内の血流量が増加した状態

2. 肺水腫の機序

肺水腫を理解する key word は「水」ですが，まずは正常肺組織における水分移動について整理しましょう（図2）．

血管内と間質における水分バランスは，主に次の項目によって規定されます．

① 静水圧：血管内から血管外に水分を押し出す力
② 膠質浸透圧：血管内に水分を戻す力，主にアルブミンに依存
③ 血管透過性：血管壁を物質が通過する性質，血管内皮細胞障害などで亢進
④ リンパ路へのドレナージ：間質からリンパ路への排泄

正常ではこれらが均衡状態を保っていますが，何らかの原因でこのバランスが崩れ，**血管から間質へ流出する水分量＞間質から排泄される水分量**になると，間質や肺胞に過剰な水分が貯留し，肺水腫となります．

お風呂に例えると，「蛇口からの注水量と排水溝からの排水量が同じ場合，水面の高さは変化しないが，何らかの原因で注水量が排水量を上回ると浴槽の水位が上がり，やがて浴槽から水が溢れ出す」と考えると理解しやすいかもしれません（図2B）．

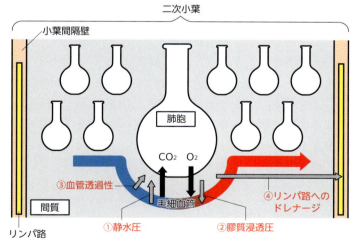
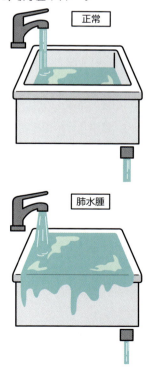

図2　正常肺組織における水分の動き

肺水腫が生じる機序と原因疾患は，以下の通りです（単独もしくは複数の機序の組み合わせにより発症）．

① 静水圧の上昇：うっ血性心不全，腎不全，輸液過剰など
② 膠質浸透圧の低下：低アルブミン血症，ネフローゼなど
③ 血管透過性の亢進：ARDS など
④ リンパ管の閉塞・吸収障害：悪性腫瘍（癌性リンパ管症）など

一般的に肺水腫は心不全に併発することが多く（①に相当），うっ血性心不全＝肺水腫と理解している研修医は少なくありませんが，**心臓以外の原因でも肺水腫は生じる（②～④）**ということをぜひとも覚えてください．

ただし④のリンパ病変では，「肺水腫」であるものの，別途「癌性リンパ管症」として扱われることがあります．

- 肺水腫は，血管から間質へ流出する水分量＞間質から排泄される水分量の状態
- 肺水腫では4つの機序を考える：静水圧上昇，膠質浸透圧低下，血管透過性亢進，リンパ管の閉塞・吸収障害

3. 静水圧と肺動脈楔入圧

肺水腫や心不全を理解するうえで欠かせない「圧」について解説します．「静水圧の上昇」とは，つまり心血管内腔の圧上昇のことです．血圧を規定する因子には心拍出量，末梢血管抵抗，循環血液量，血液の粘稠度，大動脈の弾性などがありますが，主な因子は循環血液量と末梢血管抵抗です．心不全では心臓のポンプ機能の低下により，肺や体循環の静脈系に滞留が生じ，血液量が増えることで肺血管内腔の圧が上昇します．

また肺水腫を勉強していくと，静水圧のほか，肺動脈楔入圧，左房圧，肺静脈圧，左室拡張末期圧など多くの「圧」が登場し，研修医が混乱する要因となっています．本章ではまずこれらの用語を簡単に整理します．

静水圧は血管の中から外に水分を押し出す「水圧」の一般的な名称で用いられるのに対し，肺動脈楔入圧，肺静脈圧，左房圧，左室拡張末期圧はそれぞれの部位における内圧を示します．

圧の計測といえばSwan-Gantzカテーテルですが，これにより

- 右房圧，右室圧，肺動脈圧，肺動脈楔入圧
- 中心静脈圧（central venous pressure：CVP）＝右房圧（right atrial pressure：RAP）
- 心拍出量（cardiac output：CO）
- 心係数（cardiac index：CI）
- 混合静脈血酸素飽和度（mixed venous oxygen saturation：SvO_2）

の測定が可能です．

●肺動脈楔入圧

肺動脈楔入圧（pulmonary arterial wedged pressure：PAWP）とは，図3のようにSwan-Gantzカテーテルを用いて肺動脈内でバルーンを膨らませて閉塞させ（wedge：ウェッジ），バルーン末梢部で計測した血管内圧のことです．左室拡張末期（僧帽弁が開いた状態）では，肺動脈から左室までが1つの連続した腔となり，圧較差がなくなるため，肺動脈楔入圧と肺静脈圧，左房圧，左室拡張末期圧はほぼ等しくなります．そのため，肺動脈楔入圧は肺うっ血の指標となります．理解を容易にするため，本書では肺静脈圧，左房圧，左室拡張末期圧をまとめて「肺静脈圧」と表記して解説します．

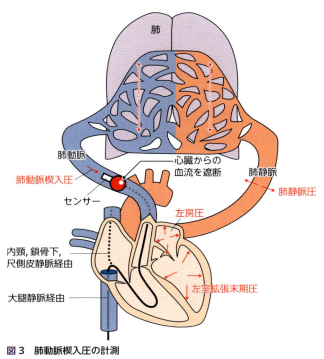

図3 肺動脈楔入圧の計測

文献1を参考に作成

肺動脈楔入圧の正常値は，教科書により異なりますが 5 ～ 13 mmHg（本書では 5 ～ 10 mmHg と定義する）で，Forrester 分類[2] では 18 mmHg 以上，「急性・慢性心不全診療ガイドライン（2017 年改訂版）」[3] では 15 mmHg 以上で，**肺うっ血あり**と判断されます．この数値は論文やガイドライン等で頻用される指標であるため正確に覚えましょう．

── column ──

Forrester 分類

　急性心筋梗塞後における急性心不全の状態を評価するために，1976 年に提唱されたスケールです（図4）[2]．Swan-Ganz カテーテルにより計測された心係数と肺動脈楔入圧に基づいて急性心不全の病態を Subset Ⅰ～Ⅳの 4 つに分類し，病態を把握し，治療方針を決定します．

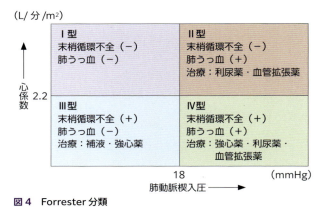

図4 Forrester 分類

- ☑ 肺うっ血の指標は，肺動脈楔入圧
- ☑ 肺動脈楔入圧 ≒ 肺静脈圧，左房圧，左室拡張末期圧と考えると理解が進む

4. 肺水腫の分類

❶ 機序による分類：「心原性肺水腫」と「非心原性肺水腫」

　肺水腫は，心臓疾患が原因で発症する「心原性肺水腫」と心臓以外の疾患で発症する「非心原性肺水腫」に分けられます．肺水腫が引き起こされた原因によって治療方針が大きく異なるため，その鑑別は非常に重要です．

　肺水腫を疑った場合，まずは最も頻度が高く，かつ緊急性が高い心原性肺水腫の可能性を考え，心疾患の有無について評価します．

　心原性肺水腫が除外できた場合，非心原性肺水腫を考えます．

非心原性肺水腫は,

1. 静水圧性肺水腫（肺静脈圧の上昇により肺水腫が生じる）
2. 透過性亢進型肺水腫（肺静脈圧の上昇がなくとも,肺水腫が生じる）
3. 混合型肺水腫

に分類されます（figure 5）.
　非心原性肺水腫としては,**急性呼吸窮迫症候群**（acute respiratory distress syndrome：ARDS）が多くを占めますが,そのほかにも多くの疾患が鑑別にあげられます（表1）.

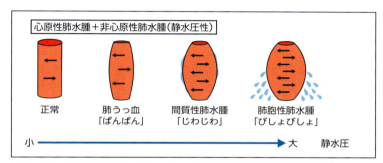

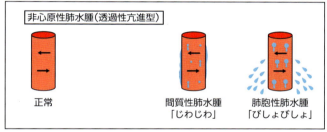

図5　機序による分類のイメージ
→：静水圧, ●：血管に穴があいたイメージ

表1　肺水腫の分類と主な疾患

心原性肺水腫	左心不全（うっ血性心不全），虚血性心疾患，心筋症，心臓弁膜症，不整脈
非心原性肺水腫	**1. 静水圧性肺水腫** ・膠質浸透圧の低下：腎不全，肝硬変，低栄養 ・循環血液量増加：過剰輸液，腎不全 **2. 透過性亢進型肺水腫** ・びまん性肺胞障害あり：ARDS ・びまん性肺胞障害なし：外傷，重症熱傷，尿毒症，重症肺炎，敗血症，急性膵炎 **3. 混合型肺水腫（静水圧性＋透過性亢進型）** 神経原性肺水腫，肺動脈血栓塞栓症，溺水，高山病，褐色細胞腫

赤字は特に頻度の高い疾患

❷ 病態による分類：「間質性肺水腫」と「肺胞性肺水腫」

　肺水腫は病態により,「間質性肺水腫」と「肺胞性肺水腫」に分類されます.
　前述の図2Aをもとに,肺水腫の病態について解説します.

肺水腫が生じる機序として，①静水圧の上昇，③血管透過性の亢進（矢印が太くなる），もしくは②膠質浸透圧の低下，④リンパ路へのドレナージ傷害（リンパ管閉塞：矢印が細くなる）があげられます．①〜④のいずれかが生じると，血管から間質に流入する水分量＞間質から排泄される水分量となり，過剰な水分が溜まり始めます．

まずは間質内に過剰な水分が貯留し（図6で過剰な水分貯留を示す青い領域が間質に拡がった状態），これが**「間質性肺水腫」**の状態です．

肺水腫が進行（溢れる水分量がさらに増加）すると，あぶれて行場を失った水分が肺胞内にまで溜まるようになります（図7）．この状態が**「肺胞性肺水腫」**です．一部の水分は肺外にも広がり，胸腔内に貯留すれば胸水，皮下組織に溜まれば浮腫となります．つまり，肺胞性肺水腫の方が，間質性肺水腫よりも漏れ出した水分量が多く，より重症であることがわかります．

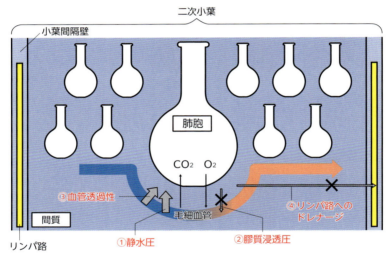

図6 間質性肺水腫の模式図

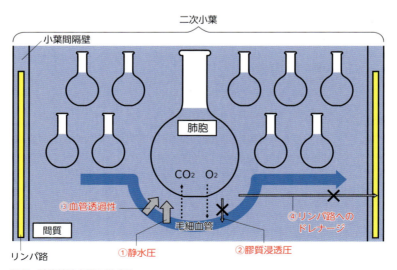

図7 肺胞性肺水腫の模式図

一般的に，肺静脈圧上昇を伴う疾患（うっ血性心不全）では，肺静脈圧 20 ～ 30 mmHg で間質性肺水腫を，さらに肺静脈圧が上昇し 30 mmHg 以上になると肺胞性肺水腫をきたすといわれています．
　一方で，透過性亢進型肺水腫では，肺静脈圧に関係なく肺水腫をきたします．
　①，②ではタンパク質の含有率が低い漏出液，③，④ではタンパク質の含有率が高い滲出液となります．

> **ここだけは Check!**
> - ☑ 肺水腫の分類：機序：「心原性肺水腫」or「非心原性肺水腫」
>   病態：「間質性肺水腫」or「肺胞性肺水腫」
> - ☑ 非心原性肺水腫は 3 つに分類：静水圧性肺水腫，透過性亢進型肺水腫，混合型肺水腫
> - ☑ 心原性肺水腫と静水圧性肺水腫の病態は，肺静脈圧上昇がカギ
> - ☑ 重症度は，「肺胞性肺水腫」＞「間質性肺水腫」

5. 肺水腫の画像診断（図8）

　間質性肺水腫と肺胞性肺水腫ですが，画像所見の違いは何でしょうか？
　胸部 CT 上，「肺胞性肺水腫」は浸潤影，「間質性肺水腫」はすりガラス影になります．
　総論第 3 章「読影の基本用語と所見」でも解説しましたように，肺胞性肺水腫では，肺胞内部まで水浸しの状態で空気が存在しないため，X 線の透過性はかなり低く，既存の血管構造が同定できないくらい濃い（白い）浸潤影として見えます．一方で，間質性肺水腫では肺胞内部に空気が残存しているため，比較的 X 線透過性は高く，血管が透過できるほどの淡い陰影，

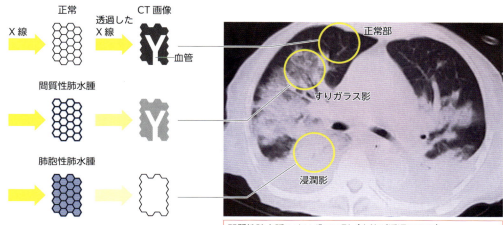

図8　間質性肺水腫と肺胞性肺水腫の模式図，CT 画像

つまり**すりガラス影**となります．両者の鑑別点は，背景の血管影が透過できるかどうかです．

　胸部 X 線写真では，生体を通過する領域における X 線吸収の総和により陰影の濃度が決まるため，X 線が透過する領域に正常肺野が多く含まれる場合には，CT では浸潤影でも，胸部 X 線写真ではすりガラス影にしか見えないこともあります．

ここだけは Check!

☑ **すりガラス影と浸潤影の違い：陰影内部の血管が透過できるかどうか**

☑ **CT では「間質性肺水腫」はすりガラス影，「肺胞性肺水腫」は浸潤影を呈する**

☑ **胸部 X 線写真では，肺胞性肺水腫でもすりガラス影になることがある**

---

2 ARDS

　ARDS とは，呼吸器感染症や外傷，熱傷などが原因の，先行する全身の高度炎症によって肺損傷が引き起こされ，急性呼吸不全を生じる病態です．全身炎症によって活性化された好中球などで血管上皮が損傷を受け〔びまん性肺障害（diffuse alveolar damage：DAD）〕，血管透過性が亢進することで肺水腫が生じるとされています．

ARDS の診断基準（ベルリン定義）[4]

・明らかな誘因や呼吸器症状の出現から 1 週間以内に発症すること
・低酸素血症が認められること
・画像撮影によって両側の肺に異常な影を認めること
・心不全や輸液負荷が原因とは考えられない呼吸不全を呈すること

---

1. ARDS の原因

　通常 ARDS は 3 つの病期に分けられ，発症からの期間により病態および画像所見が異なります．

　急性期（滲出期）は通常の肺胞性肺炎に類似した病態ですが，慢性期（器質化～線維化期）になると肺容積の減少や牽引性気管支拡張が生じ，心不全との鑑別点となります（**表2**）．

2. ARDS と心不全との鑑別

　かなり所見が類似し，実際には画像だけでの鑑別は困難なことが多いですが，**表3** の項目によりおおよその鑑別が可能となります．

　典型的な ARDS と心原性肺水腫の胸部 X 線，CT 画像を提示します．

表2　ARDS の病期における病態と画像所見の変化

	滲出期 （傷病後 1 週間以内）	増殖（器質化）期 （傷病後 3 日後から）	線維化期 （傷病後 10 ～ 30 日後）
	肺水腫が病態の中心	リモデリングが病態の中心	リモデリングが病態の中心
病理組織学的所見	・Ⅰ型肺胞上皮細胞壊死	・Ⅱ型肺胞上皮細胞の過形成 ・軽度の慢性炎症	・Ⅱ型上皮細胞の過形成 ・顕微鏡的蜂巣肺様変化
	・白血球凝集 ・血管内皮細胞壊死 ・微小血栓 ・間質性・肺胞性浮腫 ・硝子膜形成	・肺動脈内の早期器質化血栓 ・間質・気腔内の筋繊維芽細胞増殖，硝子膜の線維化	・肺動脈内器質化血栓 ・血管壁の中膜肥厚 ・膠原繊維の沈着 ・完全な肺構築の改変
CT の画像所見	・陰影は必ずしもびまん性・対称性ではない ・浸潤影は重力加重部に強い傾向（特に間接的肺腫瘍） ・上下差・左右差が生じることが多い	・陰影内部に牽引性気管支拡張が出現 ・肺野の容積減少が出現	・陰影内部の牽引性気管支拡張と肺野の容積減少が進行 ・網状影や囊胞性変化が出現

・線維化　・肺容積減少　・牽引性気管支拡張
＊心不全では生じにくい

表3　心原性肺水腫と ARDS の比較

	心原性	ARDS	備考
① 心拡大あり	○		
② 右側優位の陰影	○		右肺から左房への灌流が対側より不良なため
③ 陰影が均一（陰影のムラが少ない）	○		ARDS では不均一な分布になりやすい
④ 牽引性気管支拡張あり		○	肺の萎縮／線維化（ARDS の慢性化）を反映
⑤ 胸膜直下まで陰影あり		○	ARDS では胸膜直下まで進展しやすい

　ARDS：胸部 X 線写真では，両側肺野にびまん性のすりガラス状濃度上昇を認めます（**図9A**）．胸部 CT では，両側肺野に肺門部から胸膜直下に進展するすりガラス影～浸潤影が混在する陰影を認めます（**図9B**）．陰影は不均等で，一部に正常肺野が混在しています．

　心原性肺水腫：胸部 X 線写真では両側肺門部主体（右側優位）に浸潤影がみられ，いわゆる butterfly shadow の所見を呈します（**図9C**）．胸部 CT では肺門側優位の浸潤影を認め，中等量の両側胸水を伴います（**図9D**）．心拡大があること，胸膜直下が保たれていることが ARDS との相違点です．

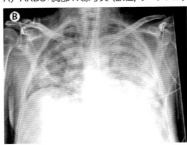
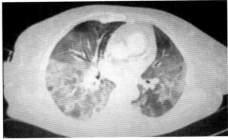
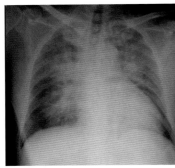
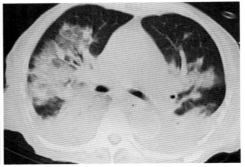

図9 肺胞性肺水腫を伴う心原性心不全とARDSのX線写真，胸部CT

ARDSの典型例な画像を提示します（**図10**）．

症例1　60歳代，男性

5日前に咳，発熱あり，救急外来を受診．インフルエンザ肺炎との診断．当日急激に呼吸状態が悪化し，救急要請．低酸素血症（SpO$_2$ 86〜90%，マスク8L/分）

　胸部X線写真では両側肺野に異常陰影を認めます（**図10A**）．胸部CTでは両側肺野にすりガラス影〜浸潤影を認め，少量の両側胸水を伴っています（**図10B，C**）．陰影の分布は非対称性で，胸膜直下にまで進展し，正常部分と病変部分が混在しています．特に右側では上下差が目立っていますが，心拡大はありません．

　心臓超音波検査などの検査で心不全は否定され，最終的にARDSの診断となりました．

　同症例の線維化期（**図11**，発症30日目）をみてみましょう．胸部X線写真では両側肺野の浸潤影は改善していますが，右横隔膜挙上と肺野容積の減少がみられます（**図11A**）．CTでは牽引性気管支拡張を伴う網状影が出現しており（**図11B，C**），いずれも線維化期のARDSと考えられる所見です．

A）胸部X線写真（臥位，ポータブル）

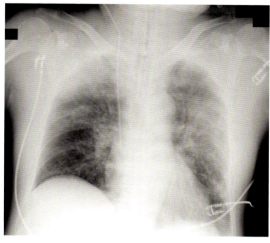

B）胸部CT（肺野条件，横断像）

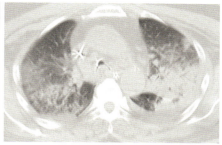

C）胸部CT（肺野条件，横断像）

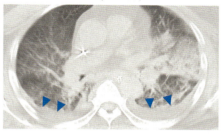

図10　症例1：ARDS 滲出期（救急搬送当日）
C）▶：胸水

A）胸部X線写真（臥位，ポータブル）

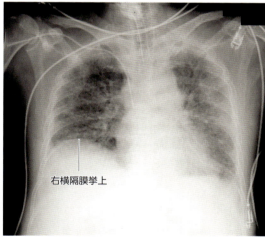

右横隔膜挙上

B）胸部CT（肺野条件，横断像）

C）胸部CT（肺野条件，横断像）

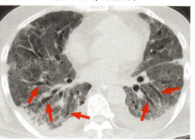

図11　症例1：ARDS 線維化期（発症30日目）
B，C）➡：牽引性気管支拡張

症例2　70歳代, 男性

発熱, 呼吸苦, 喀痰を主訴に救急外来受診, 胸部X線写真で右上葉の大葉性肺炎（細菌性肺炎）との診断, 入院. 4日後に急激な呼吸状態悪化, 低酸素血症をきたした（O_2マスク5 L/分でSpO$_2$ 85%）ため, 胸部X線, CTを再検

入院時の胸部X線（**図12A**）では, 右上葉にair bronchogramを伴う浸潤影を認め, 急性期肺炎の所見です.

入院4日後の胸部X線（**図12B**）では, 右上葉以外にも, 両側肺野に多発性の肺野濃度上昇域（すりガラス〜浸潤影）が出現します. 分布, 濃度は不均一で, 胸膜直下にも広く進展します.

胸部CT（**図13A, B**）では両側上葉主体に, 肺門部から胸膜直下に進展するすりガラス影が主体で一部に浸潤影を認めます. すりガラス影部位をよくみると, 小葉間隔壁の肥厚が目立ち, 網状影を形成していることがわかります. いわゆるcrazy paving appearanceの所見です（Column参照）. 滲出期のARDSと診断しました.

1カ月後の胸部CT（**図14A, B**）では, 両側肺野の陰影は改善する一方, 線維化を示す索状影が出現し, 肺野容積減少や牽引性気管支拡張が生じています. 線維化期のARDSを示す所見です.

A）入院時：立位正面　　　　　B）入院4日後：坐位, ポータブル

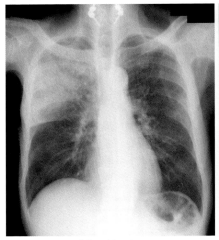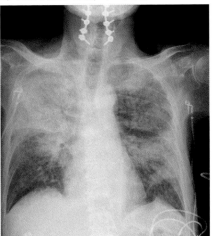

図12　症例2：胸部X線写真

A）肺野条件，横断像　　　　　　B）肺野条件，冠状断像

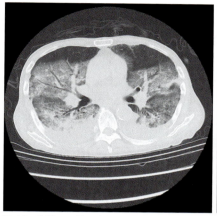
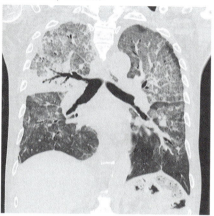

図 13 入院 4 日後の胸部 CT：ARDS 滲出期

A）肺野条件，横断像　　　　　　B）肺野条件，冠状断像

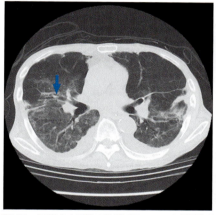
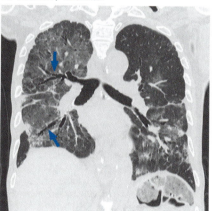

図 14 入院 1 カ月後の胸部 CT：ARDS 線維化期
→：牽引性気管支拡張

- ARDS は先行感染に引き続き，急性呼吸不全が生じる病態（病名ではなく，臨床的な概念）
- 画像所見として両側肺野の異常陰影を認める
- ARDS は心不全との鑑別が重要：ARDS では線維化の進行により，肺野容積減少，牽引性気管支拡張が生じることがある（心不全では起きにくい）

column

crazy paving appearance（pattern）とは

CT（HRCT）で，すりガラス影とその内部に肥厚した小葉間隔壁を示す網状影が，ネットワーク状に重なりあった所見のことです．病理学的には，炎症などによる小葉間隔壁肥厚や肺内リンパ管拡張などを反映するといわれています．以前は肺胞蛋白症に特徴的な所見とされていましたが，現在では感染症（急性ウイルス性肺炎，特に COVID-19 による肺炎），急性間質性肺炎，ARDS，肺水腫など多くの疾患で見られる非特異的な画像所見です．

crazy paving とは，不規則な形の石を敷き詰める外構施工の方法で，「メロンの皮様所見」とも表記されることがあります．

典型的な CT 画像を見ると，まさにメロンの皮そのものですね（図 15）．

A）イメージ　　B）CT（肺野条件，冠状断像）

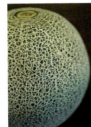
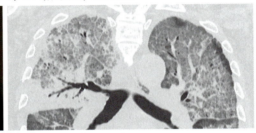

図 15　crazy paving appearance（pattern）

■文献

1) 花子のまとめノート「心不全の診断基準と重症度分類」
https://www.hanakonote.com/byoutaiseiri/shinhuzen2.html（2024 年 9 月閲覧）
2) Forrester JS, et al：Medical therapy of acute myocardial infarction by application of hemodynamic subsets (second of two parts). N Engl J Med, 295：1404-1413, 1976（PMID：790194）
3) 「急性・慢性心不全診療ガイドライン（2017 年改訂版）」（日本循環器学会，日本心不全学会／編），2018
https://www.j-circ.or.jp/cms/wp-content/uploads/2017/06/JCS2017_tsutsui_h.pdf（2024 年 9 月閲覧）
4) Ranieri VM, et al：Acute respiratory distress syndrome: the Berlin Definition. JAMA, 307：2526-2533, 2012（PMID：22797452）

各論

第8章 心不全の見方

1 心不全とは

　心不全とは「何らかの心臓機能障害，すなわち，心臓に器質的および/あるいは機能的異常が生じて心ポンプ機能の代償機転が破綻した結果，呼吸困難・倦怠感や浮腫が出現し，それに伴い運動耐容能が低下する臨床症候群」と定義されます[1]．

　つまり疾患名ではなく，心機能低下に起因する循環不全により，全身の組織に十分な血流を供給できないため，全身にさまざまな症状が出現する病態全般を意味します．

　まず心不全の4つのステージ分類を確認しましょう（図1）．

> **ステージA**
> 　高血圧，肥満，糖尿病などの危険因子を有し，将来的に心不全を起こす可能性がある．早期に生活習慣病の危険因子の改善を図り，心不全の予防を行う必要がある．
>
> **ステージB**
> 　心筋梗塞，弁膜症などの心臓の器質的疾患を有するが，心不全症状はみられない段階．すでに心臓の異常が起こっており，症候性心不全に移行する危険性がある．

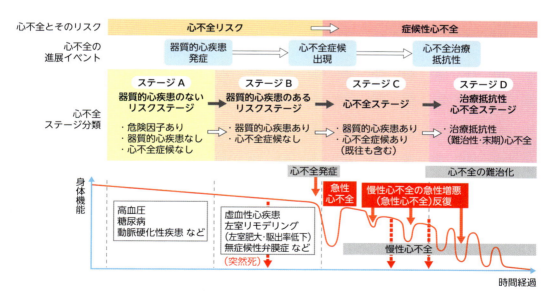

図1　心不全の4つのステージ
　　　厚生労働省：第4回心血管疾患に係るワーキンググループ．資料2 心血管疾患の医療提供体制のイメージ，2017[2]
　　　https://www.mhlw.go.jp/file/05-Shingikai-10901000-Kenkoukyoku-Soumuka/0000165484.pdf

ステージC

心臓の器質的疾患を有し，心不全症状が出現する段階．急性心不全を発症もしくは慢性心不全の急性増悪をくり返す．この段階では早急に適切な治療を開始し，進行を防ぐことが重要．

ステージD

治療抵抗性心不全ステージともよばれ，適切な薬物治療を行ってもさまざまな安静時症状が出現する．根治治療は難しく，症状緩和を目的に治療を行う．その後は心不全の再発と改善をくり返し，徐々に身体機能が低下，最終的に死亡に至る．

2 心不全の分類

1. 部位による分類：左心不全，右心不全，両心不全

心不全の原因が，主に左心系（左心房，左心室）にあるのか，右心系（右心房，右心室）にあるのかによる分類です．

左心不全は左心室のポンプ機能低下による心不全，右心不全は右心室のポンプ機能低下による心不全です．右心不全は通常左心不全に併発して両心不全となることが多いですが，右室梗塞や肺動脈血栓塞栓症などでは右心不全単独で発症することもあります．

2. 発症様式による分類：急性心不全，慢性心不全

冠動脈閉塞による心筋梗塞や不整脈などにより，急激にポンプ機能が低下し，短期間に悪化する急性発症の心不全が「急性心不全」です．短時間で激しい呼吸困難などの症状が発現，重症例も多く，死に至るリスクが高い病態です．

一方で，高血圧や弁膜症などが原因で，長期間にわたる心不全症状がみられる場合が「慢性心不全」です．心臓に負担がかかり続けることで，徐々に症状が進行する心不全です．

急性心不全は時間〜日単位，慢性心不全は月〜年単位で進行します．

> **ここだけは Check!**
>
> **心不全の分類**
> - ☑ 障害部位による分類：左心不全，右心不全，両心不全
> - ☑ 発症様式による分類：急性心不全，慢性心不全

3 心不全の病態

1. 心不全とうっ血性心不全

「心不全」と「うっ血性心不全」の違いについて確認しておきましょう．

「心不全」は何らかの原因で心臓のポンプ機能が低下し，全身に十分な血液を送ることができない状態全般を示す用語であるのに対し，「うっ血性心不全」は心臓のポンプ機能低下と心拍出量低下に加え，さまざまな臓器に血液の滞留（うっ血）が生じた状態を示します．急性うっ血性心不全と慢性うっ血性心不全に分けられますが，一般的に**慢性うっ血性心不全（急性増悪を含め）をうっ血性心不全と呼びます**．つまり「うっ血性心不全」とは，「心不全」という大きな枠のなかにある病態の一部を示すもので，それ以外の心不全（右心不全や急性左心不全など）は含まれません（図2）．

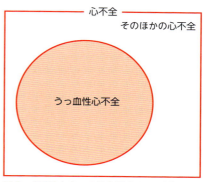

図2　心不全とうっ血性心不全との関係

慢性うっ血性心不全では，体内に過剰な水分やナトリウムが貯留し，肺循環系または体循環系に浮腫をきたします．一方，急性うっ血性心不全では，水分やナトリウムが一定以上貯留する前に肺うっ血が生じますが，必ずしも全身浮腫を伴うわけではありません．

2. 心不全の病態

● 左心不全の機序

本章では，うっ血性心不全の機序について解説します．

うっ血性心不全では，心不全の進行にあわせて，病態を4つの段階に分けて考えます．

① 心拡大
② 肺うっ血（肺血流の再分布）
③ 間質性肺水腫
④ 肺胞性肺水腫

以下，左心不全を例に心血管系の模式図（図3）とあわせて確認しましょう．

左室機能が低下すると，左心室から大動脈への血液拍出量が低下します．左心房から左心室へ流入する血液量はあまり変化しないため，左心室内の血液量が増加し，内腔の拡大や左室拡張末期圧上昇が生じます．その後，左房内腔の拡大と左房圧上昇→肺静脈圧の上昇による肺静脈の拡張が生じ（②），続いて血管内腔から間質に過剰な水分が漏出する間質性肺水腫（③）→肺胞内にも過剰な水分が貯留する肺胞性肺水腫（④）の状態となります．

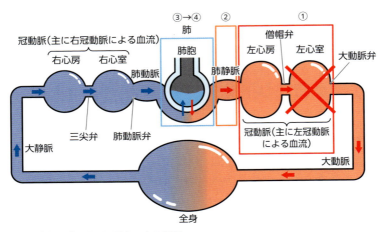

図3 左心不全における肺うっ血の機序
➡, →：血液の流れ

　この図を見ると，障害された箇所よりも順次手前に（正常血流方向とは逆方向に）障害が進展することがわかります．

3. 心不全の原因

❶ 左心不全の原因

　心不全の原因は多岐にわたります（**表1**）．

　このうち，虚血性心疾患，高血圧，弁膜症が多くを占めます．

　これまで心不全に関連し，うっ血性心不全，左心不全，心原性肺水腫といった用語が登場しましたが，これらの用語の関連性についてもう一度確認しましょう．

> うっ血性心不全は
> 　左心不全であり，
> 　かつ心原性肺水腫である．

　このように単純に考えると，今後心不全の理解が容易になるのではないでしょうか．なお，この逆は必ずしも当てはまりませんので，注意が必要です．

❷ 右心不全の原因

　右心不全は左心不全に併発し，両心不全となることが多いですが（左心不全→肺うっ血による肺高血圧症→右心負荷→右心不全），肺疾患（肺高血圧症，肺動脈血栓塞栓症）や右室梗塞などでは，右心不全単独で発症することもあります（**表2**）．

表1　左心不全の原因

心筋の異常による	血行動態の異常による	不整脈による
虚血性心疾患 ・虚血性心筋症	高血圧	・頻脈性 　心房細動，心室頻拍 ・徐脈性 　洞不全症候群，房室ブロック
心筋症 ・肥大型心筋症，拡張型心筋症，たこつぼ心筋症など	弁膜症，心臓の構造異常 ・先天性 　先天性弁膜症，心臓中隔欠損症， 　心室中隔欠損症 ・後天性 　大動脈弁，僧帽弁疾患など	
心毒性物質 ・習慣性物質：アルコール，コカインなど ・重金属：銅，鉄，コバルト ・薬剤：抗癌剤，抗不整脈薬，NSAIDsなど	心外膜などの異常 ・心タンポナーデ	
感染性 ・心筋炎	心内膜の異常	
浸潤性疾患 ・サルコイドーシス，アミロイドーシス，ヘモクロマトーシスなど	高拍出性心不全	
内分泌疾患 ・甲状腺機能亢進症，褐色細胞腫など	体液量増加 ・腎不全，輸液過剰	
代謝性疾患 ・糖尿病		
その他 ・先天性酵素異常，妊娠，免疫疾患，筋疾患		

表2　右心不全の主な原因

原因	疾患
左心不全に併発（最多）	多数（表1）
右室収縮の低下	右室梗塞，虚血，不整脈
右室容量負荷増大	三尖弁閉鎖不全症（狭窄症） 肺動脈弁閉鎖不全症 心房中隔欠損症
右室後負荷増大	原発性肺高血圧症 肺動脈塞栓症 右室流出路狭窄
右室拡張障害	心タンポナーデ 収縮性心膜炎
その他	先天性心疾患（Ebstein奇形，Fallot四徴症，両大血管右室起始症） 心筋障害（心筋症）

4. 心不全の症状

　左心不全と右心不全では，症状は大きく異なります．
　左心不全は主に肺うっ血による症状や心拍出量低下による症状が主体，右心不全は体静脈うっ血による症状が主体となります（表3）．

表3　心不全の主な症状

左心不全	右心不全
肺うっ血による症状 ・呼吸困難，咳・痰（ピンク泡沫状） ・起坐呼吸，喘鳴 **心拍出量低下による症状** ・血圧低下，頻脈，動悸 ・チアノーゼ，四肢冷感 ・意識レベル低下 ・全身倦怠感 など	・浮腫 ・胸水・腹水貯留 ・体重増加 ・頸静脈怒張 ・右季肋部痛 ・肝腫大 ・消化器症状（食欲不振，悪心・嘔吐） など

ここだけは Check！

- ☑ うっ血性心不全は心不全の一部
- ☑ うっ血性心不全は左心不全であり，心原性肺水腫であると考える
- ☑ 心不全の症状
  　左心不全：肺うっ血，心拍出量低下によるもの
  　右心不全：体静脈うっ血によるもの

―― Column ――

心不全パンデミックとは

　日本では近年高齢化が進み，2025年には65歳以上の人口が30.3％，75歳以上が13.0％に達することが見込まれており，世界でも類を見ない超高齢社会を迎えようとしています．
　心不全を含む心疾患の罹患者数は年々増加し，2022年時点では本邦での死因の第2位となっています．さらなる高齢者の増加に伴い，高齢の心不全患者さんが大幅に増加することが予測されており，これを「心不全パンデミック」と呼びます．
　心不全パンデミック状態になると，入院加療が必要な高齢の心不全患者さんで病院が溢れかえったり，莫大な医療費がかかったりして，社会的に大きな問題になることが予想されます．そのため，日常診療における心不全の適切な診断・治療のみならず，心不全の再発予防がますます重要になります．

4 心不全の画像診断

1. 心不全における胸部X線写真の目的

❶ 心不全の診断

フラミンガム基準（**表4**）でも示されていますが，病歴と身体所見をもとに，心電図検査，心臓超音波検査，胸部X線検査，血液検査（BNP，NT-pro BNP：心不全の診断に不可欠なマーカー）などのさまざまな検査を組みあわせ，総合的に判断します．

表4　フラミンガム基準

大項目	小項目
・発作性夜間呼吸困難 / 起坐呼吸 ・頸静脈怒張 ・肺ラ音 ・心拡大 ・急性肺水腫 ・拡張早期性ギャロップ（Ⅲ音） ・頸静脈圧上昇（16 cmH₂O 以上） ・循環時間延長（25秒以上） ・肝頸静脈逆流（hepatojugular reflux）	・下腿浮腫 ・夜間咳嗽 ・労作性呼吸困難 ・肝腫大 ・胸水貯留 ・肺活量減少（最大量の 1/3 以下） ・頻脈（120 回 / 分以上）

大項目2つか，大項目1つおよび小項目2つ以上で心不全と診断
＊赤字は，胸部X線写真で評価可能な項目

画像検査では，心臓超音波検査の果たす役割が非常に大きいですが，胸部X線写真では，心拡大，急性肺水腫，胸水貯留が評価可能です．

❷ 心不全診断以外の目的

・心不全の重症度診断（肺水腫の評価，間質性もしくは肺胞性肺水腫）
・心不全との鑑別を要する他疾患の鑑別（肺炎，腫瘍，大血管病変など）
・心不全の治療効果判定（経過観察）

があげられます．

2. うっ血性心不全の胸部X線所見

研修医から，「うっ血性心不全の胸部X線所見がなかなか理解できない」との声をよく聞きます．確かにうっ血性心不全を示す胸部X線所見は種類が多く，かつ教科書によって記載内容が異なり，病態と画像所見との関連性が整理されていないことが原因のようです．

うっ血性心不全における主な胸部X線写真所見は？と聞かれたら，以下の15の所見を提示します（**図4**）．

15も所見があると，これらをひとつひとつ覚えるのは大変ですよね．ですが，覚えるべきポイントはたった1つ，これらのX線所見は**すべてが「過剰な水分貯留」を反映している**ということです（「過剰な水分」には，広い意味で心血管内腔の血液も含みます）．つまり，既存

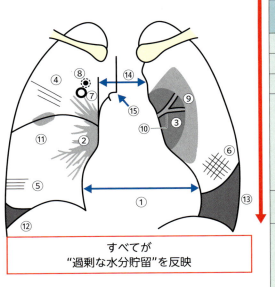

肺静脈圧 (mmHg)	主な病態	胸部X線所見
5〜10	正常	所見なし
10〜15	心拡大	① 心拡大
15〜20	肺うっ血	② 肺血管の再分布
20〜30	間質性肺水腫	③ すりガラス影 ④ Kerley's A line ⑤ Kerley's B line ⑥ Kerley's C line ⑦ peribronchial cuffing sign ⑧ perivascular cuffing sign (perihilar haze)
30以上	肺胞性肺水腫	⑨ 浸潤影（butterfly shadow） ⑩ Air bronchogram
	胸水貯留	⑪ Vanishing tumor/葉間胸水 ⑫ CP angle 鈍化 ⑬ 横隔膜挙上
	右心負荷	⑭ 上大静脈の拡大（VPWの拡大） ⑮ 奇静脈弓の拡大

すべてが"過剰な水分貯留"を反映

図4 うっ血性心不全の主な胸部X線所見

構造の正常像を理解したうえで，そこに水分が増えたらどのような病態が生じ，画像ではどのように反映されるのか？を考えながら学習することが理解への近道です．間違っても丸暗記はしないようにしましょう．

うっ血性心不全の病態では「肺静脈圧」がカギとなりますが，肺静脈圧と胸部X線所見，特に肺血管陰影との間には強い相関があることが知られています．

以下，肺静脈圧上昇とそれに伴う胸部X線所見の変化について解説します．

❶ 肺静脈圧 5〜10 mmHg：正常

うっ血性心不全を示す所見はみられません．

❷ 肺静脈圧 10〜20 mmHg：心拡大・肺うっ血

①心拡大，②肺血管の再分布（図5）

心拡大や肺うっ血がみられますが，この時点ではまだ心血管内に限局した所見です．

＊肺血管の再分布について

立位では重力の影響により下肺野の血流は上肺野の血流の1.5〜2.0倍程度であるため，下肺野優位では血管径が太く，数も多いのが正常です（caudalization）．

肺静脈圧が上昇（10〜15 mmHg程度）すると，下肺野を流れる血流の一部が上肺野に流れ，上肺野の血管が拡大するようになります．上肺野と下肺野の血管径・数が同程度となった状態を**均等化（equilization）**と呼びます．

さらに肺静脈圧が上昇（15〜20 mmHg程度）すると，下肺野がうっ血状態を呈します．肺うっ血により局所の低酸素血症状態となることで血管攣縮が生じ，肺血流は減少，さらに上肺野の血流が増加することで上肺野の血管陰影が増強し，太さや数が下肺野血管と逆転するよ

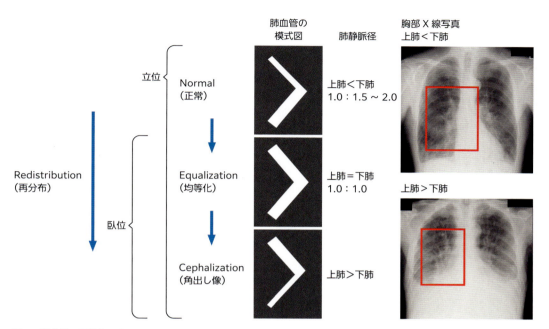

図5 肺血管の再分布と胸部X線写真

うになります．この状態が**角出し像**（cephalization）です．

このように，肺静脈圧上昇に伴い，肺血管影が正常→均等化→角出し像と変化する一連の過程を**肺血管の再分布**（redistribution）と呼びます．

肺血流再分布は重力に逆らう上肺野の血管拡張像であり，立位像で判定します．臥位撮影では頭尾方向における重力差が消失し，正常であっても"均等化"となり，肺血管再分布の評価は困難であるからです（総論第8章「撮影条件による画像の見え方の違い」参照）．このため，ポータブル撮影の際には可能な限り坐位で撮影しましょう．

＊心不全をくり返している症例では，もともと心拡大や肺血管の再分布が生じていることが少なくありません．その場合，発症前の画像と比較・検討することで所見の変化を確認しましょう．また，「角出し像」は上記のように上下肺血管径が逆転する所見ですが，典型的な所見がみられるとは限りません．上下肺血管の比にこだわりすぎず，上肺血管の拡大の有無やその程度に注目して読影しましょう．

❸ 肺静脈圧 20～30 mmHg：間質性肺水腫

さらに肺静脈圧が上昇すると，血管内腔から間質に過剰な水分が貯留するようになり，間質性肺水腫をきたします．基本的な病態は肺胞間質の浮腫や小葉間隔壁肥厚です．

③すりガラス影

図6 はうっ血性心不全の症例です．胸部X線では，両側肺門部から末梢に進展する肺野濃度上昇域を認めます（butterfly shadow：後述，図6A）．CTでは，すりガラス影を呈し，間質性肺水腫の病態と考えられます（図6B, C）．

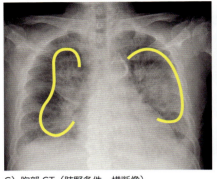
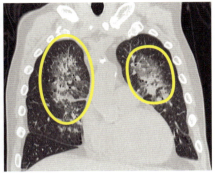
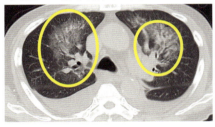

図6　うっ血性心不全の症例：間質性肺水腫
A) ▬：濃度上昇域，B，C) ◯：すりガラス影

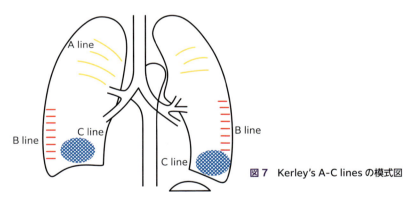

図7　Kerley's A-C lines の模式図

④〜⑥　Kerley's A-C lines（図7）

④ Kerley's A line：肺野のほぼ中央で，肺門部から斜め上方に放射状に走行する線状影で，長さは最大50〜100 mm程度，途中で分岐しないのが特徴です．

⑤ Kerley's B line：側胸壁の胸膜に接し，胸膜と直行する長さ約20〜30 mm，厚さ1 mm程度の線状影で，肋骨横隔（膜）角付近でよくみられます．小葉間隔壁肥厚による所見であり，小葉間隔壁と同じく幅10〜20 mm程度の間隔でみられます．Kerley's A-C lines 中で最も検出頻度が高い所見です．

⑥ Kerley's C line：主に下肺野，縦隔寄りにみられる網状影です．

いずれも小葉間隔壁の浮腫性肥厚を示す所見です．ひとつひとつは直線状の細い陰影ですが，分布や重なり，肥厚の程度によって，X線写真上網状影や線状影に見えることがあります．肺水腫以外にも，癌性リンパ管症などの間質浮腫，間質性肺炎のように間質の線維化による肥厚でもみられます．

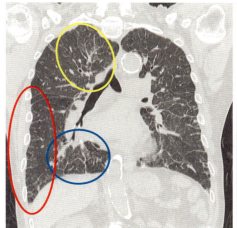
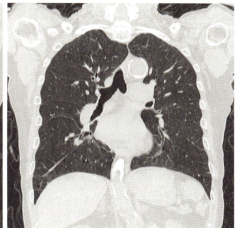
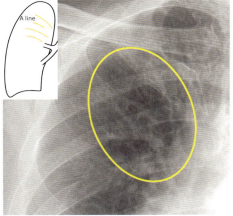
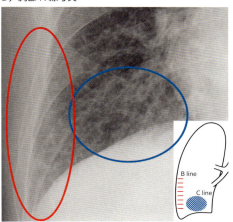

図8 Kerley's A-C lines 胸部X線，CT画像の比較
〇：Kerley's A line，〇：B line，〇：C line

現在，教科書や論文などを見ても，Kerley's B line 以外が使用される頻度は低いです．

Kerley's B line は肺野末梢，胸膜直下にあり，特に胸部X線正面像ではほかの肺野との重なりが少ないため比較的同定しやすいのに対し，Kerley's A と C line は中枢側で，気管支・血管や肺炎・無気肺などの肺野病変や胸水とも重なることが多く，純粋に小葉間隔壁肥厚だけが画像所見として現れにくいことが理由です．

図8はうっ血性心不全の症例です．CTでは，右肺野優位に，肺尖部〜肺底部にかけて広範な小葉間隔壁の肥厚が観察されます（図8A）．心不全治療が奏功し，病状の改善後に撮影したCT（図8B）と比較すると，これらの異常所見が明瞭です．

Kerley's A line は右肺門部から外側上方に広がる線状影（図8C 〇），B line は胸膜直下の短い線状影（図8D 〇），C line は右下葉縦隔側主体の網状影（図8D 〇）であり，胸部X線写真でも，それぞれ対応する所見が観察できます．

⑦ peribronchial cuffing sign, ⑧ perivascular cuffing sign

peribronchial cuffing signとは，間質性肺水腫により，気管支周囲に浮腫が生じ，胸部X線写真上気管支壁が肥厚する所見です（図9B）．cuffとは手首に近い袖口の折り返し部のことで，シャツを折ることで袖が厚くなる状態に例えたものです．

特にB3b（気管支），A3b（動脈）は，正面像でX線の入射方向に一致し（図9C），円形構造に見える（タンジェント像）ため，肥厚が判定しやすいです．

perivasular cuffing signは，vascular hazeやperibronchovascular hazeとも呼ばれ，血管周囲に間質性浮腫が生じ，血管周囲の空気が水に置換されることで周囲組織とのコントラストが低下し，X線写真上血管周囲がぼやける所見です（図9B，haze：ぼやける）．シルエットサインの応用ともいえます．

肺水腫発症前後で，胸部X線写真を比較しました．肺水腫発症前では，右B3bの肥厚なく，右A3bの輪郭は鮮明です（図9A）．肺水腫発症時には，右B3bが全周性に肥厚しています（peribronchial cuffing sign），右A3bは軽度拡大し，その輪郭は不鮮明です（perivascular cuffing sign，図9B）．

両者は同時にみられることが多いです．

peribronchial cuffing sign,
perivascular cuffing sign 陰性

A) 発症前の胸部X線写真

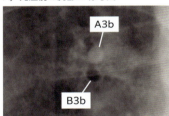

心不全発症前　いずれも陰性

peribronchial cuffing sign,
perivascular cuffing sign 陽性

B) 発症時の胸部X線写真

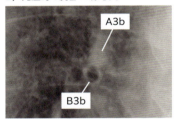

発症時　いずれも陽性

C)

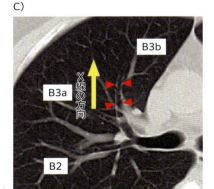

D)

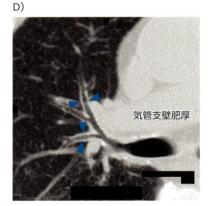

図9　peribronchial cuffing signとperivascular cuffing sign
▶：正常の厚み，▶：肥厚

注意すべき点は，前述の通り小葉間隔壁肥厚は，水分貯留だけではなく，腫瘍や肉芽腫の進展によっても生じることがあります．常に腫瘍の可能性がないか心にとどめておきましょう．

❹ 肺静脈圧 30 mmHg 以上：肺胞性肺水腫

⑨ 浸潤影

さらに肺静脈圧が上昇すると最終的に肺胞性肺水腫の病態を呈します．間質のみならず，肺胞内にまで過剰な水分が溜まった状態であり，画像上は浸潤影を呈します．

画像上白いほど水分貯留量が多いことを意味し，重症度が高いことを意味しますが，X線写真上は間質性か肺胞性肺水腫かの判断は困難なことが多いです．

> **butterfly shadow**
>
> 肺水腫による肺胞性（〜間質性）陰影が，両側性かつ中枢側（内層）優位に存在し，肺門部から末梢側にかけて進展する所見を butterfly shadow と呼びます．ちょうど，蝶が羽を広げている様子に似ていることから，このように名づけられました（図10A）．bat wing shadow と呼ばれることもあります．
>
> うっ血性心不全では，右側，上肺野優位に分布，外層（特に胸膜直下や横隔膜下領域）は保たれることが多く，肺炎や ARDS との鑑別に役立ちます．

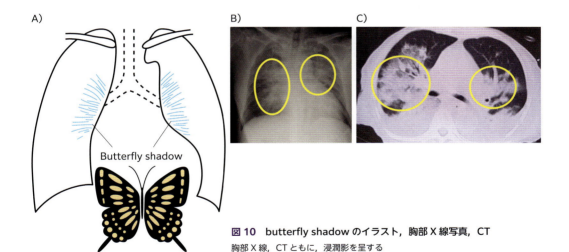

図10 butterfly shadow のイラスト，胸部X線写真，CT
胸部X線，CTともに，浸潤影を呈する

⑩ air bronchogram

浸潤影内部に気管支内の空気が残存した状態であれば，air bronchogram として観察できることがあります．肺炎などにおける air bronchogram と同様の機序で生じますが，実際にうっ血性心不全で air bronchogram を認める頻度はあまり高くありません．

❺ その他：⑪〜⑮

血管外に漏出した水分の一部が胸水として貯留することがあります（⑪〜⑬に相当）．胸水は心不全が進行した，特に肺胞性肺水腫の段階で出現することが多いです．

教科書には，⑭**上大静脈の拡大（VPW の拡大）**，⑮**奇静脈弓の拡大**も記載されていますが，右心負荷の状態（右心不全）になって出現することが多い所見です．これらの所見は体循環血液量との相関性が高いことが知られています．
　これらの病態をきたす肺静脈圧の数値は，教科書や文献によって若干異なるため学習しにくいという声をよく聞きますので，本書では急性・慢性心不全診療ガイドライン（2017 年改訂版）[1]）を元に分類しました．本ガイドラインでは肺静脈圧が 5 mmHg 単位に分類されているので，理解しやすいですね．
　図 11 は，同じうっ血性心不全における，胸部 X 線写真の経時的変化を示したものです．

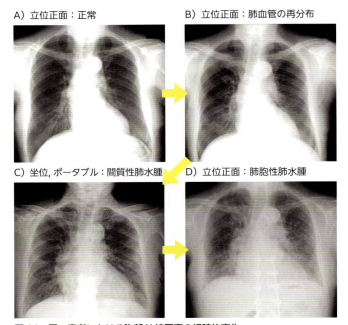

図 11　同一患者における胸部 X 線写真の経時的変化

　A は正常，**B** は肺血管の再分布，**C** は間質性肺水腫，**D** は肺胞性肺水腫時期における胸部 X 線写真です．**B** では両側上肺血管の拡大が出現，**C** から **D** にかけて増悪します．**C** では両上肺血管拡大のほか，Kerley's A-C lines もみられ，間質性肺水腫の状態であると判断されます．**D** では両側肺門部主体の浸潤影（butterfly shadow）が出現，肺胞性肺水腫の状態を示します．
　肺血管の再分布については，純粋に上肺血管の拡大だけでなく，小葉間隔壁肥厚や浸潤影～すりガラス影，胸水などとも重なること，また下肺血管の虚脱と上下肺血管径の逆転を伴うとは限らず，典型的な画像所見（厳密な意味での角出し像）を呈することは多くありません（実際には，上肺血管の拡大があれば「角出し像」と呼ぶことが多いです）．
　このためこれまで述べた所見ひとつひとつにこだわりすぎることなく，上肺血管の拡大や肺野濃度上昇の有無・程度を含めて，総合的に判断することが重要です．
　胸部 X 線検査は，簡便，低侵襲，再現性が大であるなど多数ありますが，一番のメリットはなんといっても 1 枚の画像で，心拡大や肺うっ血などの全体像が一目で把握できることです．

これはほかの検査にはない大きなメリットといえます．

ICU や CCU などでは，Swan-Ganz カテーテルを用いて肺動脈楔入圧や心係数を計測することができますが，侵襲的な手技であり，ルーチンに行うことは困難です．一方で，胸部 X 線写真は低侵襲的な検査でありながら画像で肺静脈圧の大まかな推定や肺水腫の評価が可能であり，救急外来などでもくり返し行えるなど，非常に有用性が高い検査です．

本章で解説した事項は，うっ血性心不全の画像所見です．急性心不全（特に早期の段階）や非心原性肺水腫では，胸部 X 線写真上，心拡大や肺血管の異常が明らかでないこともあります．

> **ここだけは Check!**
> - ☑ 心不全における胸部 X 線写真撮影の目的は 4 つ
>   存在診断，重症度診断，他疾患との鑑別，治療効果判定（経過観察）
> - ☑ うっ血性心不全における主な胸部 X 線所見は 15 個：いずれも「過剰な水分を反映」した所見
> - ☑ うっ血性心不全では，肺静脈圧と胸部 X 線所見に相関あり

―― column ――

心原性肺水腫で胸膜直下や横隔膜下が保たれる理由

3 つの特徴に由来すると言われています．

1. リンパ路の発達

正常肺のリンパ路は，肺内と胸膜のリンパ管から肺門部に流れています（図 12）．

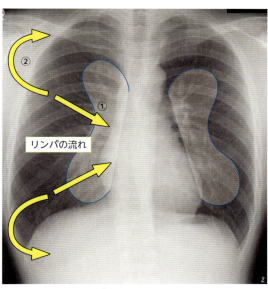

図 12　正常肺のリンパ路

① 肺内のリンパ管（小葉間結合組織内にリンパ管網を形成：求心性）から血管や気管支に沿って肺門に至る

② 胸膜のリンパ管（臓側胸膜の表面にリンパ管網を形成：遠心性）から，胸膜面に沿って肺門に至る

外層では2つのリンパ路（①，②）を有しているため，内層（①だけ）よりも過剰な水分が除去されやすくなります．

交通渋滞を例に考えてみましょう．中枢側（肺門側）では車が混んでいても，末梢側（胸膜側）にいれば，迂回路を経由して（肺門部側の渋滞を避けて）肺門部に戻ることができるようなイメージです．

2. 筋肉の動きによるポンプ作用

リンパ管は筋肉の収縮，弛緩によって生じる圧力，呼吸によって生じる胸のなかの圧力の変化，などにより流れます．胸膜直下や横隔膜直下は，筋肉や横隔膜の運動が大きいため，水分の washout が亢進します．

3. 肺門部では血管が太い

太い血管ほど漏出する水分量が多くなります．

心不全で胸水貯留が右側に多い理由

一般的に，心不全における胸水は右側で多いことは，皆さん経験していることでしょう．現時点ではエビデンスといえるほどの確証はありませんが，

・右肺の方が左肺よりも肺容積が大きく，血液の灌流量が多い

・リンパ管は左側の方が太い

ことが知られており，左右における血液供給量およびリンパ灌流の差によって，右側で胸水が多く溜まりやすいと考えられています．

5 症例提示

代表的な症例を提示します．

1. うっ血性心不全

症例 1 70 歳代，男性

高血圧にて加療中．呼吸苦の増強あり，救急搬送．胸部 X 線写真を撮影（図 13A，B）．
既往歴：左胸膜炎，慢性膿胸，心不全

A）発症 1 カ月前：胸部 X 線写真（立位正面）

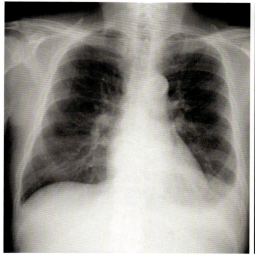

B）発症時：胸部 X 線写真（坐位，ポータブル）

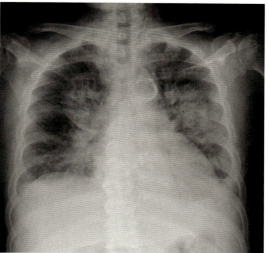

C）発症時：胸部単純 CT（肺野条件，横断像）

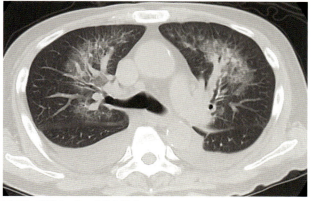

図 13 症例 1：うっ血性心不全

発症1カ月前の胸部X線写真では，軽度心拡大，左CP angle 鈍化（慢性炎症後変化）がみられますが，肺野には新たな異常陰影はみられません（図13A）．

　発症時の胸部X線写真では，心拡大（CTR＝60％），特に左第3，4弓の突出が進行しています（図13B）．また，肺血管再分布や両側肺門部優位の透過性低下（butterfly shadow）がみられます．

　CTでも，心拡大のほか，両側肺門部優位のすりガラス影〜浸潤影，両側胸水貯留（右＞左）を認めます（図13C）．心エコー検査などとあわせ，高血圧性左心不全による（肺胞性）肺水腫（慢性心不全の急性増悪）と診断しました．

　このように典型的な左心不全では，肺循環のうっ血→肺水腫を反映し，肺が白くなる所見がみられることが，右心不全との鑑別になります．

2. 急性左心不全

症例2　60歳代，男性

既往歴　冠動脈バイパス術後．急性発症の激しい胸痛，呼吸苦を訴え，救急搬送．胸部X線写真を撮影（図14）．

　入院時の胸部X線写真では，冠動脈バイパス術後の変化（胸骨ワイヤー），軽度心拡大を認めますが，肺野病変や胸水貯留を疑う所見は明らかでありません（図14A）．心電図，採血，心エコー検査により急性心筋梗塞による急性左心不全が疑われ，緊急カテーテル治療が行われ

A）搬送時：胸部X線写真（坐位，ポータブル）　　　B）翌日：胸部X線写真（坐位，ポータブル）

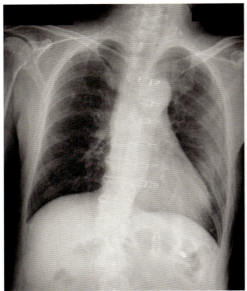
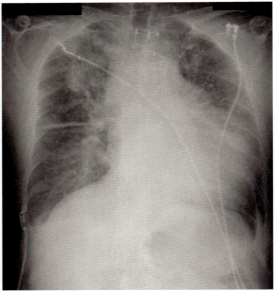

図14　症例2：急性左心不全

ました（左冠動脈前下行枝の閉塞）．

翌日呼吸状態の悪化があり，胸部X線写真では心拡大の進行（CTR = 68％），肺野のびまん性透過性低下，右葉間胸水がみられ，心原性肺水腫併発と診断しました（図14B）．

急性心不全の場合，搬送当初は胸部X線写真でのうっ血所見がみられないこともあります．

3. 右心不全

症例3 60歳代，女性

高血圧，慢性心房細動で通院中．呼吸苦の増悪あり，救急搬送．胸部X線写真を撮影（図15）

胸部X線写真（図15）で軽度心拡大（CTR = 60％），右第2弓，左第4弓の軽度突出を認めます．

心エコーとあわせ，心房細動による右心不全と診断しました．

胸部X線写真上，肺うっ血を示す肺野の透過性低下域や胸水貯留はみられません．

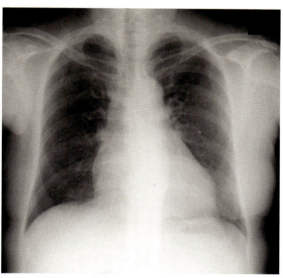

図15　症例3：右心不全

- 左心不全→肺水腫により肺が「白くなる」：肺循環のうっ血が主体
- 右心不全→肺水腫は生じず「白くならない」：体循環のうっ血が主体
- 急性左心不全は，初期には肺うっ血所見が目立たないこともある

■ 文献

1) 日本循環器学会：日本心不全学会合同ガイドライン 急性・慢性心不全ガイドライン（2017年改訂版），2018
http://www.j-circ.or.jp/cms/wp-content/uploads/2017/06/JCS2017_tsutsui_h.pdf（2024年9月閲覧）
2) 厚生労働省：第4回心血管疾患に係るワーキンググループ．資料2 心血管疾患の医療提供体制のイメージ，2017
https://www.mhlw.go.jp/file/05-Shingikai-10901000-Kenkoukyoku-Soumuka/0000165484.pdf（2024年9月閲覧）

各論

第 9 章 心大血管病変の見方① 大血管

　胸部 X 線写真の最大の特徴は，1 枚の写真で簡便に胸部全体の情報が得られることです．このため，心大血管疾患が疑われる場合，胸部 X 線写真がスクリーニング検査として行われます．胸部 X 線写真の主な評価項目は下記の通りです．

- ・心臓の大きさや形態
- ・大血管の径や走行，石灰化の有無
- ・肺野病変（肺うっ血，肺炎，腫瘍など）の有無
- ・胸水貯留の有無
- ・気管や気管支の狭窄，偏位の有無
- ・気胸の有無　など

　実際のところ，胸部 X 線写真が診断に寄与するかどうかは，疾患によりかなり異なるので，まずは診断における有用性ごとに分類してみました（**表 1**）．この表からわかるように，胸部 X 線写真では主に心大血管系の形態異常や，肺炎などの診断に有用です．

　本章で取り扱う「大血管」とは，大動脈およびそれより分岐する動脈を示します．このうち大動脈は心臓から直接分岐する最大の血管で，血液循環のまさに「大動脈」といえる構造です．大動脈疾患には多数ありますが，本章では主に胸部 X 線写真で診断する機会の多い**胸部大動脈瘤**と**大動脈解離**について解説します．

表 1　胸部 X 線が診断に有用な疾患・病態の分類

診断に有用な疾患	・心不全 ・胸水貯留 ・心嚢液貯留（心タンポナーデ） ・収縮性心内膜炎（石灰化を伴う病変） ・肺高血圧症 ・特徴的な形態を呈する心疾患 　（Ebstein 奇形，Fallot 四徴症，肺動脈狭窄症，総肺静脈還流異常症など）
診断に有用な場合がある疾患	・急性大動脈解離 ・胸部大動脈瘤 ・大動脈炎症候群
診断にあまり有用ではない疾患	・冠動脈疾患（急性心筋梗塞など） 　＊急性心筋梗塞により生じた肺水腫・うっ血，胸水貯留などの評価には有用 ・不整脈 ・心筋症（肥大型心筋症），心筋炎

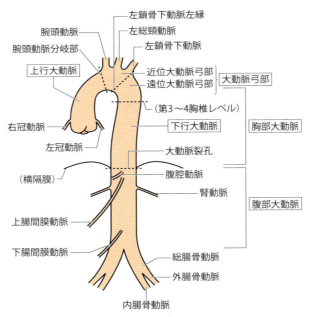

図1 大動脈の区分

まず解剖学的な基礎となる，大動脈の区分について整理しましょう（図1）．

大動脈の区分
　上行大動脈：上行大動脈基部〜腕頭動脈分岐部
　大動脈弓部：腕頭動脈分岐部〜左鎖骨下動脈左縁（近位）
　　　　　　　左鎖骨下動脈左縁〜第3〜4胸椎レベル（遠位）
　下行大動脈：第3〜4胸椎レベル〜横隔膜
　腹部大動脈：横隔膜以下〜大動脈分岐部まで

1 動脈硬化

胸部X線写真上，動脈硬化性変化を示す画像所見として，動脈の蛇行，壁の石灰化があげられます．

1. 動脈の蛇行

まず，正常胸部X線写真で見ることができる動脈を確認しましょう．
通常同定できるのは図2 ━（左鎖骨下動脈，大動脈弓部〜下行大動脈の外側縁）だけです．腕頭動脈や上行大動脈は，上大静脈より内側に位置するため，正常では見えません．

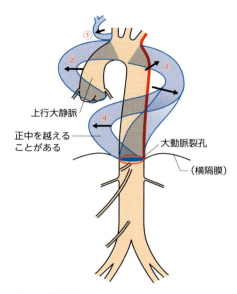

図2 動脈硬化による蛇行のイメージ

動脈硬化の血管蛇行を示す胸部X線所見は，動脈の外側への突出です（図2 ■）．

① 腕頭動脈：右側に突出（上縦隔右側の軟部陰影）
② 上行大動脈：右側に突出（右第1号の突出）
　これらは，上大静脈の線を越えて外側方向に突出してはじめて検出可能
③ 大動脈弓部：左側に突出（左第1号の突出）
④ 下行大動脈：大動脈右縁が外側へ突出

下行大動脈で蛇行が非常に強い場合，正中を越えて右側を走行することがあります．

どれほど蛇行が強くても，下行大動脈が横隔膜を貫く部位（大動脈裂孔）は変化しないので，**下行大動脈が大動脈裂孔を通過しない場合には，動脈瘤（動脈解離含め）や下行大動脈周囲の病変（腫瘍，肺炎など）を疑います．**

症例1　80歳代，女性

CABG（coronary artery bypass grafting：冠動脈バイパス術）の既往あり．腹部大動脈瘤の経過観察目的に，胸部X線と造影CTを施行した（図3）

胸部X線写真で右側の上縦隔拡大を認めますが（図3A ➡），造影CTでは動脈蛇行による見かけ上の上縦隔拡大であり（図3B ➡），大動脈瘤の拡大ではないと判断されます．

A) 胸部X線写真　　　　　　　　　　　B) 造影CTA

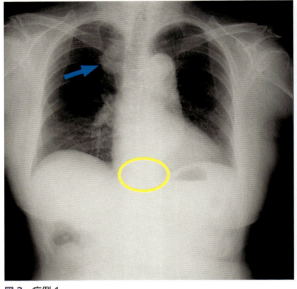
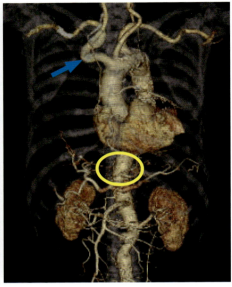

図3　症例1
A) ➡：右側の上縦隔拡大を疑う所見，B) ➡：動脈蛇行による見かけ上の上縦隔拡大，A，B) 〇：大動脈裂孔

　また下行大動脈は蛇行が強く，外側方向に膨隆しています．ただし横隔膜レベルでは大動脈裂孔に入ることから（図3 〇），動脈硬化による蛇行と考えられます．
　次の症例はどうでしょうか？

症例2　60歳代，男性

肺がん検診の胸部X線写真で縦隔異常陰影を指摘され，胸部単純CTを施行した（図4）

　症例1と同じように，胸部X線写真では右側の上縦隔拡大を認めます（図4A ➡）．また心右縁に突出する陰影を認めますが（図4A ➡），その走行を追うと大動脈裂孔に入ります（図4A 〇）．
　胸部単純CTでは，右大動脈弓の蛇行がみられ（図4B ➡），心臓レベルでは下行大動脈が椎体の右側を走行していることがわかります（図4B ➡）．縦隔腫瘍や動脈瘤の所見はありません．
　右大動脈弓は比較的頻度の高い先天異常で，気管や食道が圧排されることによる呼吸困難や嚥下障害などの症状を訴えて受診することがありますので，ぜひ頭に入れておきましょう．

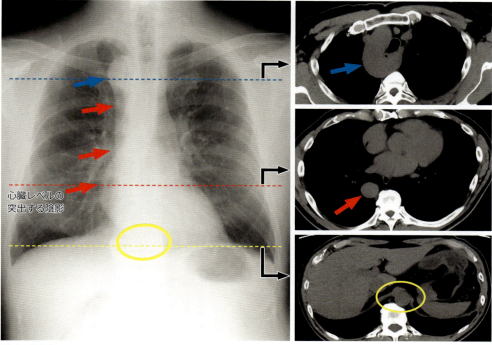

図4 症例2
A) ➡：右側の上縦隔拡大あり，➡：下行大動脈の右外側線，◯：大動脈裂孔，B) ➡：右大動脈弓の蛇行，➡：下行大動脈，◯：下行大動脈は椎体の右側を走行するが，横隔膜レベルでは大動脈裂孔を通る

> **参照　Kommerell 憩室（図5）**
>
> Kommerell（コンメル）憩室とは，左鎖骨下動脈起始部に生じた瘤状拡張です．
>
> 胸部X線上，左第1弓の突出として観察されます．
>
> 発生学的に胎生期の背側動脈の遺残と考えられており，右側大動脈弓や右鎖骨下動脈起始異常に合併しやすく，食道や気管を囲んで血管輪を形成したり，拡大し破裂することがあると報告されています．
>
> 通常は無症状ですが，嚥下障害や呼吸困難の原因になることもあります．

A) 胸部X線写真（臥位, ポータブル）　　B) 大動脈造影

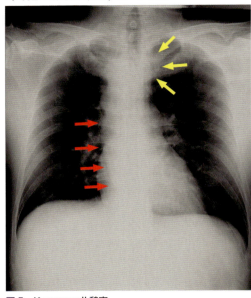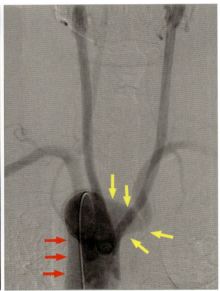

図5　Kommerell 憩室
➡：下行大動脈, ⇨：Kommerell 憩室

2. 壁の石灰化

　大動脈壁の石灰化は，中膜にカルシウムなどが沈着し，柔軟性や弾力性が低下して硬くなった状態であり，動脈硬化性変化として特に高齢男性でよくみられる所見です．

　しかし，大動脈壁の石灰化が高度である場合（特に若年者，女性）には，大動脈炎症候群をはじめとする慢性炎症による石灰化も考慮しましょう．参考として，病的石灰化の症例を提示します．

症例3　50歳代，女性

十数年来，左上肢や右下肢の冷感としびれ，脈拍が微弱であることを自覚．症状悪化のため受診．胸部X線写真を撮影した（図6）

　胸部X線写真で大動脈の蛇行と拡張，びまん性・高度の石灰化を認めます（図6A ➡, ---, B ▶）．石灰化の評価は特に側面像が有用です．本症例においても，側面像で認められるびまん性・高度の石灰化は動脈硬化の危険因子が少ない50歳代の女性としては非典型的であり，病的石灰化と判断します．左上肢や右下肢の冷感としびれ，脈拍が微弱であることからも，精査目的で同日に大動脈造影CTを施行しました（図7）．

　大動脈にびまん性かつ全周性の高度石灰化を認めます（図7B, C）．造影CTでは，左鎖骨

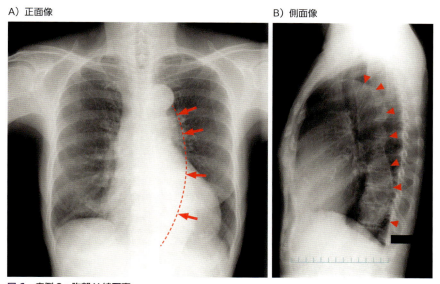

図6 症例3：胸部X線写真
A）➡, ---：大動脈の蛇行と拡張，B）▶：高度石灰化

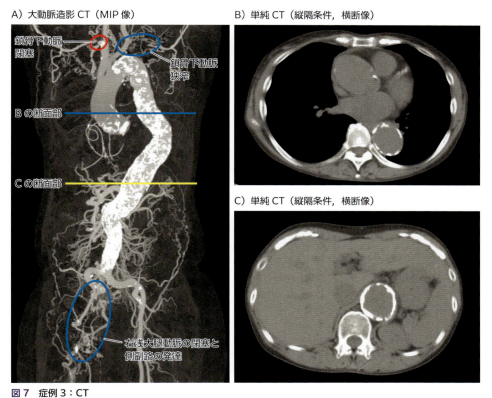

図7 症例3：CT
A）白い部分が石灰化，B，C）下行～腹部大動脈の軽度紡錘状拡大と全周性の高度石灰化を認める

下動脈および右浅大腿動脈の閉塞，側副血行路の発達がみられ，そのほかにも右鎖骨下動脈などに狭窄が多発します（**図7A**）．

その後の精査により，大動脈炎症候群の確定診断となりました．

- 動脈硬化性変化として，X線写真では動脈の蛇行，壁の石灰化がみられる
- 動脈壁の石灰化は，加齢変化としてよくみられる所見であるが，高度石灰化（特に若年者，女性）については炎症性疾患の可能性を考える

2 胸部大動脈瘤

1. 大動脈瘤とは

大動脈が拡大した病態を示しますが，動脈瘤は形態により，**紡錘状動脈瘤**と**嚢状動脈瘤**に分けられます．

❶ 大動脈瘤の形態

1）紡錘状動脈瘤

大動脈壁が全周性に拡張し，正常径の1.5倍を超える場合に紡錘状動脈瘤（fusiform aneurysm，**図8A**）と定義します．胸部大動脈の正常径は30 mm（腹部大動脈の正常径は20 mm）であるため，径45 mm以上（腹部大動脈では30 mm以上）に拡大した場合に紡錘状動脈瘤と診断します．通常，最大短径50～60 mmを超えると破裂の危険性が高いため，手術を検討します．

2）嚢状動脈瘤

一方で，大動脈壁の片側だけがこぶ状に突出した場合は，大きさに関係なく嚢状動脈瘤（saccular aneurysm，**図8B**）と呼びます．紡錘状動脈瘤と比較すると，相対的に破裂の危険性が高い病変です．

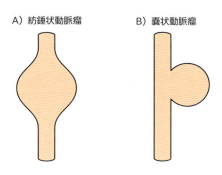

図8 動脈瘤の形態による分類

＊瘤径の計測

　動脈瘤径の計測は，治療方針（特に手術適応）の決定に非常に重要であり，正確性と客観性が求められるため，原則的に CT で評価をします．

　一般的には，CT 横断像における動脈瘤部分の最大短径を瘤径とします．客観性の高い評価法ですが，屈曲・蛇行した動脈瘤では過大もしくは過小評価となる可能性があります．

　最も正確な評価法は center line 法（3 次元的な CT 再構成画像を用いて，大動脈の中心線に直交する垂直断面像で計測する方法）で，屈曲・蛇行した動脈瘤の計測で特に有用です．

❷ 大動脈瘤の部位（上行，弓部，下行）
1）胸部大動脈瘤：胸部のみ
2）胸腹部大動脈瘤：胸部と腹部に連続する病変
3）腹部大動脈瘤：腹部のみ

❸ 血管壁の状態
1）真性大動脈瘤
2）解離性大動脈瘤
3）仮性大動脈瘤

❹ 大動脈瘤の原因
1）動脈硬化症大動脈瘤
2）感染性大動脈瘤
3）外傷性大動脈瘤
4）炎症性大動脈瘤
5）その他

2. 胸部大動脈瘤の診断

　胸部 X 線所見としては，縦隔陰影の拡大や大動脈弓の突出があげられますが，非特異的な所見です．一般的に胸部 X 線検査の感度・特異度は低いため，確定診断は CT で行われます．ただし過去の胸部 X 線写真と比較可能であれば，これらを丹念に比較検討することで，動脈径の増大傾向から動脈瘤を推定できる場合があります．

胸部 X 線写真で大動脈瘤を疑う所見

・縦隔陰影の拡大

・上行大動脈瘤：右第 1 弓の突出

・大動脈弓部瘤：左第 1 弓の突出

・下行大動脈瘤：下行大動脈と連結する円形〜紡錘状の陰影

3. 症例提示

以下，典型的な症例を提示します．

症例 4　80 歳代，男性

胸部大動脈の紡錘状動脈瘤で通院中．経過観察目的に胸部 X 線，単純 CT を施行した（図9）

胸部 X 線写真では，縦隔陰影の拡大を認めます（図 9A ⇨）．下行大動脈の「線」（図 9 ―）が左外側に膨隆しており，下行大動脈瘤を疑う所見です．ただし X 線写真だけでは動脈瘤のほか，動脈硬化による蛇行や縦隔腫瘍も考慮される所見です．肺門部血管が同定できる（hilum overlay sign 陽性，**各論第 11 章「肺門部病変の見方」**参照）ことから，前縦隔もしくは後縦隔病変（下行大動脈瘤）の可能性が考えられます．

胸部 CT 横断像では，下行大動脈の紡錘状瘤を認めます．瘤径（最大短径）は 56 mm と計測されました（図 9B ⇔）．

A) 胸部 X 線写真

B) 胸部単純 CT（縦隔条件，横断像）

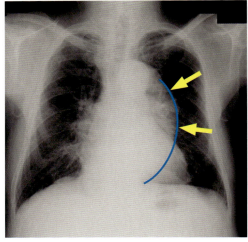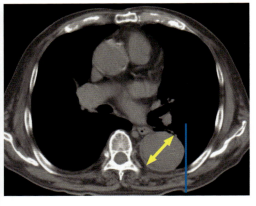

図 9　症例 4
A) ⇨：縦隔陰影の拡大，―：下行大動脈の「線」，B) ⇔：下行大動脈の紡錘状瘤，―：A で下行大動脈の「線」としてみられる部位

症例5　60歳代，女性

Stanford A 型の急性大動脈解離で，上行大動脈弓部の人工血管置換術後．経過観察目的に，胸部 X 線，造影 CT，大動脈 CTA を施行した（図 10）

胸部 X 線写真では，左第 1 弓の突出を認めます（図 10A ⇨）．特に側面像で動脈径の拡大が明瞭です（図 10B）．

大動脈 CTA では，大動脈弓部で外側方向に膨隆する囊状動脈瘤を認めます（図 10C ⇨）．瘤径（最大短径）は 42 mm（図 10D ⇔）ですが，破裂の危険性が高い病変と考えられます．

A）胸部 X 線写真（正面像）　　B）胸部 X 線写真（側面像）　　C）大動脈 CTA

D）胸部造影 CT
（縦隔条件，横断像）

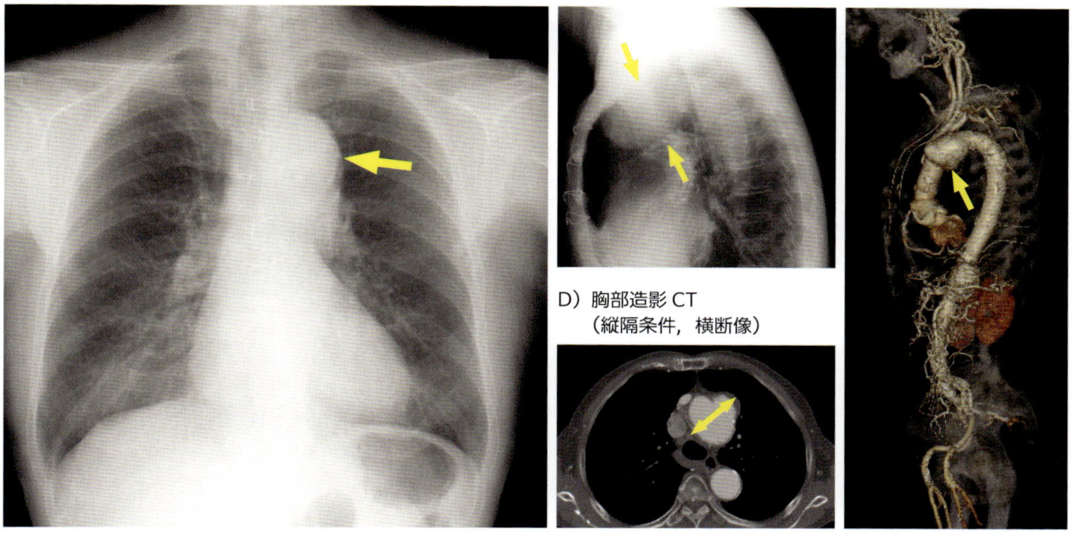

図 10　症例 5
A）⇨：左第 1 弓の突出，B，C）⇨：大動脈弓部で外側方向に膨隆する囊状動脈瘤，D）⇔：瘤径（最大短径）は 42 mm

症例6　80歳代，男性

高血圧，心房細動にて通院中．経過観察目的に，胸部 X 線，胸部単純 CT を施行した（図 11）

受診時の胸部 X 線写真では，左第 1 弓の正常な「線」の内側にもう 1 つの線状影が見えます（図 11A 上---）．この線状影は 1 年前の胸部 X 線でも確認できます（図 11B 上---）．下行大動脈とのシルエットサインは陰性です．

A）受診時　　　　　　　　　　　B）1 年前

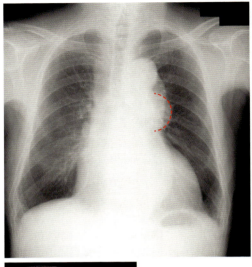
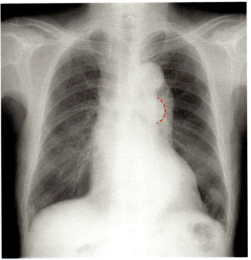
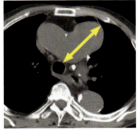
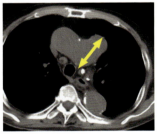

図 11　症例 6：胸部 X 線写真と胸部単純 CT（縦隔条件, 横断像）
A, B 上）----：弓部瘤, A, B 下）⇔：大動脈遠位弓部の外側方向に突出する囊状動脈瘤

　CT 画像では大動脈遠位弓部に, 外側方向に突出する囊状動脈瘤がみられ（**図 11A, B 下**⇔），1 年間の経過で著明に増大していることがわかります（最大短径は 55 mm → 80 mm）．
　このように囊状動脈瘤は, 短期間で増大する危険性があることに留意しましょう．

- ☑ 動脈瘤は形態により紡錘状動脈瘤と囊状動脈瘤に分類される
- ☑ 紡錘状動脈瘤の定義：正常径の 1.5 倍以上（胸部では最大短径 45 mm 以上）
- ☑ 動脈瘤径の計測は CT で行う：最大短径を瘤径とする
- ☑ 破裂の危険性：囊状動脈瘤＞紡錘状動脈瘤

3 大動脈解離

1. 大動脈解離とは

大動脈解離とは，『大動脈壁が中膜レベル（大動脈壁は，外側から「外膜」「中膜」「内膜」と呼ばれる3層構造を呈する）で2層に剥離し，大動脈の走行に沿ってある長さをもち2腔となった状態』と定義され，もともとは大動脈の壁であった部分に血液が流れ込むことにより大動脈内に2つの血液の通り道ができる状態です．

主な症状は，突然発症の胸背部の激痛です．血管が裂けることで血管の壁が薄くなるため破裂しやすく，特に上行大動脈に解離が及ぶA型解離では，1時間に1%ずつ死亡率が上昇するといわれています．かなり緊急性の高い生命予後不良の疾患であり，早急な診断が求められます．

もともとの血流腔（**真腔**）と解離により生じた血流腔（**偽腔**），真腔と偽腔との間に存在する隔壁（裂けた血管壁：intimal flap）から構成され，真腔から偽腔へ血流が流入する内膜破綻部位（intimal tearもしくはtear）を**エントリー（entry）**，偽腔から真腔に再度流入する内膜破綻部位があればそれを**リエントリー（re-entry）**と呼びます（図12）．

大動脈解離により偽腔部分に血液が流入し，内圧が上昇すると，血管が外側方向に拡大して動脈瘤を形成します．さらに偽腔が外膜を超えて進展すると，胸腔内や後腹膜腔に破裂します．

一方で，偽腔が内側方向に進展すると，大動脈から分岐する重要な血管（頸部，冠動脈，腹部主要分枝，下肢動脈）を閉塞・狭窄させ，虚血症状を呈する場合もあります．このように大動脈解離の合併症としては，大きく**破裂（rupture）**と**分枝灌流障害（malperfusion）**の2つの病態が考えられます．そのほか，**心嚢血腫による心タンポナーデ，大動脈弁閉鎖不全症**などの合併症も重要です．

解離があっても大動脈径の拡大がみられない場合は「大動脈解離」であり，「解離性大動脈瘤」ではありません．「解離性大動脈瘤」は大動脈解離があり，かつ大動脈径の拡大が生じた場合

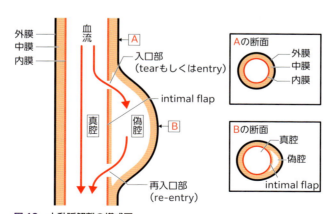

図12　大動脈解離の模式図
内膜を破り，中膜を2つの層に裂いてしまう

にのみ使用されることに注意が必要です.

2. 大動脈解離の分類

主に解離の範囲，偽腔の血流状態，発症からの時期により分類されます.

❶ 解離の範囲による分類（表2）

Stanford 分類

A 型：上行大動脈に解離があるもの

B 型：上行大動脈に解離がないもの

DeBakey 分類

Ⅰ型：上行大動脈に tear があり，弓部大動脈より末梢に解離が及ぶもの

Ⅱ型：上行大動脈に解離が限局するもの

Ⅲ型：下行大動脈に tear があるもの

Ⅲa型：腹部大動脈に解離が及ばないもの

Ⅲb型：腹部大動脈に解離が及ぶもの

Stanford A 型解離は，冠動脈閉塞，心囊血腫による心タンポナーデ，大動脈弁閉鎖不全症などの重篤な合併症を生じることがあり，きわめて予後不良です.発症時に致死率が1時間あたり1～2%上昇，また外科手術やTEVAR（thoracic endovascular aortic repair：胸部大動脈ステントグラフト治療）などの侵襲的治療を行わなければ48時間以内の致死率が約50%とされています[1].そのため通常，緊急手術の適応を検討します（上行置換術，上行弓部置換術やオープンステントグラフト留置術）.

一方でStanford B 型解離では，一般的に保存的治療が選択されます.ただし近年ステントグラフト留置術などの手術的治療を行うこともあります.

表2　**大動脈解離の範囲による分類**

Stanford A 型		Stanford B 型	
DeBakey Ⅰ型	DeBakey Ⅱ型	DeBakey Ⅲa型	DeBakey Ⅲb型

❷ 偽腔の血流状態による分類（図 13）

偽腔閉塞型（図 13a, b）
　三日月状の偽腔を有し，tear〔ULP（ulcer like projection：潰瘍様突出像）を含む〕および偽腔内血流を認めない大動脈解離．

ULP 型（図 13c）
　偽腔の大部分に血流を認めないが，tear 近傍に限局した ULP を認める大動脈解離．ULP とは，主に造影 CT で「閉塞した偽腔における頭尾方向の広がりが 15 mm 未満の造影域」と定義され，血栓閉鎖した偽腔の再開通や動脈径や解離腔拡大，破裂の危険因子と考えられる．偽腔内の造影効果域の範囲が上下方向に 15 mm 以上である場合には，ULP 型ではなく偽腔開存型に分類される．

偽腔開存型（図 13d, e, f）
　偽腔に血流が存在する大動脈解離．部分的に血栓が存在する場合や，大部分の偽腔が血栓化していても ULP から長軸方向に広がる偽腔内血流を認める場合も偽腔開存型に含める．

❸ 発症時期による分類

急性期
　発症後 2 週間以内（このなかで発症 48 時間以内を超急性期とする）

亜急性期
　発症後 2 週間を超えて 3 ヵ月以内

慢性期
　発症後 3 ヵ月を超えるもの

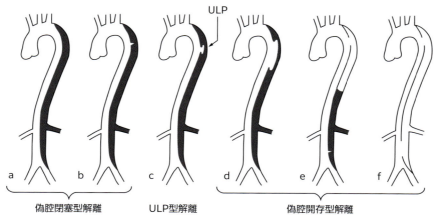

図 13　偽腔の状態による大動脈解離の分類

日本循環器学会 / 日本心臓血管外科学会 / 日本胸部外科学会 / 日本血管外科学会.
2020 年改訂版 大動脈瘤・大動脈解離診療ガイドラインより転載.
〔https://www.j-circ.or.jp/cms/wp-content/uploads/2020/07/JCS2020_Ogino.pdf〕（2024 年 9 月閲覧）

3. 大動脈解離の画像診断

❶ 造影 CT

大動脈解離における診断のゴールドスタンダードは造影 CT です．X 線写真を勉強する前に，

- ・真腔
- ・偽腔 – 造影効果あり：偽腔開存型
  　　　– 造影効果なし：偽腔閉塞型
- ・intimal flap　・ULP – ULP 型　・内膜石灰化の内側偏位　・動脈径の拡大

について確認します．

基本的には p.305 で示した図 12 のように，CT 所見を理解しましょう（図 14）．

A）偽腔閉塞型（単純 CT）　B）偽腔閉塞型（造影 CT）　C）偽腔開存型（単純 CT）　D）偽腔開存型（造影 CT）

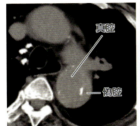
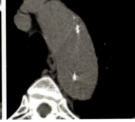
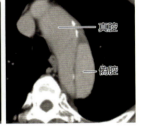

E）ULP 型（単純 CT）　F）ULP 型（造影 CT）　G）ULP 型〔造影 CT 動脈 3D（MIP）〕

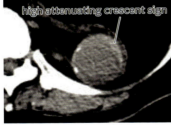
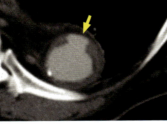
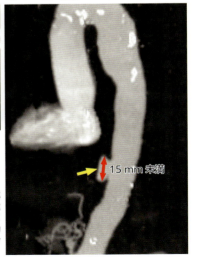

図 14　大動脈解離の CT（縦隔条件，横断像）と MIP 像

⇒：ULP
A，B）偽腔閉塞型解離の所見．下行大動脈に内膜石灰化の内側偏位がみられる．偽腔部分は単純 CT で淡い高吸収域となり，造影効果はない．C，D）偽腔開存型解離の所見．遠位弓部～下行大動脈に解離（内膜石灰化の偏位と intimal flap）がみられる．偽腔部分に造影効果がある．E〜G）ULP 型解離の所見．偽腔の大部分が閉塞しているが，下行大動脈に長径 15 mm 未満の小さな造影効果域がみられる．※ MIP（maximum intensity projection：最大値投影画像）：CT の 3D 画像表示の 1 つ

- ・内膜石灰化の内側偏位：一般的に石灰化は内膜に形成されるため，中膜部分の解離が拡大すると，内膜ごと内側に圧迫されます．このため，石灰化の内側偏位が生じるのです

❷ 胸部 X 線写真

胸部 X 線写真では，胸部大動脈解離を疑う 3 つの所見が知られています．

① カルシウムサイン（図 15）
　大動脈弓部における石灰化が，左第 1 弓より内側に偏位する（大動脈壁外側縁と内膜石灰化との距離が 6 mm 以上：教科書や論文により，5 ～ 10 mm と幅がある）
② 上縦隔径の拡大（図 16 ↔）
　上縦隔径が 80 mm 以上（立位のみ計測可能）
③ 気管分岐部レベルでの椎体中央・下行大動脈間の距離が 50 mm 以上（立位・臥位ともに計測可能，図 16 ↔）

A）発症前（2 年前）

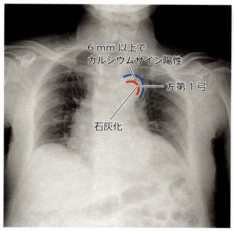

B）発症時

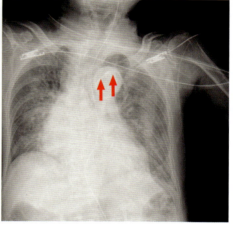

C）発症時：造影 CT（縦隔条件，冠状断像）

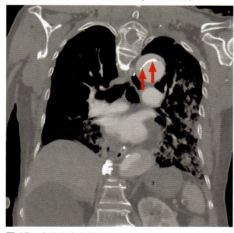

D）発症時：造影 CT（縦隔条件，横断像）

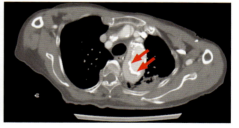

図 15　カルシウムサイン
A）石灰化の偏位なし，B）→：偏位した石灰化（約 10 mm），C，D）→：偏位した石灰化

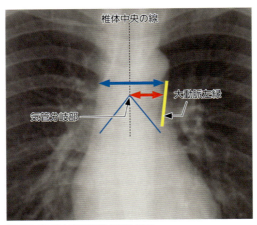

図16 胸部大動脈解離を疑う所見
胸部X線写真における②上縦隔径（⇔），③気管分岐部レベルでの椎体中央と大動脈左縁の距離（⇔）の計測法

　なお，上縦隔径の拡大は計測の指標に静脈（上大静脈）が含まれ，臥位では生理的に上縦隔径が拡大するため，立位限定の所見となります．
　また，大動脈解離を疑う胸部X線所見（特に②，③など）は必ずしも感度・特異度が高くなく，X線写真で異常をほとんど認めない症例もあります．臨床的に大動脈解離を疑う場合には，積極的に造影CTを行いましょう．

　症例を見ていきましょう．

症例7　60歳代，女性

胸痛発作でER受診．大動脈単純CTを施行（図17）

　CT位置決め画像では，左第1弓の突出，上縦隔拡大がみられます（CTは臥位で撮影するため参考所見）．大動脈弓部の内側には粗大石灰化があり（図17 ⇨），大動脈壁外側縁との距離は10 mm程度と拡大していることから（図17 ⇔），カルシウムサイン陽性と判断します．
　また気管分岐部レベルでの椎体中央と大動脈左縁の距離も60 mm程度に拡大しており（図17A ⇔），大動脈解離を疑います．
　大動脈単純CTでは，遠位弓部における内膜の石灰化が内側に偏位し，大動脈解離と診断できます．

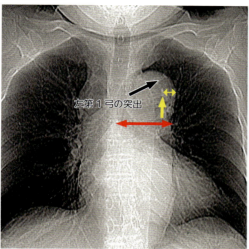
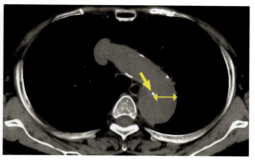

A）位置決め像　　B）縦隔条件，横断像

図17　症例7：胸部単純CT
▷：大動脈弓部の粗大石灰化，A）石灰化を強調するため，胸部X線写真の代わりにCT位置決め像を提示．大動脈弓部の粗大石灰化と⇔：大動脈壁外側縁との距離は10 mm（カルシウムサイン陽性），↔：気管分岐部レベルでの椎体中央と大動脈左縁の距離は60 mm，B）⇔：遠位弓部における内膜の石灰化が内側に偏位している

症例8　70歳代，女性

急性発症の胸痛後に一過性の失神発作あり，救急搬送．胸部X線写真を撮影（図18）

両側肺野には粗大病変を認めませんが，縦隔拡大や心拡大が認められます．先ほど示した胸部X線写真の評価項目に当てはめて計測しました（図18B）．

① カルシウムサイン：なし
② 上縦隔径の拡大（図18B ↔）：90 mm（＞ 80 mm）と拡大
③ 気管分岐部レベルでの椎体中央と大動脈左縁の距離（図18B ↔）：55 mm（＞ 50 mm）と拡大

②，③が当てはまり，大動脈解離の疑いがあります．さらにCTRは60％と拡大（図18B ⇔，⇦）していることから，精査目的に大動脈造影CTを施行しました（図19）．

上行大動脈径の拡大と，単純CTで三日月状の高吸収域（hyperattenuating crescent sign, high-attenuating crescent sign, high-attenuation crescent signとも表記されることがありますが全く同じものです．図19A ▷）を認めます．造影CTでは偽腔部分の造影効果はみられず，急性解離性大動脈瘤（Stanford A型，DeBakey I型，偽腔閉塞型）と診断しました．

加えて本症例では，心囊液貯留を認めます．造影CTを見ると心囊液の吸収値があまり高くなく，漿液性の心囊液のように見えます（図20B）．しかし，単純CTでは心内腔の血液と比較してわずかに高吸収であり（図20A），心囊血腫を強く疑います．

心囊液の性状評価は必ず単純CTで行いましょう．

A）立位正面　　　　　　　　　　　B）A の解説

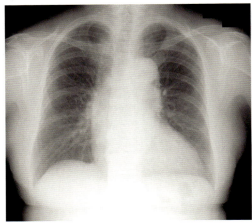
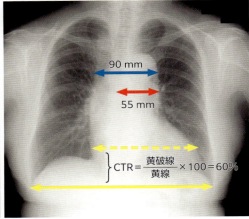

図18　症例8：胸部X線写真
胸部X線写真上での上縦隔径，椎体中央・大動脈間距離，CTR の計測

A）単純CT　　　　　　　　　　　B）造影CT

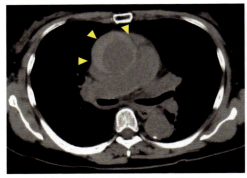
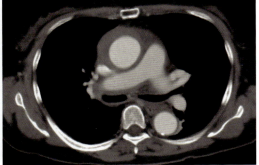

図19　症例8：胸部CT（縦隔条件，横断像）
単純CT（A）で閉塞した偽腔（）が高吸収域となる（hyperattenuating crescent sign）．造影CT（B）では偽腔に造影効果はみられない

A）単純CT　　　　　　　　　　　B）造影CT

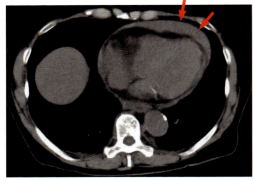
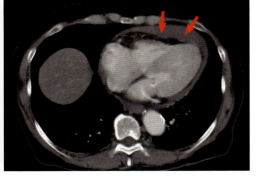

図20　症例8：胸部CT（縦隔条件，横断像）
心嚢液（）は単純CT（A）でみると心内腔の血流よりもわずかに吸収値が高く，血性であることを示す．造影CT（B）では相対的に低吸収であり，血性かどうかの評価が困難

本症例における CTR の増大は，心囊血腫による所見と診断できます．
　このように，胸部 X 線写真では，心タンポナーデは CTR の拡大，血胸は胸水貯留，動脈瘤は縦隔の拡大として検出できますが，液体貯留が血性かどうかの評価には，単純 CT が不可欠です．

4. 大動脈解離の合併症

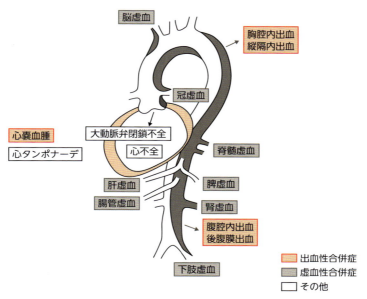

図 21　A 型解離で生じる合併症

　大動脈解離の合併症は多岐にわたりますが（図 21），このうち A 型大動脈解離に生じる合併症として

- 偽腔破裂（血胸，縦隔出血，後腹膜出血など）
- 心囊血腫（心タンポナーデ）
- 主要分枝（冠動脈，弓部 3 分枝，上肢動脈）の閉塞／狭窄による虚血症状（急性心筋梗塞・狭心症，脳梗塞，上肢血流障害）
- 大動脈弁閉鎖不全症
- 心不全
- 脊髄虚血（Adamkiewicz 動脈閉塞による半身麻痺）など

があげられます．

- 大動脈解離とは,動脈壁3層構造のうち中膜部分が裂け,解離腔が広がる病態
- 解離の範囲により,Stanford A 型と B 型に分類
- Stanford A 型解離では,心タンポナーデや冠動脈閉塞などの致死的合併症に注意
- 偽腔の血流状態により,偽腔閉塞型,ULP 型,偽腔開存型に分類
- 胸部 X 線写真で大動脈解離を疑う所見
  ① カルシウムサイン
  ② 上縦隔径 > 80 mm
  ③ 気管分岐部レベルでの,椎体中央・大動脈左縁間距離 > 50 mm

column

肋骨の異常からわかる心疾患

大動脈縮窄症(CoA: Coarctation of Aorta)

　大動脈縮窄症は,左鎖骨下動脈分岐後の下行大動脈内腔の限局的な狭小化により,上肢高血圧,左室肥大,ならびに腹部臓器および下肢の灌流障害などが生じる病態です.

　心臓内の疾患を伴い乳幼児期から症状をきたしやすい大動脈縮窄複合と,心臓内の疾患を伴わない単純型大動脈縮窄があり,症状は奇形の重症度に応じて異なり,頭痛や胸痛,四肢冷感,跛行などから,心不全やショックまで多岐にわたります.

　動脈管の収縮組織が大動脈内へ迷入することが,原因と考えられています.

症例9　50 歳代,女性

大動脈縮窄症で経過観察中.胸部 X 線(図 22)および造影 CT(図 23,24)を施行

　胸部 X 線写真では,右第 9 肋骨下縁に虫食い状の侵食像(rib notching)を認めます(図 22B ➡).

　側副血行路として拡張・蛇行した肋間動脈(肋骨下縁を走行)による所見です.必ずしも大動脈縮窄症に特異的な所見ではなく,肋間動脈が側副路として拡張する場合にみられます.

　造影 CT では大動脈遠位弓部における高度狭窄(図 23B ➡)と,側副血行路の発達が顕著です.また,右第 9 肋間動脈の拡大(図 23A,24 ➡)がみられます.

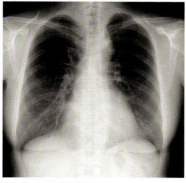
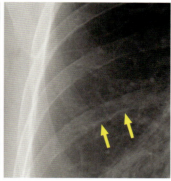

図22 大動脈縮窄症
B）⇨：虫食い状の侵食像

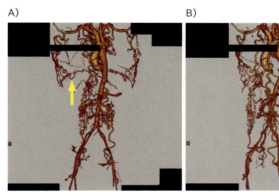

図23 造影CTA
A）⇨：側副血行路として，右第9肋間動脈が著明に拡張，B）➡：大動脈の狭窄

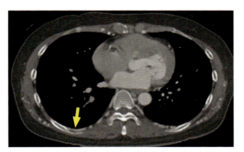

図24 造影CT（縦隔条件、横断像）
⇨：拡張した肋間動脈による，右第9肋骨の侵食像

■ 文献

1) 日本循環器学会，他：2020年改訂版 大動脈瘤・大動脈解離診療ガイドライン，2020
 https://www.j-circ.or.jp/cms/wp-content/uploads/2020/07/JCS2020_Ogino.pdf（2024年9月閲覧）

各論

第10章 心大血管病変の見方② 心臓

胸部X線写真では主に肺野と心臓の異常をみます．心臓疾患のX線診断はかなり複雑多岐にわたりとっつきにくい領域ですが，本章では胸部X線写真における心臓疾患の見方について，特に研修医レベルで必ず習得すべき疾患に限定して解説します．

1 CTR

CTR（cardiothoracic ratio：心胸郭比）とは，心拡大を評価するための簡便な指標です．胸部X線写真における，胸郭で最も幅が広い部分と心陰影の最も幅が広い部分の長さの比で，**成人の正常値は50％以下（女性では55％以下）**とされています（図1）．ただし，この数値は最大吸気下の立位正面像（PA撮影）で適用されることに注意してください．

CTRが正常上限を超えた場合に異常と判断されますが，個人差が大きいこと，撮影体位により変動すること（臥位撮影＞立位撮影）に注意が必要です．特にアジア人，女性，高齢者では胸郭が小さいためCTRが大きくなる傾向にあることが知られています．

心拡大と似た用語に心肥大がありますが，心筋壁の肥厚を示すもので，心臓の大きさとは無

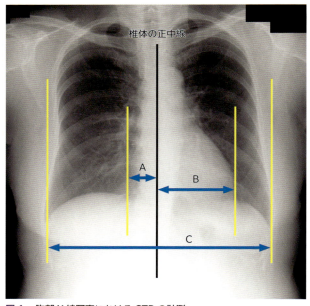

図1 胸部X線写真におけるCTRの計測
CTR（％）＝（A＋B）/ C × 100で算出される

関係です．胸部 X 線写真上，心拡大の評価は可能ですが，心肥大は評価できません．

CTR の異常

CTR の異常はほとんどが CTR 増大で心拡大によるものが最多ですが，**必ずしも CTR 増大 = 心拡大ではない**ことに注意が必要です．また一部の疾患では CTR が減少することもあります．表1 に CTR の増減に関わる病態や条件をまとめました．

表1　CTR の増減に関わる病態・条件

CTR が増大	・心拡大　・心肥大　・心嚢液貯留 ・横隔膜挙上（吸気不足，臥位，肥満，妊娠，大量腹水などで心臓が回転し横になる場合） ・pericardial fat pad（傍心膜脂肪組織）　・AP 撮影　・漏斗胸（胸壁による心臓圧迫） ・女性（男性より胸郭が小さい）　・斜位
CTR が減少	・肺気腫（滴状心）　・やせ形

症例1　50歳代，男性

人間ドックで胸部 X 線撮影と胸部単純 CT 検査を施行した（図2）

胸部 X 線写真で CTR が 68% と増大し，特に左第4弓が突出しています（図2A ➡）．

CT では心拡大や心嚢液貯留はみられず，pericardial fat pad（図2B）が CTR 増大の原因と判明しました．加えて CT では肥満（皮下脂肪型＋内臓脂肪型）とびまん性脂肪肝も認め，脂質異常症や高血圧も合併していることから，メタボリックシンドロームと診断されました．

A）胸部 X 線写真（立位正面）

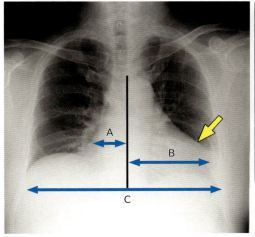

B）胸部単純 CT（縦隔条件，冠状断像）

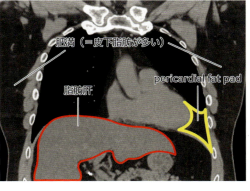

図2　症例1
pericardial fat pad による CTR 増大（CTR68%），A）➡：左第4弓の突出

● pericardial fat pad とは

pericardial fat pad（傍心膜脂肪組織）とは，心臓周囲に蓄積した脂肪組織のことです．正常でも存在する脂肪組織ですが，その量が多い場合には胸部X線写真上，CTR増大や，右第2弓もしくは左第4弓の境界不明瞭化（シルエットサイン陽性）が生じ，肺炎や腫瘍などとの鑑別が問題となることがあります．

また近年，pericardial fat pad の蓄積量と冠動脈疾患との関連性が指摘[1]されており，生活習慣病の危険因子ともいえます．

症例2　70歳代，女性

高血圧で外来通院中．呼吸困難感を主訴に外来受診．胸部X線撮影を施行（図3）

胸部X線写真では著明な心陰影の拡大（CTR = 75%）がみられます（図3A）．右第2弓，左第3～4弓の突出もあることから，心疾患を疑い胸部単純CTを施行しました（図3B）．実際は心拡大はなく，大量の心嚢液貯留によるCTR拡大と判明しました．最終的に心内膜炎の診断となりました．

A）胸部X線写真（立位正面）　　B）胸部CT（縦隔条件，横断像）

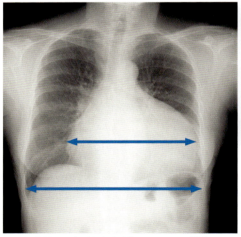
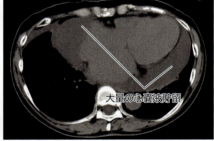

図3　症例2：大量心嚢液貯留によるCTR増大
CTR=75%

- ☑ CTR増大は心拡大の指標（正常：男性50%以下，女性55%以下）
- ☑ CTR増大は，心拡大以外でも生じうる
- ☑ pericardial fat pad は生活習慣病の危険因子

2 「弓」の異常

前述の通り胸部 X 線写真では，生体の立体構造のすべてを 1 枚の画像に投影した平面画像であるため，読影の際には各構造の重なりを考慮する必要があります．

図 4 は造影 CT 画像（縦隔条件，冠状断像）を，腹側から背側に順次並べたものです．実に多くの構造が，前後左右方向に重なっていることがわかります．当然ですが CT 画像は薄切り断面像ですので，すべての構造が重なりなく，明瞭に同定可能です．

胸部 X 線写真ではどうでしょうか．図 4 と同一患者の胸部 X 線写真（図 5）と比べてみましょう．

縦隔構造のうち，冠状断像で最も外側に位置する部分で，「線」を構成する 3 条件を満たす（特に周囲に正常肺野が存在する）場合に「線」として確認できます．上行大動脈，下大静脈，右室は，大きな構造であってもほかの構造より内側に位置し，かつ 3 条件を満たさないため（周囲に正常肺野が存在せず，コントラストが高くない）通常は同定できません．

ただし，下行大動脈のように前後方向で見た場合に心臓などと重なりがあっても，3 条件を満たす場合には「線」を形成します．

このように胸部 X 線写真では一部の構造しか同定できませんが，その数少ない構造の一部が「弓」であり，胸部 X 線写真読影の「カギ」となります．

胸部 X 線写真で見える「弓」は，それぞれ以下により構成されます．

右第 1 弓：上大静脈（ときに上行大動脈）

右第 2 弓：右房（ときに右室）

左第 1 弓：大動脈弓

左第 2 弓：肺動脈幹

左第 3 弓：左房（左心耳）

左第 4 弓：左室

「弓」といっても，実際に**弓状に突出しているのは右第 2 弓，左第 1，4 弓だけ**で，右第 1 弓，左第 2，3 弓は「直線状」であることに注意しましょう．

右第 2 弓，左第 1，4 弓は正常よりも突出が強い場合，右第 1 弓，左第 2，3 弓は弓状（外側に膨隆）する場合に "異常" と判断します．

各弓の異常と病態・疾患を表 2 に，主な画像所見については，その後の 1 ～ 6 にまとめてみました．

「右（左）第○弓」は日本のみで使用されている用語であり，英文の教科書には記載されていないことに注意が必要です．

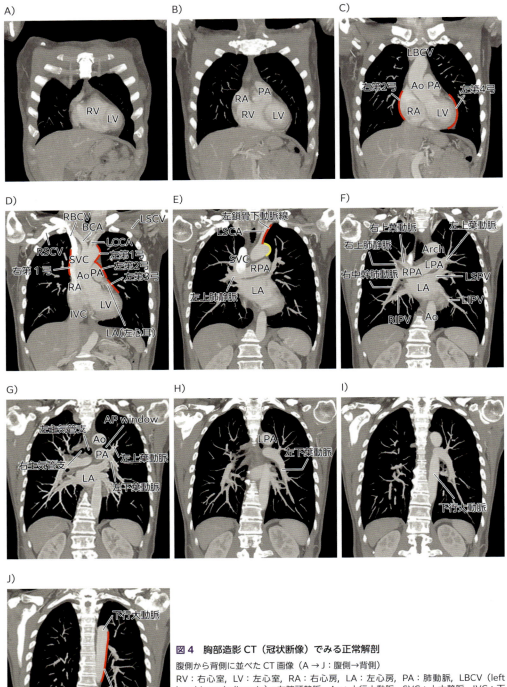

図4 胸部造影CT（冠状断像）でみる正常解剖

腹側から背側に並べたCT画像（A→J：腹側→背側）

RV：右心室，LV：左心室，RA：右心房，LA：左心房，PA：肺動脈，LBCV（left brachiocephalic vein）：左腕頭静脈，Ao：上行大動脈，SVC：上大静脈，IVC：下大静脈，RBCV：右腕頭静脈，RSCV：右鎖骨下静脈，LSCV：左鎖骨下静脈，BCA（brachiocephalic artery）：腕頭動脈，LCCA（left common carotid artery）：左総頸動脈，LSCA：左鎖骨下動脈，RPA：右肺動脈，LPA：左肺動脈，Arch：大動脈弓，LSPV（left superior pulmonary vein）：左上肺静脈，LIPV（left inferior pulmonary vein）：左下肺静脈，RIPV（right inferior pulmonary vein）：右下肺静脈

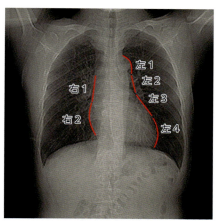

図5 胸部X線写真と既存解剖の投影

表2 各「弓」で突出が認められる主な疾患・病態

右第1弓	・上行大動脈瘤 ・解離 ・動脈硬化による蛇行 ・上大静脈拡大（心不全，臥位） ・大動脈弁狭窄症（AS） ・大動脈弁閉鎖不全症（AR）
右第2弓	・右心不全 ・心房中隔欠損症（ASD） ・三尖弁閉鎖不全症（TR）
左第1弓	・大動脈弓部瘤 ・解離 ・動脈硬化による蛇行，拡張（加齢，高血圧など）
左第2弓	・肺高血圧症 ・心房中隔欠損症（ASD） ・心室中隔欠損症（VSD） ・肺動脈弁狭窄症（PS）
左第3弓	・僧帽弁狭窄症（MS） ・僧帽弁閉鎖不全症（MR） ・動脈管開存症（PDA） ・左心不全
左第4弓	・大動脈弁狭窄症（AS） ・大動脈弁閉鎖不全症（AR） ・僧帽弁閉鎖不全症（MR） ・動脈管開存症（PDA） ・虚血性心疾患 ・心筋症（拡張型心筋症など）

ASD：atrial septal defect, TR：tricuspid regurgitation, VSD：ventricular septal defect, MS：mitral stenosis, MR：mitral regurgitation, PDA：patent ductus arteriosus, AS：aortic stenosis, AR：aortic regurgitation

1. 右第1弓突出

症例3 70歳代，女性

大動脈弁閉鎖不全症（aortic regurgitation：AR）術前．胸部X線撮影と造影CTを施行した（図6）

　胸部X線写真ではCTRは60％と拡大．
　右第1弓の突出を認めます（図6➡），右第2弓や左第4弓の突出もみられます．
　造影CTでは上行大動脈の軽度拡大（最大短径40 mm）と蛇行がみられ，右第1弓突出の原因と考えられます．

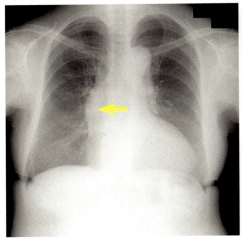
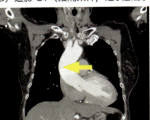
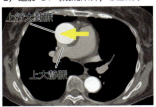

図6 症例3
⇨：上行大動脈の軽度拡大と蛇行

2. 右第2弓突出

症例4　50歳代，女性

ASDで経過観察中，胸部X線撮影と造影CT検査を施行した（図7）

　胸部X線写真では右第2弓の突出を認めます（図7A ⇨）．造影CTでは，心房中隔に欠損あり（図7B →），ASDを示します．左→右シャントによる右房拡張が，右第2弓突出の原因

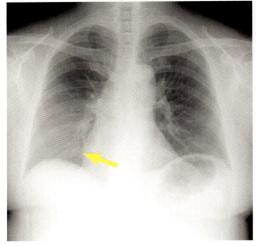
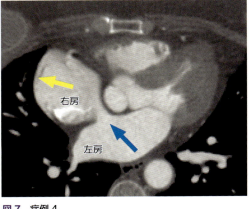

図7 症例4
A）⇨：右第2弓の突出，B）→：心房中隔の欠損部，⇨：右房の拡張

と考えられます（図 7B ➡）．

症例 5 　80 歳代，男性

三尖弁閉鎖不全症，僧帽弁閉鎖不全症術後．経過観察目的に，胸部 X 線撮影および単純 CT 検査を施行した（図 8）

　胸部 X 線写真では，右第 2 弓の辺縁を示す「線」が突出しています（図 8A ---）．その内側にも，もう 1 つの「線」が確認でき（図 8A ▭▭），いわゆる double density の所見です．
　CT を見ると，右房（図 8B ---）と左房（図 8B ▭▭）のそれぞれが構成する「線」であることがわかります．

● double density とは
　僧帽弁疾患などが原因で左房が拡大する際に，胸部 X 線写真で右房の内側に左房の辺縁を示す「線」が見えることがあり，これを double density（もしくは double contour）と呼びます．左房が突出することにより左房外側に引いた接線が X 線束と平行になることで，「線」が形成される 3 条件を満たすためです．鑑別として，食道裂孔ヘルニアや縦隔腫瘍があげられます．**症例 5 では左房の全体が右房や右室と重なっていますが，右房・左房ともに外側線が，「線」を構成する 3 条件を満たしているため（図 8），「線」が同定できます．**

A）胸部 X 線写真

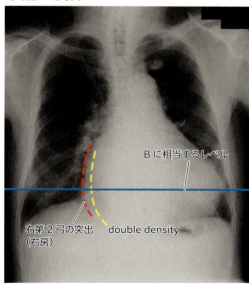

B）胸部単純 CT（縦隔条件，横断像）

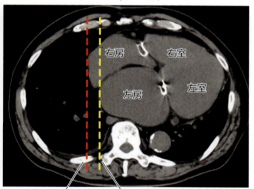

図 8　症例 5

3. 左第 1 弓突出

症例 6　70 歳代，男性

慢性解離性大動脈瘤（Stanford B 型，偽腔閉鎖型）で経過観察中，胸部 X 線撮影と造影 CT 検査を施行した（図 9）

　胸部 X 線写真では，左第 1 弓の突出が顕著です（図 9A ➡）．CT では解離性大動脈弓部瘤を反映する所見です（図 9B ➡）．そのほか，動脈瘤の圧迫による気管の右側偏位にも注意しましょう．

A）胸部 X 線写真

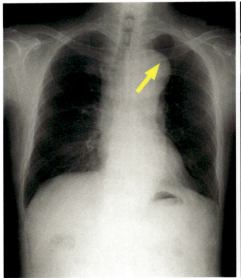

B）胸部造影 CT（縦隔条件，冠状断像）

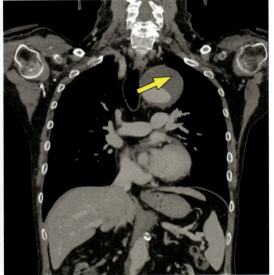

図 9　症例 6
➡：左第 1 弓の突出

4. 左第 2 弓突出：肺高血圧症

症例 7　80 歳代，女性

肺動脈狭窄症（pulmonary stenosis：PS）．ASD 術後，心臓ペースメーカー植え込み後．経過観察目的に，胸部 X 線撮影と造影 CT を施行した（図 10）

　胸部 X 線写真では左第 2 弓の突出を認めます（図 10A ➡）．
　右側でも肺門部の拡大と末梢肺動脈の狭小化がみられ，肺高血圧症を疑う所見です．

造影 CT では，肺動脈弁に高度石灰化があり（図 10B ➡），肺動脈本幹は最大短径 45 mm と拡大します（図 10D ⇔）．胸部 X 線で左第 2 弓の突出に相当するのは図 10C ➡ です．
肺動脈狭窄症と狭窄後拡張（post stenotic dilatation）を反映する所見です．

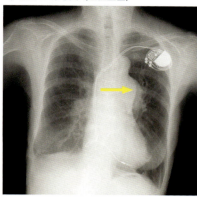
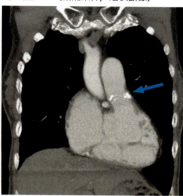
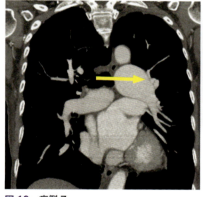
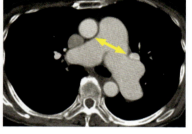

図 10　症例 7
A，C）➡：肺動脈の拡大，B）➡：高度石灰化，D）⇔：肺動脈本幹の拡大

5. 左第 3 弓突出

症例 8　70 歳代，女性

僧帽弁狭窄症で経過観察中．胸部 X 線，胸部造影 CT 検査を施行した（図 11）

　胸部 X 線写真では，左第 3 弓の突出を認めます（図 11A ➡）．造影 CT では，左房の拡大を認めますが，特に左心耳（図 11B, C ■）の突出が顕著です．CT 冠状断像（図 11C）では，左心耳が拡大，外側上方に大きく膨瘤しており，胸部 X 線写真における左第 3 弓の突出に相当することがわかります．

A) 胸部X線写真（立位正面）

B) 胸部造影CT（縦隔条件，横断像）

C) 胸部造影CT（縦隔条件，冠状断像）

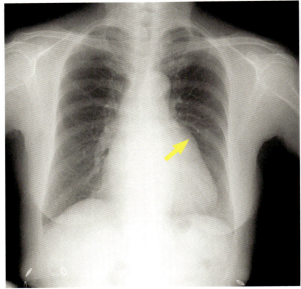
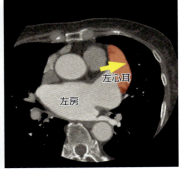
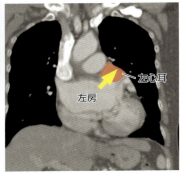

図11　症例8
⇨：左第3弓の突出を認める．B，C）左心房（左心耳）の拡大を認める

6. 左第4弓突出

症例9　70歳代，男性

重度大動脈弁狭窄症の術前・術後評価のため，胸部X線写真を撮影した（図12）

　術前の胸部X線写真では，左第4弓が突出しており，大動脈弁狭窄による左室拡大を反映します（図12A ➡）．左第3弓の突出（左心耳の拡大）はありません．さらに右第1弓の突出（図12A ⇨）があることに気づいたでしょうか．上行大動脈の狭窄後拡大（post stenotic dilatation）を示す所見です．
　術後の胸部X線写真では右第1弓，左第4弓の異常な突出は改善しています（図12B）．

❶ 左第4弓突出：左室拡大と右室拡大による違い（図13）

　いずれも胸部X線写真上左第4弓の突出を呈しますが，心尖部突出の方向を見ることで鑑別できることがあります．
　左室拡大の場合は主に長軸方向に拡大するため，左第4弓は左下方に突出し，心尖部が左横隔膜よりも低位となることが多いですが（図13A），右室拡大の場合は拡大した右室により左室がもち上げられるため，心尖部は挙上し（図13B），左第4弓と左横隔膜のなす角度が鋭角

326　医師1年目からの　100倍わかる！　胸部X線の読み方

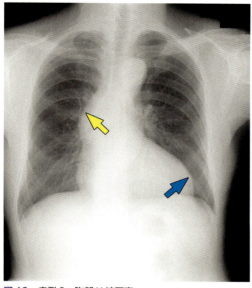

図12　症例9：胸部X線写真
A) ➡：左第4弓の突出，⇨：右第1弓の突出

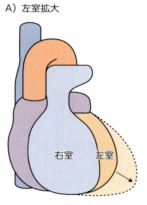
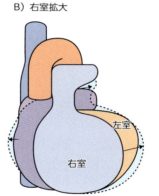

図13　左室拡大と右室拡大の違い

（90°以下）に近くなります．必ずしも感度・特異度が高い所見ではありませんが，参考になる所見です．

❷ 左室拡大

| 症例10 | 40歳代，男性 |

高血圧性心不全の症例．経過観察目的に胸部X線，造影CT検査を施行した（図14）．

A) 胸部 X 線写真   B) 胸部造影 CT（縦隔条件，横断像）

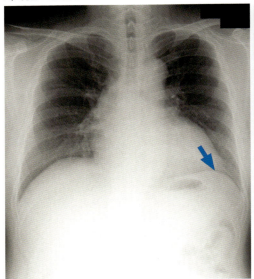
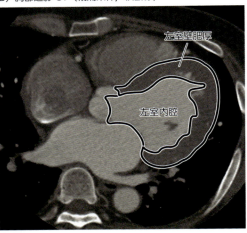

図14　症例10
A) ➡：心尖部が下向きに突出

　胸部 X 線では心拡大がみられ，特に左第4弓の突出が高度です．心尖部の方向に注目してみましょう．心尖部は下向きに突出しています（図14A ➡）．CT では左室壁肥厚と内腔拡大が顕著で（図14B），高血圧性左心不全として合致します．

❸ 右室拡大

症例11　60歳代，女性

重度三尖弁閉鎖不全症（＋僧帽弁閉鎖不全症）による慢性右心不全の症例．経過観察目的に胸部 X 線，胸部単純 CT 検査を施行した（図15）

　胸部 X 線写真では高度の心拡大（CTR = 70％），右第2弓，左第3〜4弓の突出がみられます（図15A ➡）．ここでは左第4弓に注目します．心尖部が上向きに突出していることがわかります（図15A ➡）．CT では右心系優位に心拡大が顕著です（図15B）．右心室拡大→左心室圧迫による左第4弓の上方突出と判断しました．
　右前胸部には CV ポートが埋め込まれています（図15A ➡）．再生不良性貧血を併発しており，化学療法中です．

A）胸部 X 線写真   B）胸部単純 CT（縦隔条件，横断像）

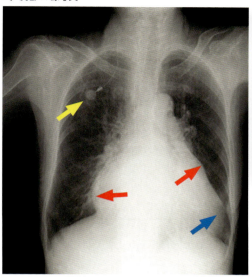
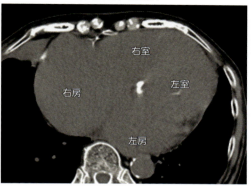

図 15 症例 11
A）➡：右第 2 弓・左第 3～4 弓の突出，➡：心尖部が上向きに突出，⇨：CV ポート

3 心疾患における側面像の有用性

1. 心拡大の指標

　胸部 X 線写真正面像で心拡大（CTR 拡大）がみられる場合，側面像は心拡大が左心系なのか右心系なのかの鑑別に有用なことがあります．
　通常，心後縁と下大静脈との交点は横隔膜より上にありますが（**総論第 7 章「側面像の見方」参照**），左室が拡大するにつれて交点は背側方向に移動し，下大静脈が心陰影に隠れるようになります．
　下大静脈と心後縁との交点が横隔膜よりも

- 上にある場合：左心系の拡大
- 下にある場合：右心系の拡大

と判断できます（**図 16**）[2]．

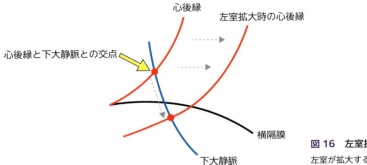

図16 左室拡大を示唆する側面像の所見
左室が拡大することで交点が横隔膜の下になる

症例12

右心不全．心後縁と下大静脈との交点が横隔膜よりも上方にある．CTでは右心系の拡大がみられる（図17）

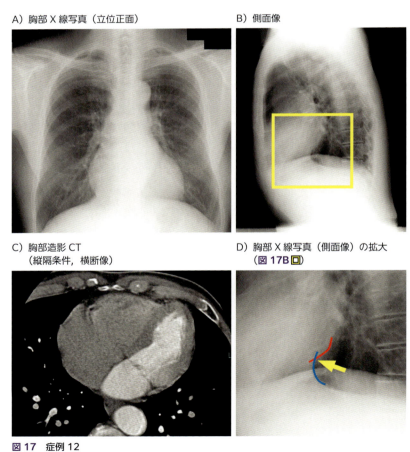

図17 症例12
A）軽度の心拡大あり．C）右心系主体の心拡大がみられる．D）━：心後縁，━：下大静脈，⇨：交点

症例 13

左（両）心不全．交点は横隔膜よりも下方にあり，左心系の拡大が主体であると推定される．
CT では左心系優位の拡大がみられる（図 18）

A）胸部 X 線写真（立位正面）

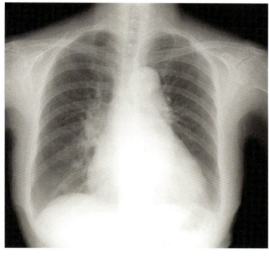

B）側面像

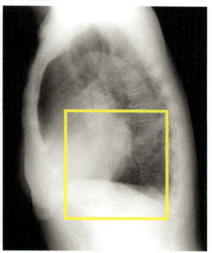

C）胸部造影 CT
　（縦隔条件，横断像）

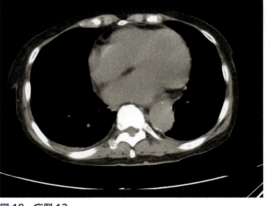

D）胸部 X 線写真（側面像）の拡大
　（図 18B □）

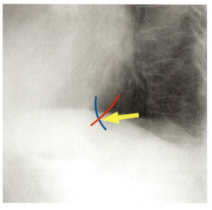

図 18　症例 13
A）心拡大あり．C）左心系主体の心拡大がみられる．D）―：心後縁，―：下大静脈，⇨：交点

2. 心膜の石灰化

症例 14　70 歳代，女性

数年来の労作性呼吸困難，倦怠感を主訴に来院．既往歴として 10 数年来の膠原病（全身エリテマトーデス：SLE）．胸部 X 線検査，造影 CT を施行（図 19）

胸部 X 線写真では心膜の厚い石灰化を認めます（図 19A ⇨）．特に側面像では左室壁に沿った石灰化が明瞭です．左房の背側への膨隆（図 19B ➡）もみられ，左心室の拡張障害による左房負荷があるものと推察されます．

CT（図 19C）では全周性かつ高度の石灰化を認めます．

収縮性心膜炎の診断となりました．

胸部 X 線写真側面像は，正面像と比較して心臓や大動脈の石灰化が評価しやすいといえます．

A）胸部 X 線写真（立位正面像）

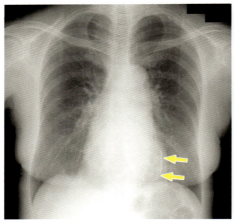

B）胸部 X 線写真（側面像）

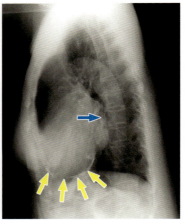

C）胸部造影 CT（縦隔条件，横断像）：尾側

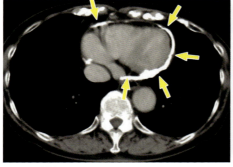

D）胸部造影 CT（縦隔条件，横断像）：頭側

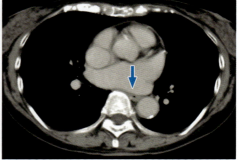

図 19　症例 14
⇨：心膜の厚い石灰化，➡：左房の背側への膨隆

- 各弓の構造と病態を関連づけて理解する
- 胸部X線写真では，まずは弓の異常を見つけることが重要
- 側面像は右心系・左心系拡大の鑑別，心膜石灰化の評価に有用

■ 文献
1) 佐田政隆，田中君枝：心外膜脂肪と心疾患．循環器専門医，28：73-79，2019
2) 「循環器研修ノート 改訂第2版」(永井良三/シリーズ総監修・責任編集)，診断と治療社，2016

各論

第11章 肺門部病変の見方

「肺門部病変」は大きく，①肺血管病変，②肺門部腫瘤，③肺門部血管と重なる病変，の3つに分類されます．本章では**総論第1章「X線写真の基本原理と正常解剖」**で学習した肺門部の正常解剖をもとに，病変の検出や診断について解説します．

胸部X線写真での診断のポイントは，**肺門部の大きさ（太さ），高さ，濃度，左右差の有無**です．

1 肺血管病変

研修医が知っておくべき代表的な疾患として，肺動脈血栓塞栓症，肺高血圧症，Eisenmenger症候群について解説します．

肺血管病変の胸部X線所見は，血流が増加すると肺門部陰影は増大，血流が減少すると肺門部陰影は減少します．どこからが増大もしくは減少となるかといった厳密な基準はありませんので，正常例と比較した相対的な評価となります．

1. 肺動脈血栓塞栓症

肺動脈血栓塞栓症（pulmonary artery thromboembolism：PTE）とは，静脈（主に下肢静脈）に生じた血栓が血流に乗って右心系に到達し，肺動脈を閉塞させることで，胸痛や呼吸困難などの症状が生じる病態です．低酸素血症やショック状態に陥る可能性があり，生命に関わる危険性の高い疾患で，早急な診断が求められます．

血栓以外の物質が塞栓源となることもあるため，**肺動脈塞栓症**（pulmonary embolism：PE）と呼ばれることもあります．

● 肺動脈塞栓症のX線所見

診断のゴールドスタンダードは造影CTですが，胸部X線写真でも肺動脈塞栓症を疑う所見があります．

肺動脈塞栓症のX線所見
1) knuckle sign（ナックル サイン）
2) Westermark sign（ウェスターマーク サイン）
3) Hampton's hump（Hampton hump）（ハンプトンズ ハンプ ハンプトン ハンプ）

---

334 医師1年目からの 100倍わかる！ 胸部X線の読み方

1) knuckle sign

肺動脈塞栓症における肺動脈の拡張を反映した所見です．

肺動脈塞栓症で血栓が完全に肺動脈内に嵌頓して閉塞し末梢側への血流が消失すると，肺動脈内圧の上昇によって血栓よりも近位部の血管径が拡張する一方で，末梢側は血流低下や血管攣縮により急激に狭小化します．胸部X線写真上では，拡張した肺動脈が"握りこぶし"状に見えるためknuckle signと呼ばれます（図1）．

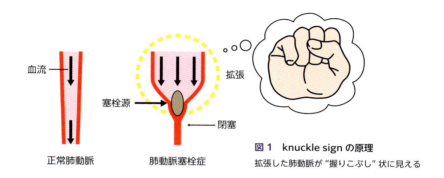

図1 knuckle signの原理
拡張した肺動脈が"握りこぶし"状に見える

2) Westermark sign

肺動脈塞栓症における肺動脈末梢血管影の減少や狭小化（循環血液量減少：hypovolemia）を反映した所見です．教科書によっては血流低下領域の肺野透過性亢進（黒く見える）を含みます（図2A ➡）．

肺動脈の閉塞により局所の肺血流が低下すると，その末梢領域では空気よりもX線透過性の低い血液が減少します．そのため相対的に正常肺野よりもわずかながらX線透過性が亢進し，肺野が黒く見えます．ただし微細な所見が多く，実際に胸部X線で診断できることは少ないです．

典型的な症例を見てみましょう．急性発症の呼吸苦で搬送された方です．胸部X線では左下葉動脈の拡張（knuckle sign），末梢部の狭小化（Westermark sign）を認めます．肺動脈塞栓症を疑い，胸部造影CTが施行されました．左肺動脈内に鋳型状の血栓がみられ（図2B ▶），診断が確定しました．

3) Hampton's hump

肺動脈閉塞により，閉塞部末梢に生じた肺梗塞を示す所見です（図3）．胸部X線写真，CT画像では，胸膜を底辺とする楔状の浸潤影を呈し，多発することもあります．ただし肺炎などとの鑑別は困難です．

肺組織は肺動脈と気管支動脈の二重血行支配を受けるため，肺動脈が閉塞しても梗塞に至る頻度はかなり低く，日常診療で遭遇する機会は稀です．

これらのX線所見は，主幹動脈レベルでの嵌頓が生じている場合にみられます．造影CTでは明らかな肺動脈内血栓（filling defect）が存在しても，末梢側に血流が滲み出す程度（完全には嵌頓していない）の塞栓であれば，これらのX線所見を検出することは困難です．

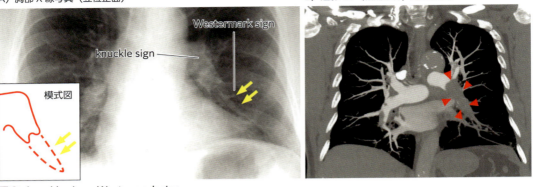

図2　knuckle sign, Westermark sign
A）―：左肺動脈の拡張，---：閉塞した左下葉動脈，⇒：左下肺野血管影の減少，B）▶：左下葉動脈内の鋳型状血栓

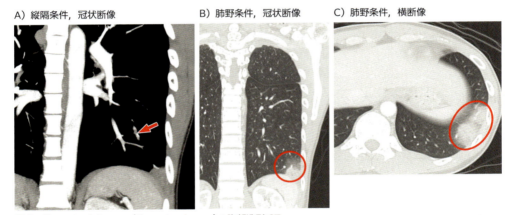

図3　Hampton's hump (Hampton hump)：胸部造影CT
A）→：左下葉動脈内の血栓，B，C）○：左肺底部，胸膜直下に区域性の浸潤影を認める．上記閉塞した左肺動脈の灌流域に相当し，肺梗塞（Hampton's hump）と診断した

症例1　80歳代，女性

急性発症の呼吸苦を訴え，救急搬送．胸部X線写真を撮影した（図4）

　胸部X線写真では，軽度の心拡大以外に肺野病変や胸水貯留，気胸などは認めず，大きな問題はないように見えます（図4A）．しかし上肺野を拡大して詳しく見てみると，右側の肺血管陰影が左側よりも減少しており，透過性がわずかに亢進していることがわかります（図4B）．

　胸部造影CTが施行され，右上葉動脈基部の完全閉塞と両下腿静脈内血栓がみられ，深部静脈血栓症からの肺動脈血栓塞栓症と診断しました（図4C →）．
　ほかの両側上下肺動脈末梢分枝にも小さな塞栓が多発していますが，血栓が嵌頓していないため，末梢側の血流は保たれています．このような状態ではknuckle signやWestermark sign

A) 胸部X線写真（坐位，ポータブル）

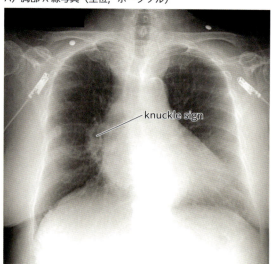

B) 右上肺野の透過性の亢進

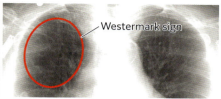

C) 胸部造影CT（縦隔条件，冠状断像）

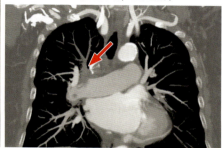

図4　症例1：knuckle sign, Westermark sign
C) ➡：右上葉動脈基部が完全に閉塞している

がみられることはありません．

呼吸困難などの呼吸器症状が強い割に胸部X線写真での所見が目立たない場合には，必ず肺動脈塞栓症を必ず鑑別にあげましょう．

2. 肺高血圧症

　肺高血圧症（pulmonary hypertension: PH）とは，肺動脈などの肺血管や心臓，肺に何らかの異常が生じることで，肺動脈圧が異常に上昇する疾患です．

　肺動脈性肺高血圧症では，心臓から肺に血液を送る肺動脈末梢の小動脈内腔の狭小化（肺血管抵抗の増加）が生じ，肺循環血液量が低下します．これを補うべく右心室が大量の血液を送ろうとするため，肺動脈圧が上昇します．肺動脈圧が上昇すると，肺動脈に血液を送る右心室にも負荷がかかり，右心室壁肥大が生じます．肺高血圧症が持続すると，右心室拡大や機能低下が進行し，右心不全の状態となります．右心不全による全身症状（下腿浮腫，頸静脈怒張，腹部膨満感，肝腫大など）を伴うこともあります．

　診断基準として，右心カテーテル検査による安静時の平均肺動脈圧上昇（25 mmHg以上：近いうちに20 mmHgに変更される可能性あり）や左心系の異常がないことなどを満たす必要がありますが，**胸部X線写真では特徴的な画像所見を呈し，それらの所見を見落とさないことが重要**です．

❶ 肺高血圧症の原因

　肺高血圧症を引き起こす疾患は，肺小動脈の狭窄や血栓症，左心性心疾患など数多くの病態があり，原因ごとに第1群から第5群に分類されています[1]．このうち「第2群：左心性心疾患に伴う肺高血圧症」，「第3群：肺疾患および/または低酸素血症による肺高血圧症」が大部分を占めます．

肺高血圧症の原因

第1群　肺動脈性肺高血圧症（pulmonary arterial hypertention：PAH）
第2群　左心性心疾患に伴う肺高血圧症
　・左-右シャント疾患：心室中隔欠損症（ventricular septal defect：VSD），心房中隔欠損症（atrial septal defect：ASD），動脈管開存症（patent ductus arteriosus：PDA）など
　・左心不全
　・弁膜症（僧帽弁狭窄症）
第3群　肺疾患および／または低酸素血症に伴う肺高血圧症
　・COPD，特発性肺線維症（idiopathic pulmonary fibrosis：IPF），気腫合併肺線維症（combined pulmonary fibrosis and em-physema：CPFE）など
第4群　慢性血栓塞栓性肺高血圧症
第5群　詳細不明な多因子のメカニズムに伴う肺高血圧症
　・全身性疾患（サルコイドーシスなど），代謝性疾患（糖原病Ia型など），薬物性，肝疾患（肝硬変，門脈圧亢進症）など

❷ 肺高血圧症の画像所見

肺高血圧症における主な胸部X線写真所見は，以下の3つです[2]．

・肺動脈主幹部の突出（左第2弓の突出）
・肺動脈中枢側の拡張，末梢肺動脈の急峻な狭小化
・右室拡張による心拡大（左第4弓の突出：心尖部が上向きに凸）

代表的な症例を提示します（図5）．

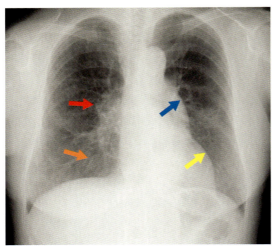

図5　肺高血圧症の胸部X線写真（典型例）
🔴：肺動脈主幹部の拡大，🟠：肺動脈末梢の急峻な狭小化，
🔵：左第2弓の突出，🟡：左第4弓の突出（上向き）

まず，肺動脈主幹部の拡大（図5 ➡）と右肺動脈末梢の狭小化（図5 ➡），左第2号の突出（図5 ➡）がみられます．

また左第4号も突出していますが，心尖部が上向きになっている点に注目です．左室拡大よりは右室拡大を疑う所見です．

以上，胸部X線写真だけでも，肺高血圧症を疑うことができます．

肺動脈末梢では，病理学的に血管収縮・血管壁の肥厚と狭窄・血栓付着などにより，肺動脈径が狭小化します．一方で，中枢側はなんとか末梢に血流を送ろうとして肺動脈圧が上昇，肺動脈径が拡大するためこのような画像所見となります．

右心系への負荷が増強すると，右室流出路拡大による左第3号の突出や右房負荷による右第2号の突出も生じることがあります．

また側面像では，胸骨下腔の狭小化を認めることがあります．

肺高血圧症では，肺うっ血や胸水貯留は目立たないことが多く，左心負荷との鑑別点となります．

胸部CTは，肺動脈径の計測が診断に有用です．

肺動脈径の計測 [2]
- 造影CT：肺動脈主幹部の内径が29 mm以上
- 単純CT：肺動脈主幹部の外径が33 mm以上

症例2　60歳代，男性

高度肺気腫で経過観察中．発熱，呼吸苦の訴えあり，外来受診．胸部X線写真とCTを施行した（図6）

胸部X線写真では，両側上肺野主体に透過性亢進，右下肺野縦隔側に濃度上昇域を認めます（図6A）．CTでは，両側上葉主体に高度の気腫性変化及び，右下葉には浸潤影を認め，高度肺気腫に肺炎を合併した状態を示します（図6B）．

胸部X線写真をよく見ると，両側肺動脈主幹の拡張（図6A ➡，左側では左第2号の突出）と末梢肺動脈の狭小化を認め（図6A ➡），CTでは両側肺動脈の拡張を認めます（図6C）．

その後の精査で，高度肺気腫に併発した肺高血圧症と診断されました．

A）胸部X線写真（坐位，ポータブル）　　B）胸部単純CT（肺野条件，冠状断像）

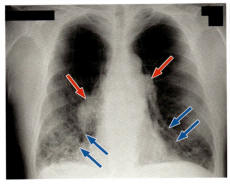
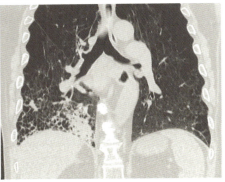

C）胸部単純CT（縦隔条件，横断像）

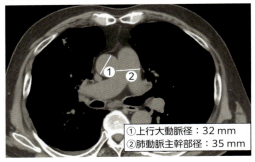

① 上行大動脈径：32 mm
② 肺動脈主幹部径：35 mm

D）胸部単純CT（縦隔条件，横断像）　　E）胸部単純CT（縦隔条件，横断像）

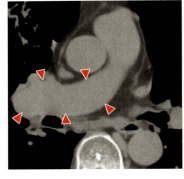
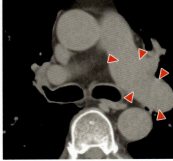

図6　症例2
A）両側上肺野主体に透過性亢進，右下肺野縦隔側に濃度上昇域がみられる．➡：両側肺動脈主幹の拡張，➡：肺動脈末梢の狭小化，B）両側上葉主体に高度の気腫性変化，右下葉には浸潤影を認める，C，D，E）肺動脈径の拡大を認める（上行大動脈よりも太い），▶：拡大した両肺動脈

3. Eisenmenger 症候群

　人体を流れる血流は左心系（体循環）と右心系（肺循環）から構成され，正常な状態であれば左心系と右心系の間に血液の短絡路は存在しません．しかし，心室中隔欠損症（ventricular septal defect：VSD）などの先天性心疾患が存在すると，左心系と右心系の間に短絡路が形成され，圧力の高い左心系から低い右心系へと動脈血が流入する（左ー右シャント）ようになります．その状態が改善しないと右心系の圧がさらに上昇，肺血管に対して持続的な障害を加えます．その結果右心室壁肥厚や肺動脈狭窄が生じて，肺高血圧症となります．
　肺高血圧症がさらに進行すると，ある時点で右心系の圧力が左心系の圧力を超え，短絡路を

介した血流の流れが左→右から右→左へと逆転し，この状態を Eisenmenger 症候群と呼びます．全身の組織に**動脈血ではなく静脈血が流れる**ため，チアノーゼやばち指，呼吸困難，胸痛などの症状が出現します．

●胸部 X 線所見

右心房室の拡大や肺動脈主幹の拡大，末梢狭小化など，前述の肺高血圧症と類似した所見となります．

症例 3 　　30 歳代前半，男性

先天性心疾患（心室中隔欠損症）で経過観察中．胸部 X 線写真を撮影した（図 7）

胸部 X 線写真で，特筆すべきなのは左第 2 弓の著明な拡張です（図 7 ➡）．加えて，右第 2 弓（図 7 ➡），両側肺動脈の拡張（図 7 ⇨）と末梢の狭小化（図 7 ⇨）もみられます．

同日に施行した造影 CT では，肺動脈主幹および右心系の著明な拡張を認めます（図 8）．その後の精査で，心室中隔欠損症に起因した Eisenmenger 症候群と診断されました．

参考までに，反対に肺動脈血流が減少する以下のような疾患があげられます．

・右心系の弁狭窄（肺動脈弁狭窄症，三尖弁狭窄症）　・右室流出路狭窄（Fallot 四徴症）
・三尖弁での弁障害（Ebstein 奇形）　・Eisenmenger 症候群（右－左シャント）

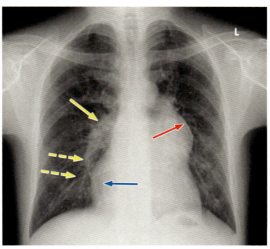

図 7　症例 3：胸部 X 線写真
➡：左第 2 弓の著明な拡張，➡：右第 2 弓の拡張，⇨：両側肺動脈中枢側の拡張，⇨：末梢の狭小化

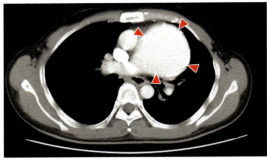
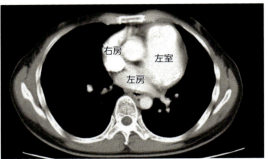
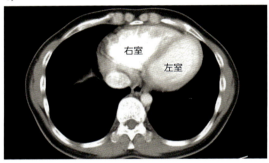

図8　症例3：胸部造影CT（縦隔条件，横断像）
A→C：頭側→尾側，A) ▶：著明に拡大した肺動脈

> ここだけは Check!
> - ☑ 肺血流が増加すると肺動脈径が拡大し，肺血流が減少すると肺動脈径が狭小化する
>
> **肺動脈血栓塞栓症のX線所見**
> - ☑ knuckle sign
> - ☑ Westermark sign
> - ☑ Hampton's hump
>
> **肺高血圧症/Eisenmenger症候群のX線所見**
> - ☑ 肺動脈主幹部の突出（特に左第2弓）
> - ☑ 肺動脈中枢側の拡張，末梢肺動脈の急峻な狭小化
> - ☑ 右室拡張による心拡大（左第4弓の突出：心尖部が上向きに凸）
>   ＊肺うっ血，胸水貯留は顕著でないことが多い

2 肺門部腫瘤

肺門部腫瘤の胸部 X 線所見は，基本的に「肺門部陰影の増大」です．
まずは肺門部病変の診断に欠かせない，hilum overlay sign について解説します．

hilum overlay sign（肺門重畳徴候）

胸部 X 線写真で肺門部に腫瘤性病変がみられる場合に，肺門部由来の病変なのかどうかを評価するサインです．hilum は肺門，overlay は幾重にも重なる状態を意味し，肺門部病変と血管が重なって別々に見え（overlay），肺門部の血管影が透見できる場合に hilum overlay sign 陽性と定義します（図9）．このサインが陽性の場合，肺門部腫瘤は肺門部血管とは離れている（つまりシルエットアウトした状態）と推定できます．質的には前縦隔か後縦隔腫瘍，もしくは下行大動脈の蛇行や動脈瘤などが考えられます．

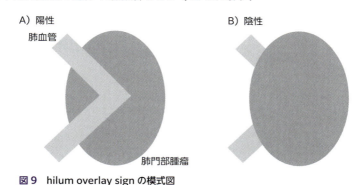

図9 hilum overlay sign の模式図

❶ hilum overlaysign 陰性

症例4 20 歳代後半，男性

微熱，持続する咳を主訴に来院，胸部 X 線写真を撮影（図 10）

両側肺門部陰影の増大がみられます．いわゆる bilateral hilar lymphadenopathy（BHL）の所見です．
病変内部をよく見ると正常の肺血管構造が透見できず（後述する hilum overlay sign 陰性），また末梢側血管の狭小化や拡大はみられず，肺門部に存在する腫瘤性病変を疑います．
その他には，右気管傍線の拡大，奇静脈弓の増大，AP window の不明瞭化もみられます．
肺野では右上肺野に淡い斑状影，両側上肺野主体に広範囲に微小粒状影を認めます．
以上より，胸部 X 線写真上はサルコイドーシスを疑い，精査のため胸部造影 CT を施行しました（図 11）．
両側肺門部や縦隔に多数の腫大リンパ節，両側肺野に多数の微小粒状影を認めます．粒状影は，主に気管支血管束や小葉間隔壁，胸膜といったリンパ路に沿って分布しており，サルコイ

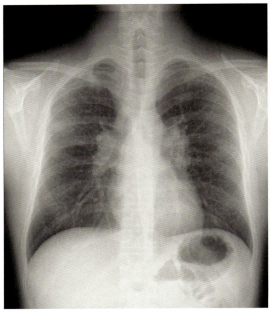

図10 症例4：胸部X線写真（立位正面像）

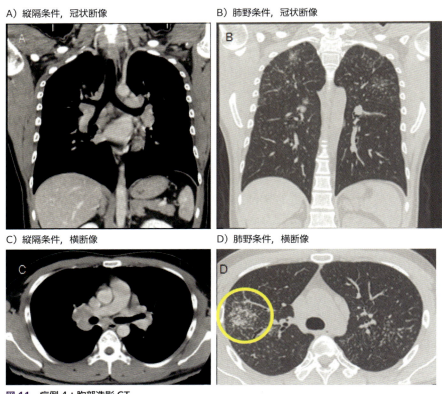

図11 症例4：胸部造影CT
D) ◯：粒状影が癒合し結節状となっている

ド肉芽腫を考えます．特に右上葉では粒状影が癒合し結節状となっており（図 11D ◎），いわゆる sarcoid galaxy sign の所見です．

❷ hilum overlay sign 陽性

| 症例 5 | 70 歳代，女性 |

無症状．肺がん検診で胸部の異常陰影を指摘された

胸部 X 線写真では，左肺門部に腫瘤性病変がみられます（図 12）．腫瘤内部には左肺門部血管が同定可能で，hilum overlay sign 陽性です（図 12 右 ---）．

造影 CT（図 13）では解離性下行大動脈瘤（偽腔開存型，図 13 ○）がみられ，胸部 X 線写真での左肺門部陰影の正体であることがわかります．この「腫瘤」と左肺門部血管とは離れているため，hilum overlay sign が陽性となります．

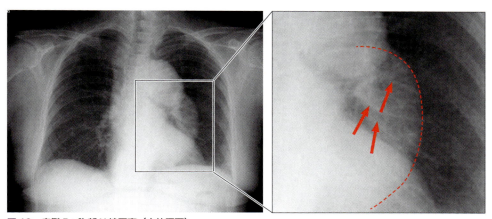

図 12　症例 5：胸部 X 線写真（立位正面）
---：腫瘤内部に，左肺門部血管の辺縁が同定できる，➡：肺門部血管

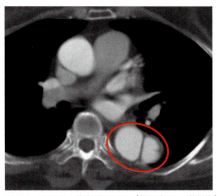

図 13　症例 5：胸部造影 CT（縦隔条件，横断像）
○：偽腔開存型の解離性下行大動脈瘤

症例6　40歳代，男性

肺がん検診での異常陰影を指摘．胸部造影 CT を施行（図 14）

　胸部 X 線写真では，右肺門部に大きな腫瘤性病変を認めます．肺門部血管に注目してみましょう．かなり大きな病変ですが，病変内部に正常の肺門部血管が同定できます（hilum overlay sign 陽性）．
　CT では前縦隔腫瘍が認められます（病理診断は未確定）．

A）胸部 X 線写真（立位正面）　　B）胸部造影 CT（縦隔条件，横断像）

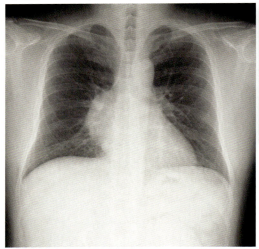
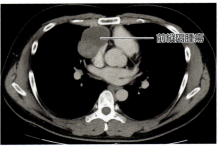

図 14　症例 6

症例7　70歳代，女性

肺がん検診で異常陰影を指摘，胸部単純 CT を施行（図 15）．無症状

　胸部 X 線写真（図 15A）では，左肺門部に腫瘤性病変を認めます．3 年前の正常胸部 X 線写真（図 15B）と比較すると，AP window の消失や気管の右側偏位，右気管傍線消失も明瞭に確認できます．
　胸部 CT（図 16）では左肺門部の腫瘤性病変がみられ，肺門部肺癌を疑います．
　その後の精査で肺癌（小細胞癌）の診断となりました．

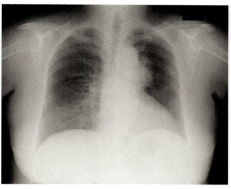
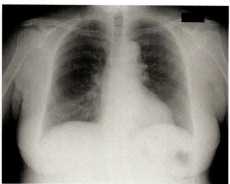

図15　症例7：胸部X線写真（立位正面）

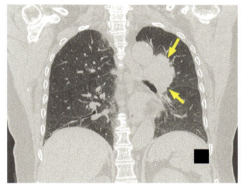
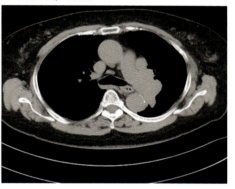

図16　症例7：胸部単純CT
A) ⇨：腫瘤性病変

- 肺門部腫瘤のX線所見：肺門部陰影の増大
- hilum overlay sign：肺門部腫瘤内部に血管が透過できたら陽性→肺門部とは離れた病変

3 肺門部血管と重なる病変

　肺門部に病変が存在しなくても，X線が透過する領域に病変がある場合，胸部X線写真上「肺門部病変」に見えることがあります．

症例8　70歳代，男性

人間ドックで胸部X線写真を撮影（図17）．無症状

　右上～中肺野に散在性の結節影を認めます（図17▶，▷）．いずれも病変サイズが小さい割に高吸収で，硬い印象を受け，石灰化や肉芽腫などの陳旧性炎症性変化を疑います．すべてを拾うことは難しいかもしれませんが，少なくとも最大病変（図17▶）は検出可能です．

　胸部単純CTを施行しました．CTでは，右上葉に2個の石灰化結節影があり（図18A，B○），陳旧性肉芽腫と診断しました．さらに右第3前肋骨内に石灰化病変があり（図18C○），骨島であると診断しました．「肺結節」を見つけても肺病変とは断定せず，胸壁，皮膚病変や骨病変の可能性も考慮しましょう．

　本症例の胸部X線写真では，もう1箇所気になる点があります．右肺門部陰影が先細り状にならず，中枢側よりも末梢側がわずかに太くなっている点です（図17○）．

　胸部CTでは，右中葉に径25 mm大の結節影を認めます（図19➡）．またノッチ，スピキュラ，胸膜陥入像，血管収束像があることから，原発性肺癌を疑います．手術が施行され，原発性肺癌（腺癌）の診断となりました．本症例は，正面像で右中葉腫瘍が肺門部血管と重なったため，肺門部血管が先細り状にならず，末梢が太く見えたことで何とか検出することができました．正常構造を意識しないと病変の検出が難しい症例です．

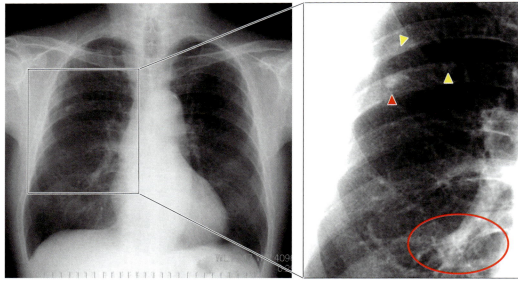

図17　症例8：胸部X線写真と拡大像
▶，▷：散在性の結節影，○：末梢が太く見える

A）肺野条件と縦隔条件　　　　　　　　B）肺野条件と縦隔条件

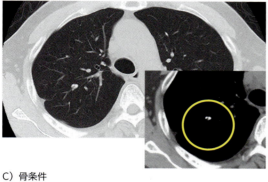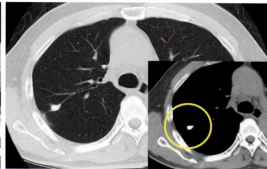

C）骨条件

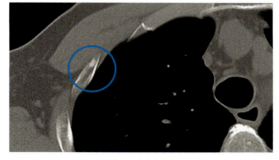

図 18　症例 8：胸部単純 CT（横断像）
A，B）〇：石灰化結節（古い炎症），C）〇：骨腫（良性腫瘍）

A）横断像　　　　　　　　　　　　　　B）冠状断像

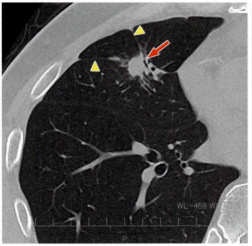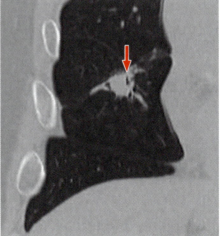

図 19　症例 8：胸部単純 CT（肺野条件）
➡：結節影，▷：胸膜陥入像

症例9　70歳代，男性

S状結腸癌術後の既往．定期検査として胸部X線写真を撮影．無症状

胸部X線写真では，左肺門部陰影の増大がみられます．水飲み鳥の頭が少し大きいことに違和感を感じます（図20A ➡）．

胸部CTを施行しました．左下葉S6領域に長径20 mm大，境界明瞭な結節影を認め（図20B ➡），S状結腸癌からの肺転移と診断しました．

A）胸部X線写真（立位正面）

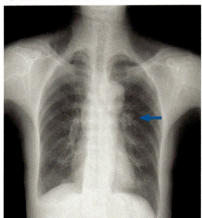

B）胸部CT（肺野条件，横断像）

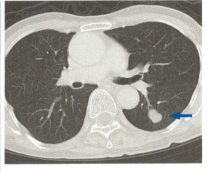

図20　症例9
A）➡：左肺門部陰影の増大，➡：結節影

症例10　70歳代，女性

多発脳塞栓症にて入院，入院時胸部X線撮影を施行（図21）

胸部X線写真では，心左縁や下行大動脈と重なる結節影（図21B ▶）を認め，まずは肺腫瘍の可能性を考えます．両者ともにシルエットサインは陰性です．

病変部の近傍には拡張・蛇行した索状構造がみられ，明らかに他の肺門部血管と走行や太さ，濃度が異なります．また腫瘤との連続性が疑われます．

何らかの血管病変を疑い，詳細評価のため造影CTを施行しました．

左舌区S5領域に最大径3 cm大の拡張した異常血管構造〔（図22B ◯：ナイダス（nidus）〕がみられ，肺動脈（図22B ➡）および肺静脈（図22B ➡）との連続性が確認できます．肺動静脈奇形（AVM：arteriovenous malformation）と診断しました．

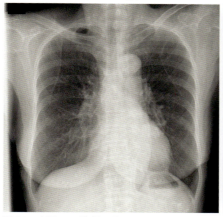
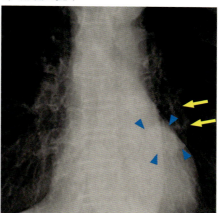

図21　症例10：胸部X線写真
B）▶：結節影，⇨：拡張・蛇行した索状構造

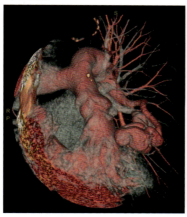
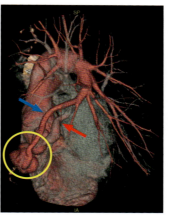

図22　症例10：造影CT（3D-CTA画像）
B）◎：ナイダス，→：肺動脈，→：肺静脈

最後に応用問題です．

症例11　70歳代，男性

数カ月前からの左側胸部痛．他院で左上葉進行肺癌，胸壁浸潤との診断．数日前から呼吸困難，呼吸苦が生じ，改善しないため救急要請．胸部X線写真を撮影（図23）．
SpO₂ 93%（酸素 5 L/分），D-dimer 17 μg/mL

　発症日の胸部X線写真では，左上肺野胸膜下に肺癌を示す腫瘤を認めます（図23A →）．左肺野の容積減少と透過性低下がみられ，現病の進行が示唆されます．

351

A）発症日（坐位，ポータブル）　　B）2カ月前（立位正面）

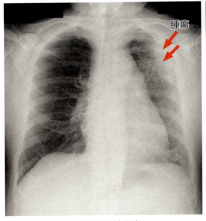
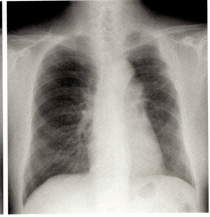

図23 症例11：胸部X線写真

A）縦隔条件　　B）肺野条件

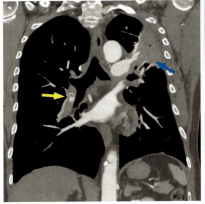
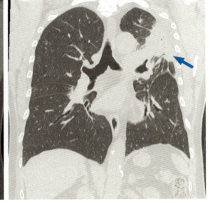

図24 症例11：胸部造影CT（冠状断像）
➡：左上葉肺癌，A）➡：右下葉動脈内の血栓

　右肺門部陰影に注目してください．前回と比較して増大していることがわかります．進行肺癌を罹患している患者さんであり，まずは肺門部リンパ節転移を考えますが，よく見ると肺動脈の中枢側の拡大と右下肺野における血管陰影の減少と狭小化がみられます．さらにD-dimer高値であることから，肺動脈塞栓症が疑われ，胸部造影CTを施行しました．

　左上葉肺癌（図24B ➡）と右下葉肺動脈内に嵌頓した血栓を示すfilling defect（図24A ➡）を認めます．

　肺門部リンパ節腫大はみられず，胸部X線写真所見は肺動脈塞栓症によるknuckle signとWestermark signであることがわかります．このように，肺門部陰影だけではなく，末梢側の血管陰影を観察することで，リンパ節転移と肺動脈塞栓症との鑑別が可能となる場合があります．

　左膝窩静脈内に血栓が確認され，進行肺癌による凝固異常（DIC）が血栓形成の原因と判断しました．

- 肺門部血管診断のポイント：太さ，高さ，濃度，左右差に注目
- 既存構造との重なりや，異常な構造がないか，丹念に確認する

■文献

1) Galiè N, et al：2015 ESC/ERS Guidelines for the diagnosis and treatment of pulmonary hypertension: The Joint Task Force for the Diagnosis and Treatment of Pulmonary Hypertension of the European Society of Cardiology (ESC) and the European Respiratory Society (ERS): Endorsed by: Association for European Paediatric and Congenital Cardiology (AEPC), International Society for Heart and Lung Transplantation (ISHLT). Eur Heart J, 37：67-119, 2016（PMID：26320113）
2) 日本循環器学会, 他：肺高血圧症治療ガイドライン（2017年改訂版），2018
https://www.j-circ.or.jp/cms/wp-content/uploads/2017/10/JCS2017_fukuda_h.pdf（2024年9月閲覧）

各論

第12章 胸部X線写真に写る人工物

　胸部X線写真を見ると，多くの人工物（大半は金属製）が写っていることがわかります．救急外来で患者さんの情報が不足しているときでもこれらの人工物から，患者さんにどのような疾患の既往があるか，推測することが可能です．

　その後の対応に差が出ることもある重要な情報ですので，最後に確認しておきましょう．

1 心臓ペーシングデバイスの分類と特徴

　いずれの心臓ペーシングデバイスも外見が似ているため区別がつかず，すべてペースメーカーと認識している研修医も多いのではないでしょうか．リードの本数や走行はもちろん，概要と適応疾患を理解することは重要です．それぞれの情報を簡単にまとめてみました（**表**）．

表　心臓ペーシングデバイスの分類と特徴

	ペースメーカー (pacemaker：PM)	植込み型除細動器 (implantable cardioverter defibrillator：ICD)	両心室ペーシング機能付き植込み型除細動器 (cardiac resynchronization therapy-defibrillator：CRT-D)
概要	洞結節や刺激伝導路の障害により心臓の脈拍が低下した際に，脈拍が決められた一定数以下にならないように心臓へ刺激を与え，動きを助ける装置 →徐脈による症状を改善	心臓のポンプ機能を担う心室が頻脈になる心室頻拍（VT）もしくは心室細動（VF）による突然死の予防を図るための装置で常に心拍を監視し，頻拍の発生を検知すると自動的に不整脈を停止させるための電気ショックを行う →VT/VFによる突然死を予防	両心室ペースメーカーを使用して心臓全体を同期させ，収縮を促すことで心臓機能を改善させる治療法である心臓再同期療法（CRT）と，致死性不整脈発生時に，自動的に電気ショックを行う植え込み型除細動器の機能を合わせた装置（CRT-D ＝ PM ＋ ICD） →低左心機能の改善とVT/VFによる突然死予防
構造	電気刺激を発生させる装置（ジェネレーター）と生成した電気パルスを心臓に伝達するための導線（リード）からなる		
リードの本数と先端位置	1本（右房 or 右室）もしくは2本（右房＋右室） ＊病態により異なる	1本（右房 or 右室）もしくは2本（右房＋右室） ＊病態により異なる	3本〔右房＋右室＋冠静脈洞（左室）〕
適応疾患	徐脈性不整脈 ・洞不全症候群（SSS） ・房室ブロック（MobitzⅡ型） ・完全房室ブロック （一部の頻脈性不整脈にも適応）	頻脈性不整脈 ・VT ・VF	心室同期障害とVT/VFの既往
その他	近年リードのないリードレスペースメーカーも使用されている	ジェネレーターを腹部に埋め込んだり，リードを心臓の外壁に取りつけることもある	両心室ペースメーカーのみで，除細動機能のないものはCRT-Pとよばれる

VT：ventricular tachycardia，VF：ventricular fibrillation，SSS：sick sinus syndrome，CRT-P：cardiac resynchronization therapy pacemaker

次に各デバイスの胸部 X 線写真（figure 1）を見てみましょう．

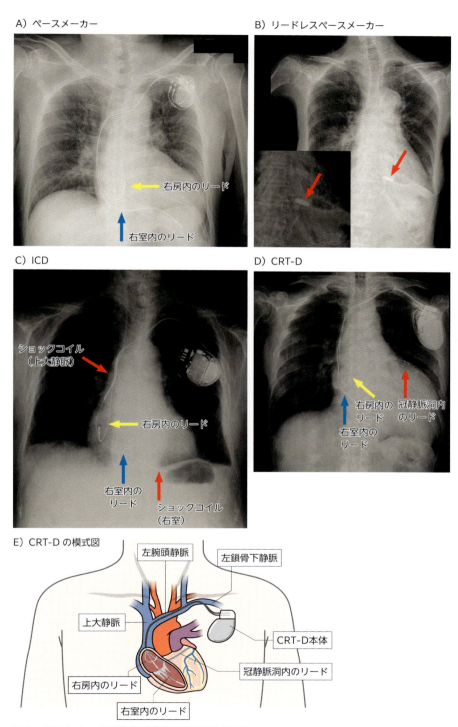

図1　心臓ペーシングデバイスの胸部 X 線写真と模式図
B) リードがなく，本体（→）のみ

これらのデバイスは一般的に，左前胸部皮下にジェネレーターが埋め込まれており，X線写真で容易に確認ができます．接続されているリードは左鎖骨下静脈より血管内に挿入され，上大静脈を通って右房または右室内に先端が留置されます．CRT-Dは冠静脈洞内にもリードが挿入されているため（**図1D ➡**），リードの挿入位置でペースメーカー・ICDとCRT-Dの鑑別が可能です．なお，これらの静脈経路に狭窄や閉塞，走行異常がある場合には，右側鎖骨下静脈経由で行うこともあります．

ペースメーカーとICDはX線写真上，外観がかなり似ていますが，以下の点が鑑別点となります．

- ・ICDの方が，ペースメーカーよりもジェネレーターが少し大きい
- ・ICDにはリード部分の少し太い箇所（ショックコイル）がある

2 人工弁

弁置換術後の患者さんの胸部X線写真を読影する機会は少なくありません．その際，どの弁に人工弁が置換されているのか判断に迷うことがあるかもしれませんが，胸部X線写真を丹念に読影することで，おおよその判別は可能です．

1. 正面像（図2A）

まずは正面像から弁を同定するための方法を解説します．最初に右側の心横隔（膜）角と左第3号を結ぶ線を描きます（**図2A ▬**）．この線よりも下方にある弁は僧帽弁，上方にある弁が大動脈弁もしくは三尖弁です．三尖弁は心臓の右寄り，大動脈弁は三尖弁もしくは僧帽弁のやや斜め上に位置します．

図2の黄色文字は，胸部X線における各人工弁の大まかな位置を示しています．X線写真上で人工弁は金属部分がリング状の高吸収域となります．本症例は三尖弁と僧帽弁が人工弁ですが，上記の線との位置関係から，人工弁の位置が同定できます．

2. 側面像（図2B）

次に側面像で弁の位置を同定する方法を紹介します．まずは気管分岐部と前方の胸骨横隔（膜）角を結ぶ線を描きます（**図2B ┈**）．この線よりも背側にある弁が僧帽弁，腹側にある弁が大動脈弁もしくは三尖弁です．正面像と同じく僧帽弁に近い弁ならば大動脈弁，離れていれば三尖弁と同定できます．心臓の解剖そのものですので，特にCTと比較することでさらに理解が進むと思われます．

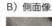
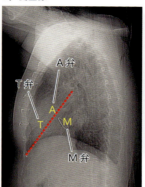
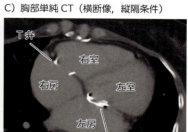

図2　胸部 CT
A 弁：大動脈弁，M 弁：僧帽弁，T 弁：三尖弁．A，B）位置決め画像：胸部 X 線写真の代用

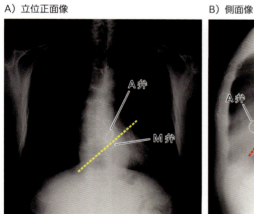
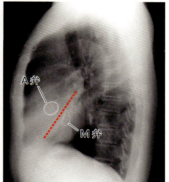

図3　胸部 X 線写真：大動脈弁と僧帽弁置換術後

　図3 は大動脈弁と僧帽弁置換術後です．さきほどの方法を用いると両者の鑑別が可能です．

●**参考：Mitral clip**

重症僧帽弁閉鎖不全症に対する Mitral clip（図4 ◎）です．僧帽弁の位置にあることがわかります．

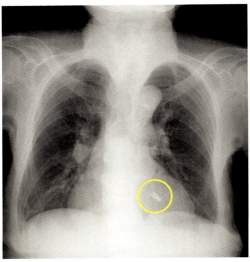

図4　胸部X線写真
◎：Mitral clip

3 ステント

胸部X線写真でも金属ステントが同定できる場合があります．ステントとは，血管や気管，食道などの管腔構造の狭窄に対して内部から拡張させ，内腔を確保するデバイスです．一般的には網状かつ筒状構造を示し，X線写真でも金属部分が高吸収域として見えます（図5）．

図6Aでは，ステント3本（右腋窩動脈，鎖骨下動脈，頸動脈）が，図6Bでは左冠動脈ス

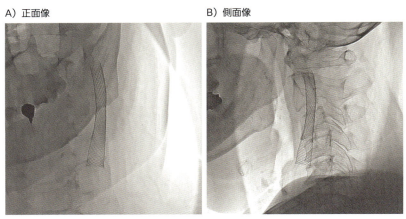

図5　頸部X線写真：左頸動脈ステント（参考）

A）右頸動脈，右鎖骨下動脈ステント留置後　　B）冠動脈ステント留置後

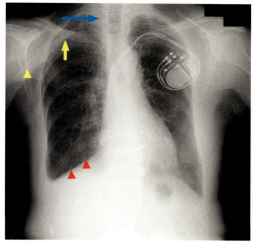
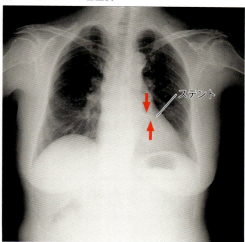

図6　胸部X線写真
A）➡：右頸動脈ステント，▷：右腕窩動脈ステント，⇨：右鎖骨下動脈ステント，▶：右横隔膜挙上，B）➡：左冠動脈回旋枝（LCX：#11-13）

テントが同定できます．そのほか，心臓ペースメーカー埋め込み後，右乳癌術後の状態，右横隔膜挙上（胸水貯留疑い）であることがわかります．

図7A ⇨は経カテーテル大動脈弁留置術（transcatheter aortic valve implantation：TAVI）後で上行大動脈に，**図7B** ➡は大動脈ステント留置後の状態で下行大動脈に金属ステントが同定できます．

A）TAVI後　　B）大動脈ステント留置後

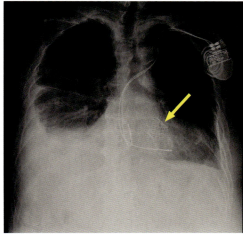
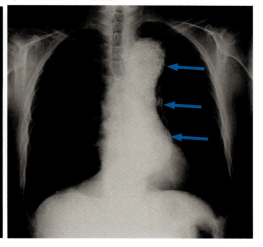

図7　胸部X線写真
A）⇨：上行大動脈に埋めこまれたステント付き人工弁（TAVI後），B）➡：弓部大動脈瘤に対するステント留置後．弓部から下行大動脈にステントがみられる

ところで，皆さんは図7Aの画像について，何か違和感を覚えませんか？

実は左鎖骨下静脈内に挿入されたリードの走行が問題です．通常は左鎖骨下静脈から左腕頭静脈，上大静脈を通り，右房または右室に向かうのですが，本症例では走行が異なります．

実際には**左上大静脈遺残**（persistent left superior vena cava：PLSVC）と呼ばれる正常変異である静脈に挿入されたものでした．PLSVCから右房，右室に留置されれば，臨床的にはあまり問題にはなりませんが，可能であれば，手術前に必要な**正常血管解剖を把握し，術中および術後は正しい血管経路に挿入されているかを確認すること**は，合併症を防ぐうえで非常に重要です．

4 中心静脈カテーテル，胃管，経口気管挿管チューブ

胸部X線写真における中心静脈カテーテル，胃管，経口気管挿管チューブの位置確認は非常に重要です．これらが静脈や気管内に正しく留置され，かつ先端位置が適切であるかの評価は，主に胸部X線写真で行われます．

1. 中心静脈カテーテル

中心静脈カテーテル（central venous catheter：CVC）の先端位置評価には，Zone（ゾーン）分類が用いられます（図8）．

末梢挿入型中心静脈カテーテル（peripherally inserted central venous catheter：PICC）にも応用できます．

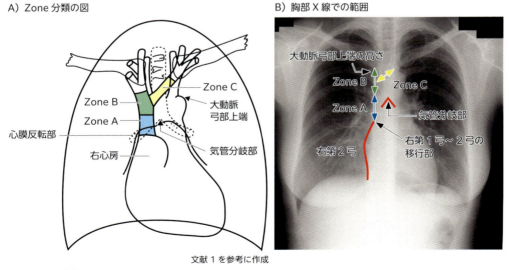

図8 Zone分類

- Zone A：上大静脈下部〜右心房上部
  〔胸部X線写真では，気管分岐部直上（約1 cm頭側）〜右第1弓と2弓の移行部に相当（気管分岐部よりやや尾側が目安）〕
- Zone B：左右腕頭静脈（無名静脈）の合流部〜上大静脈上部
  〔胸部X線写真では，大動脈弓部上縁直上〜気管分岐部に相当（気管分岐部よりやや頭側を目安）〕
- Zone C：上大静脈へ合流する左腕頭静脈（無名静脈）の近位部

❶ 先端位置

適切なカテーテル先端位置は，挿入が左右どちらの血管（内頸静脈，鎖骨下静脈，末梢静脈）なのかにより異なります．

1）右側から挿入する場合（図9）

カテーテル先端位置は **Zone B** が推奨されます．

A）適切な先端位置（Zone B）

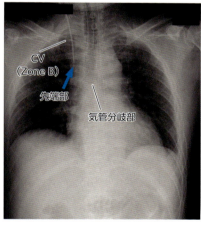

B）Zone A

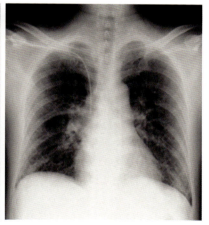

C）右心房内（深すぎる）

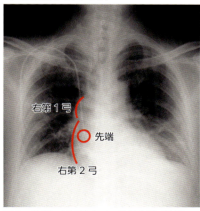

図9　胸部X線写真とCV先端位置（右側から挿入）

2）左側から挿入する場合

　左腕頭静脈は上大静脈に対して垂直に近い角度で合流するため，カテーテル先端が Zone B にある場合，上大静脈の右側壁に当たり上大静脈損傷を引き起こす危険性があります．そのためガイドラインでは **Zone A が推奨**されます（Zone C は静脈血栓を生じやすい）．

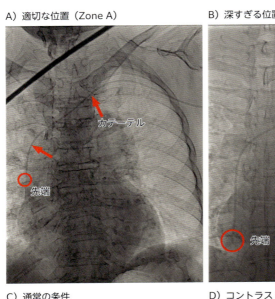
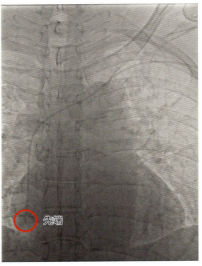
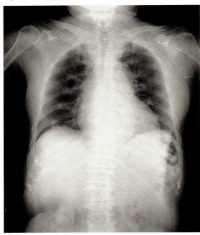
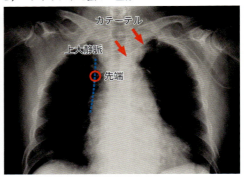

図10　胸部 X 線写真（左側から挿入）

　カテーテル先端は，図 10A は適切な位置（上大静脈内）ですが，図 10B では深すぎます（右心房内）ので，適切な位置に修正する必要があります．

　左から PICC が挿入され（図 10C），カテーテル先端は上大静脈壁に近接しているため，位置修正が必要です．通常条件でカテーテルの走行がよく見えない場合には，コントラストを強めることで先端が確認しやすくなります（図 10D）．

❷ 胸部 X 線写真での確認ポイント

先端位置
- ・上大静脈内に位置
- ・上大静脈の血管壁とほぼ平行
- ・先端は挿入の左右に合わせた Zone に
- ・右心房には入らない（右第 2 弓が目安）

その他
- ・正常な血管走行に一致するか（迷入予防）
- ・カテーテルのたわみや損傷の有無
- ・合併症の有無

❸ 合併症

- ・上大静脈損傷：心膜反転部より頭側では縦隔血腫，心膜内では心タンポナーデが生じる
- ・右心房や右心室への挿入：不整脈や穿孔（心タンポナーデ）
- ・動脈損傷：血胸，縦隔血腫，気胸，動脈解離，出血性ショックなど
- ・その他：気胸，静脈血栓，静脈閉塞など

カテーテル留置後の先端位置は，挿入部位，血管走行，カテーテルの種類，体位，体型などの因子に影響されるため，カテーテルの走行や先端位置が適切であるか，合併症がないか定期的に check することが重要です．

2. 胃管

胃管チューブ先端の適正位置：食道胃移行部よりも 10 cm 以上挿入されていること（図11）．

●胃管挿入の確認ポイント

- ・縦隔の正中を下行
- ・気管分岐部を超えても下降（気管内に挿入されている場合，必ず左右どちらかに曲がる）
- ・横隔膜を超えて胃内腔にあることを確認（食道胃接合部近傍から，少なくとも 10 cm は挿入）

食道内でとぐろを巻いたり，U ターンしたり，変形がないことを確認します．
何よりも気管内に挿入されていないことを確認しましょう．

A）適切な位置   B）不適切な位置（胃管が食道内にとぐろを巻いている）

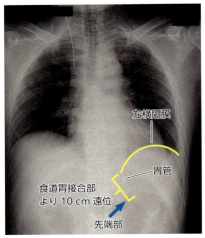 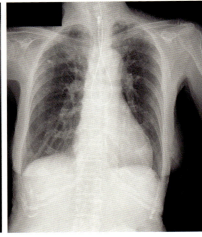

図11　胸部X線写真

3. 経口気管挿管チューブ

経口気管挿管チューブ先端の適正位置：気管分岐部よりも3〜5 cm頭側であること（図12）．浅すぎたり（抜去の危険性），深すぎたりしない（片肺挿管）ないことを確認しましょう．

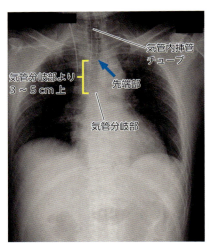

図12　胸部X線写真：適切な気管内挿管チューブ位置

5 症例提示

最後に，人工物が含まれる画像を示します（図13〜18）．同様の画像を見たときに気づけるよう，確認しておきましょう．

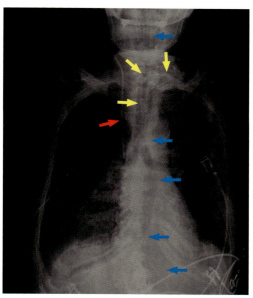

図13　CV，胃管，気管内チューブ：胸部X線写真所見
➡：CV，⇨：気管内チューブ，➡：胃管チューブ

A）胸部X線写真所見　　　　　B）

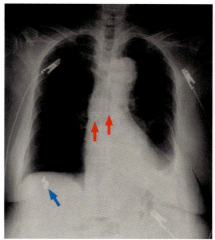
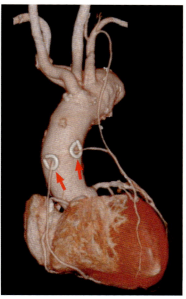

図14　右下葉AVMコイル塞栓術後（➡），
CABG後の上行大動脈とグラフト吻合部の金属
（➡）

365

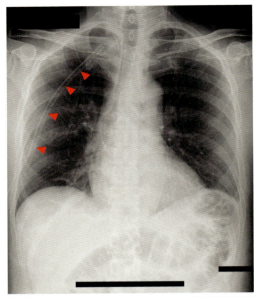

図15 右気胸脱気用のチェストチューブ：胸部X線写真

A）胸部X線写真

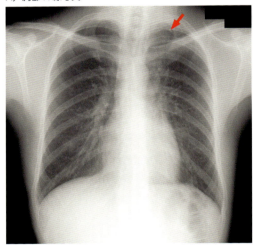

B）胸部CT（肺野条件，横断像）

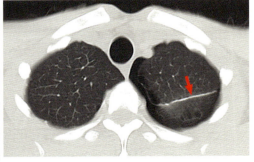

C）胸部X線写真（拡大）

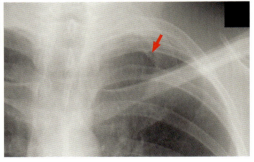

図16 左気胸手術後のステイプル

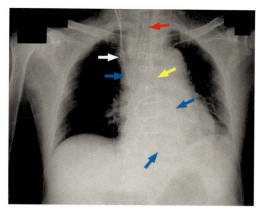

図17 Swan-Ganzカテーテル,胃管チューブ,気管内挿管チューブ,CV:胸部X線写真所見
➡:Swan-Ganzカテーテル,⇨:胃管チューブ,
➡:気管内挿管チューブ,⇨:CV

A) 胸部X線写真(立位正面)　　B) 胸部X線写真(拡大)

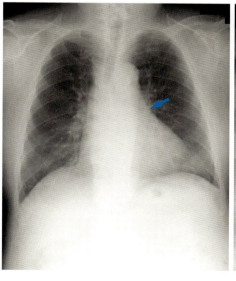
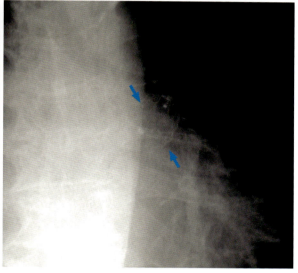

C) 造影CT(縦隔条件,冠状断像)　D) 造影CTA(赤い構造はWATCHMAN)

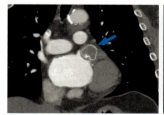
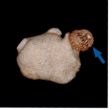

図18 WATCHMAN
➡:左心耳内に挿入されたWATCHMAN(左心耳閉鎖用のデバイス)

　最後になりましたが,CV挿入に関連する3症例を提示します.
　ここまで本書を通読いただいた読者の皆さんであれば,十分診断可能と思います.

367

症例1　50歳代，男性

S状結腸癌術後，多発肝・リンパ節転移．化学療法目的に，右鎖骨下静脈経由でCV挿入．術後の胸部X線写真では問題なし

　化学療法前に胸部X線写真を再度撮影（**図19**）したところ，カテーテル先端は右内頸静脈に迷入（➡）していました．このような状態で抗癌剤を静注すると，静脈炎などを生じる危険性が高いです．CT横断像ではカテーテル先端位置の確認まで気づかないこともありますが，胸部X線写真では1枚の画像で全体像を把握できるため，カテーテルの確認に有用です．

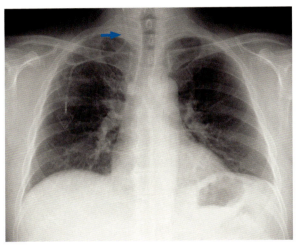

図19　症例1：胸部X線写真（立位正面）
➡：右内頸静脈に迷入したカテーテル

症例2　80歳代，女性

中心静脈栄養目的に，右鎖骨下静脈経由でCVカテーテルを挿入．術後より右胸痛，呼吸苦が出現

　CV挿入後の胸部X線写真（**図20A**）では，右気胸（気胸分類Ⅰ度）を認めます．
　CT（**図20B**）ではカテーテル挿入部に沿った皮下気腫がみられ，CV挿入による気胸と考えられます．

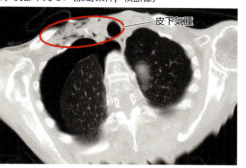
A）胸部X線写真（臥位，ポータブル）　B）胸部単純CT（肺野条件，横断像）

皮下気腫

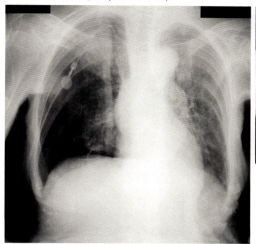

図20　症例2：CV挿入後の右気胸

症例3	80歳代，女性

中心静脈栄養目的に，右鎖骨下静脈経由でCVカテーテルを挿入．術直後に先端位置確認目的に胸部X線写真を撮影（図21）

　CV挿入後の胸部X線写真（図21B）での異常はありますか？
　カテーテル先端位置は概ね適正で，気胸もありません．
　しかし，右頸部〜鎖骨上窩領域にかけて腫脹と濃度上昇がみられ，さらに気管の左側偏位も生じていることがわかります．頸部血腫を疑う所見です．
　その後，右頸部腫脹が進行，頸部痛や呼吸苦を訴えたため数時間後に緊急CT（図21C）が施行され，右頸部血腫による症状と判断しました．

　本症例では，CV挿入前の胸部X線写真（図21A）と比較すると異常所見の検出が容易ですが，実際には見逃されていました．
　事前に起こりうる有害事象をすべて把握，頭のなかに正常画像をとり込んだうえで常にそれらと比較することが重要です．さらに必ず画像に写っている全体を，丹念に観察することで，異常所見の見逃しの大部分は防ぐことができるはずです．

A) 胸部X線（坐位，ポータブル）：CV挿入前　B) 同：CV挿入後

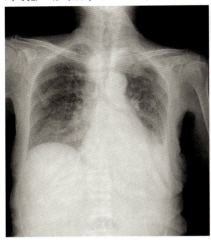
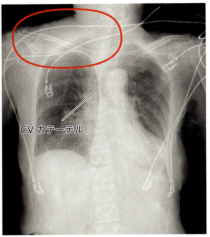

C) 頸部単純CT（縦隔条件，冠状断像）

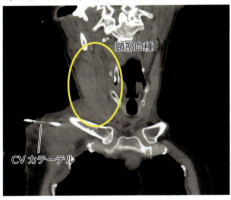

図21　症例3：CV挿入後の右頸部血腫
B) ○：右頸部～鎖骨上窩にかけて腫脹と濃度上昇を認める

> **ここだけはCheck!**
> - ☑ PM，ICD，CRT-Dの鑑別，人工弁の位置は原疾患を理解するうえで重要：胸部X線で鑑別可能
> - ☑ ステントも検出できることがある
> - ☑ 中心静脈カテーテル，胃管，経口気管挿管チューブの適切な位置を理解する：合併症を防ぐうえで重要
> - ☑ 人工弁の位置は，胸部X線写真で推定可能
> - ☑ 合併症の画像所見を理解する：手技に関する領域の血管解剖や術中後のリードの走行確認は，合併症を防ぐうえで重要

文献

1) Stonelake PA & Bodenham AR：The carina as a radiological landmark for central venous catheter tip position. Br J Anaesth, 96：335-340, 2006（PMID：16415318）

▪ おわりに ▪

　本書を最後までお読みいただき，誠にありがとうございました．いかがでしたか？

　この本では，臨床現場で本当に役に立つ胸部 X 線写真の読影の基本を網羅し，放射線診断専門医としての知見をもとに執筆しました．

　田尻先生から，「研修医など若手医師を対象とした胸部 X 線写真の読影に関する本を書くので，手伝ってもらえますか？」と声をかけていただいたのが 1 年半ほど前でした．田尻先生が長年，熱い思いを持って若手への指導に携わられていたことは知っていましたので，その集大成を本にするお手伝いができるのであれば，と私はあっさり引き受け執筆が始まりました．しかし，数カ月で日々のスケジュール調整や文章や図の作成，症例の選択，文献やガイドラインの読み込みなどに追われ，心が折れそうになりました．さらに，今まで自分が理解していた「つもり」の知識が露呈し，新たな概念へのアップデートも必要でした．本を書くことがどれほど大変か，先達がまとめた医学書がいかに偉大かを痛感し，自分の本棚の埃を払い，開いてもいないきれいな本を数冊見つけハッとしつつ，それでも自分が納得できる本，自分が若手であった時に欲しかった本を目指して努力してきました．

　現在，医療画像診断の分野では人工知能（AI）を使った支援技術が開発され，実際に高精度な胸部 X 線写真の診断支援 AI も実臨床で使用されています．とはいえ，医師が胸部 X 線写真を読影し，その読影に責任を持つことに変わりはありません．本書を読んで，少しでも皆さんが胸部 X 線写真への理解を深め，面白いな，興味深いなと思ってもらえたら，これほど嬉しいことはありません．

　最後になりましたが，本書の共同執筆者であり私を教育・指導してくださった田尻宏之先生，構想から校正までお世話になりっぱなしの羊土社の皆さま，また今まで私を導いてくださった先生方に，心よりお礼を申し上げます．

2024 年 9 月

大船中央病院 画像診断部　**橋本　彩**

・索引・

欧 文

A・B・C・D

ABPA 237
acute respiratory distress
 syndrome 242, 263
air bronchogram
 .... 41, 238
air crescent sign ... 53, 247
allergic bronchopulmonary
 aspergillosis 237
anterior costphrenic
 angle 109
apical cap 209
AP window 101
AP 撮影 127
ARDS 242, 263
avascular area 137
bat wing shadow 285
bulging fissure sign 238
butterfly shadow 285
CABG 365
cardiac resynchronization
 therapy-defibrillator 354
cardiophrenic angle 109
cardiothoracic ratio 316
caudalization 280
center line 法 301
cephalization 281
cervicothoracic sign 216
chronic obstructive
 pulmonary disease .. 151
combined pulmonary
 fibrosis and emphysema
 151
consolidation 50
COPD 151
coronary artery bypass
 grafting 295
costphrenic angle 109
COVID-19 による肺炎 ... 243
CP angle 109, 165
CPFE 151
crazy paving appearance
 (pattern) 272
CRT-D 354

CRT-P 354
CTR 316
CT 値 36
DAD 266
DeBakey 分類 306
deep sulcus sign 140
defibrillator 354
diaphragmatic
 tenting sign 216
diffuse alveolar damage
 266
double contour 323
double density 323

E・F・G・H

Ebstein 奇形 341
effusion meniscus 167
entry 305
equilization 280
extrapleural sign ... 186, 219
Fallot 四徴症 341
Forrester 分類 262
fungus ball 247
fusiform aneurysm 300
gloved finger sign 249
halo sign 248
Hampton's hump 335
hilum overlay sign 343
hot tub lung 253
hyperattenuating
 crescent sign 311

I・J・K・L

implantable cardioverter
 354
inferior accessory fissure
 216
infiltration 50
intimal flap 305
intimal tear 305
inverted S sign ... 190, 215
juxtaphrenic peak sign
 216
Kattan sign 216
Kerley's A line 282
Kerley's B line 282

Kerley's C line 282
knuckle sign 335
Kohn 孔 231
LAA 153
Light の基準 164
low attenuation area 153
L → R 撮影 108

M・N・O・P

MAC 253
M. avium 253
meniscus pattern 167
meniscus sign 247
minor fissure 184
M. intracellulare 253
MRSA 肺炎 235
mycobacterium avium
 complex 253
nontuberculous
 mycobacteria 253
NTM 253
opacification 50
pacemaker 354
PAWP 261
PA 撮影 127
PE 334
peribronchial cuffing sign
 284
pericardial fat pad 318
perivasular cuffing sign 284
persistent left superior
 vena cava 360
PLSVC 360
PM 354
posterior costphrenic
 angle 109
post stenotic dilatation
 325
PTE 334
pulmonary arterial
 wedged pressure 261
pulmonary artery
 thromboembolism 334
pulmonary congestion 258
pulmonary edema 258
pulmonary embolism 334

372   医師 1 年目からの　100 倍わかる！　胸部 X 線の読み方

R・S・T・U

re-entry ･････････････････････ 305
retrocardiac space ････････ 110
retrosternal space ･･･････ 110
retrotracheal space ･･････ 110
R → L 撮影 ･･････････････････ 108
saccular aneurysm ･･･････ 300
skin fold sign ･･････････････ 146
split pleura sign ･･ 186, 256
SPN ･･･････････････････････････ 44
Stanford A 型解離 ･･････････ 306
Stanford 分類 ･･･････････････ 306
subpulmonary
　(infrapulmonary)
　pattern ･･････････････････ 167
Swan-Gantz カテーテル 261
swiss cheese
　appearance ･･･････････ 238
TAVI ･････････････････････････ 359
TBLB ･････････････････････････ 207
tear ･･････････････････････････ 305
transcatheter aortic
　valve implantation ･･･ 359
tree-in-bud appearance
　　　　　　　　　 64, 251, 254
Twining 線 ･･････････････････ 216
ulcer like projection ･･･ 307
ULP ･･････････････････････････ 307

V・W

vanishing tumor ･･････････ 182
VAP ･･････････････････････････ 231
vascular pedicle width
　　　　　　　　　　　　　　　 103
ventilator-associated
　pneumonia ････････････ 231
VF ･････････････････････････････ 354
VPW ･････････････････････････ 103
VT ･････････････････････････････ 354
Westermark sign ･･･････ 335
whiteout ･･･････････････････ 188

和　文

あ行

悪性腫瘍 ･･････････････････ 191
悪性リンパ腫 ･･･････････････ 185
アレルギー性気管支肺
　アスペルギルス症
　　　　　　　　　 237, 249
異常所見 ･･･････････････････ 10
異所性子宮内膜 ･･･････････ 137
一次結核 ･･････････････････ 251
右－左シャント ･･････････････ 341
右心不全 ･･････････････････ 274
右前斜位 ･･･････････････････ 30
うっ血性心不全 ･･･････････ 275
エントリー ･･････････････････ 305
エンピリックセラピー ･･･････ 231

か行

臥位撮影 ･･････････････････ 130
潰瘍様突出像 ･･････････････ 307
下行大動脈 ･････････････････ 11
下肺野 ･･････････････････････ 31
下副葉間裂 ････････････････ 216
仮肋 ････････････････････････ 28
肝硬変 ････････････････････ 164
癌性胸膜炎 ････････････････ 164
冠動脈バイパス術 ･･･････････ 290
乾酪壊死 ･･････････････････ 251
気管後腔 ･･････････････････ 110
気管支炎 ･･････････････････ 151
気管支鏡 ･･････････････････ 207
気管支血管束パターン ･････ 68
気管支肺炎 ･･･････････････ 231
気管分岐部 ････････････････ 105
気胸 ･･････････････････････ 136
偽腔 ･･････････････････････ 305
気腫型 COPD ･･････････････ 151
気腫合併肺線維症 ･･･････ 151
奇静脈弓 ･･･････････････････ 97
奇静脈食道陥凹 ･･････････ 100
奇静脈食道線 ･････････････ 100
吸気撮影 ･･････････････････ 129
急性うっ血性心不全 ･･････ 275

急性呼吸窮迫症候群
　　　　　　　　　 242, 263
急性心不全 ･･･････････････ 274
凝固壊死 ･･････････････････ 251
胸骨後腔 ･･････････････････ 110
狭窄後拡大 ････････････････ 326
胸水 ････････････････････････ 163
胸水貯留 ･･････････････････ 163
胸椎椎体 ･･･････････････････ 28
胸膜炎 ････････････････････ 164
胸膜外徴候 ････････････････ 186
菌球 ･･････････････････････ 247
緊急性気胸 ････････････････ 136
緊張性気胸 ････････････････ 148
均等化 ････････････････････ 280
空洞＝CAVITY ･･････････････ 79
クラミドフィラ
　(クラミジア) 肺炎 ･･･････ 245
経カテーテル大動脈弁
　留置術 ･･･････････････････ 359
経気管支肺生検 ･･････････ 207
頸胸徴候 ･･････････････････ 216
結核 ････････････････････････ 251
月経随伴性気胸 ･･･････････ 137
結節影 ････････････････････ 45
結節状低吸収域 ･･････････ 153
結節性陰影 ････････････････ 45
後接合線 ･･･････････････････ 32
後方の肋骨横隔 (膜) 角 109
誤嚥性肺炎 ･･････････ 231, 241
呼気撮影 ･･････････････････ 129
黒化度 ･･････････････････････ 18
孤立性肺結節 ･････････････ 44
混合型肺水腫 ･････････････ 263

さ行

細気管支炎 ････････････････ 151
左－右シャント ･･････････････ 322
左心不全 ･･････････････････ 263
左前斜位 ･･･････････････････ 30
サルコイドーシス ･････････････ 79
ジェネレーター ･･･････････････ 354
子宮内膜症性気胸 ･･･････ 137
自然気胸 ･･････････････････ 137
縦隔気腫 ･･････････････････ 155
充実性腫瘤 ････････････････ 11

373

腫瘤影	11, 45	単純性肺アスペルギローマ	247
静水圧性肺水腫	263	単発性肺結節	44
上大静脈	95	チール・ネルゼン染色	251
上肺野	31	中肺野	31
小葉辺縁性パターン	68	デクビタス撮影	171
小葉間裂	184	透過性亢進型肺水腫	263
初感染	251	突発性自然気胸	137
食道左側壁	95		
徐脈	354		

な行

軟部陰影	11
二次結核	251
ニューモシスチス肺炎	250
膿胸	256
囊状動脈瘤	300
囊胞	150

シルエットアウト	80
シルエットサイン	80
シルエットサイン陰性	97
心横隔（膜）角	109
心拡大	267
心胸郭比	316
真腔	305
心原性肺水腫	262
人工呼吸器関連肺炎	231
進行肺癌	11
心室細動	354
心室頻拍	354
侵襲性アスペルギルス症	248
滲出性胸水	164
浸潤影	49, 265
心臓後腔	110
心臓左縁	93
真肋	28
ステント	358
スパイロメータ	152
すりガラス影	49
脊椎傍線	95
前縦隔腫瘍	119
前接合線	32
前大動脈陥凹	95
前方の肋骨横隔（膜）角	109
臓側胸膜	163
続発性自然気胸	137
側面像	107
粟粒影	45
粟粒結核	252

た行

大動脈肺動脈窓	101
足し算法	86

は行

肺アスペルギルス症	246
肺うっ血	258
肺癌	79, 191
肺気腫	151
肺クリプトコックス症	246
肺血管の再分布	280
肺血管病変	334
肺高血圧症	337
肺抗酸菌症	251
肺水腫	258
肺尖部	32
肺動脈血栓塞栓症	334
肺動脈楔入圧	261
肺動脈塞栓症	334
肺膿瘍	255
肺胞性肺炎	231
肺門重畳徴候	343
肺葉	31
斑状影	45
汎小葉性パターン	71
皮下気腫	155
非気腫型 COPD	151
非結核性抗酸菌症	237, 253
非心原性肺水腫	262
左横隔膜	93
左鎖骨下動脈線	103
左上大静脈遺残	360

左側面像	108
左傍椎体線	95
非定型肺炎	245
ブラ	150
ブレブ	150
浮肋	28
ペースメーカー	354
壁側胸膜	163
傍心膜脂肪組織	317
紡錘状動脈瘤	300
ポータブル撮影	130

ま行

マイコプラズマ肺炎	235, 245
末梢気道狭窄	151
慢性うっ血性心不全	275
慢性進行性肺アスペルギルス症	248
慢性心不全	274
慢性肺アスペルギルス症	247
慢性閉塞性肺疾患	151
右横隔膜	93
右気管傍線	96
右側面像	108
右大動脈弓	296
無血管野	137

や・ら行

葉間胸膜	184
リード	354
リエントリー	305
立位撮影	130
粒状影	45
漏出性胸水	164
肋椎関節	28
肋骨横隔（膜）角	109, 165

著者プロフィール

田尻宏之 (Hiroyuki Tajiri)

葉山ハートセンター 放射線科
部長・画像診断センター長

専門：画像診断一般

略歴：1995 年〜　弘前大学医学部卒業．同年同大学放射線科入局．弘前大学医学部附属病院，
　　　　　　　　　　青森県立中央病院 放射線科，むつ総合病院 放射線科
　　　　2007 年〜　湘南鎌倉総合病院 脳卒中診療科（現脳卒中センター）入職（医長）
　　　　'12 年〜　湘南鎌倉総合病院 放射線診断科（部長）
　　　　'13 年〜　湘南厚木病院 放射線科（部長）
　　　　'14 年〜　湘南藤沢徳洲会病院 放射線科（部長）
　　　　'17 年〜　横須賀市立うわまち病院 放射線科
　　　　'18 年〜　大船中央病院 画像診断部（部長）
　　　　'20 年〜　葉山ハートセンター 放射線科

資格：日本医学放射線学会診断専門医・研修指導医／日本 IVR 学会専門医／日本脳卒中学会専門医・
指導医／日本核医学会 PET 認定医／肺がん CT 検診認定機構認定医師／日本放射線科専門医・
医会フェロー (FJCR)

　医師として 30 年，初期研修医への指導を開始して早 16 年が経過しました．これまでに葉山ハートセンターで開催してきた web 講義（葉山 Radiology Conference）や各種講演などを通じて，研修医指導に関する数多くの know-how を蓄積してきましたが，羊土社よりお声がけ頂きこのたび 1 冊の本にまとめることができました．
　本書を執筆する際に常に意識したことは，読者の皆様が画像診断に対しての苦手意識を払拭し，面白さに気づいていただくことです．本書の目的が達成され，さらには日常診療に役立てていただければ幸甚です．今回は胸部 X 線写真の読影をテーマとしましたが，今後は異なるテーマの know-how もまとめていきたいと考えています．

橋本　彩 (Aya Hashimoto)

大船中央病院 画像診断部

専門：画像診断全般（特に腹部領域），時々 IVR も行なっています

略歴：2006 年〜　徳島大学医科部医学科卒業
　　　　'06 年〜　兵庫県立西宮病院臨床研修医
　　　　'08 年〜　奈良県立医科大学附属病院常勤（医員）
　　　　'09 年〜　市立奈良病院常勤（医員）
　　　　'15 年〜　横須賀市立うわまち病院・市立奈良病院・大船中央病院非常勤
　　　　'19 年〜　大船中央病院常勤（医員）
　　　　'22 年〜　大船中央病院常勤（医長）

資格：日本医学放射線学会診断専門医／医学博士（放射線科 / 放射線医学教室）／マンモグラフィ
読影認定医／肺がん CT 検診認定機構認定医師

　気がつけば放射線科医として十数年が経過し，時々思うのです．入局したばかりの自分に，放射線科医としての基礎の基礎を叩き込んでくださった先生方と，現在同じ年代になっていますが，自分は少しでもあの時の先生方に近づけているのか，と．患者さんの画像一枚一枚に勉強させていただく日々の中，まだまだ「画像診断，匠への道」は長く，険しく，面白くなりそうです．

(執筆協力)　澁谷剛一　　青森県立中央病院 放射線部 部長

医師1年目からの　100倍わかる！
胸部X線の読み方
解剖の基本×画像の見え方×絶対に見逃せない頻出所見まで
臨床で本当に必要な知識を放射線診断専門医が厳選してまとめました

2024年11月10日　第1刷発行

著　者	田尻宏之，橋本　彩
発行人	一戸裕子
発行所	株式会社　羊　土　社
	〒101-0052
	東京都千代田区神田小川町2-5-1
	TEL　03（5282）1211
	FAX　03（5282）1212
	E-mail　eigyo@yodosha.co.jp
	URL　www.yodosha.co.jp/
印刷所	三報社印刷株式会社

ⓒ YODOSHA CO., LTD. 2024
Printed in Japan

ISBN978-4-7581-2407-2

本書に掲載する著作物の複製権，上映権，譲渡権，公衆送信権（送信可能化権を含む）は（株）羊土社が保有します．
本書を無断で複製する行為（コピー，スキャン，デジタルデータ化など）は，著作権法上での限られた例外（「私的使用のための複製」など）を除き禁じられています．研究活動，診療を含み業務上使用する目的で上記の行為を行うことは大学，病院，企業などにおける内部的な利用であっても，私的使用には該当せず，違法です．また私的使用のためであっても，代行業者等の第三者に依頼して上記の行為を行うことは違法となります．

JCOPY ＜（社）出版者著作権管理機構 委託出版物＞
本書の無断複写は著作権法上での例外を除き禁じられています．複写される場合は，そのつど事前に，（社）出版者著作権管理機構（TEL 03-5244-5088，FAX 03-5244-5089，e-mail：info@jcopy.or.jp）の許諾を得てください．

乱丁，落丁，印刷の不具合はお取り替えいたします．小社までご連絡ください．